食源性疾病防治知识
——医务人员手册

主 审 李 宁 甘 萍

主 编 黄 琼 郭云昌

编 委（按姓氏笔画排序）

尤怡然 卢玲玲 刘凯燕 刘继开 李世聪

李红秋 李娟娟 李薇薇 张 娴 陈子慧

范鹏辉 罗 赟 赵 玥 郭云昌 黄 琼

黄 熙 梁骏华 韩海红

人民卫生出版社
·北京·

图书在版编目（CIP）数据

食源性疾病防治知识 . 医务人员手册 / 黄琼，郭云
昌主编 . -- 北京 ：人民卫生出版社，2024. 10.
ISBN 978-7-117-37005-9

Ⅰ. R512. 99

中国国家版本馆 CIP 数据核字第 2024CH8620 号

人卫智网	www.ipmph.com	医学教育、学术、考试、健康， 购书智慧智能综合服务平台
人卫官网	www.pmph.com	人卫官方资讯发布平台

食源性疾病防治知识——医务人员手册
Shiyuanxing Jibing Fangzhi Zhishi——Yiwu Renyuan Shouce

主　　编：黄　琼　郭云昌
出版发行：人民卫生出版社（中继线 010-59780011）
地　　址：北京市朝阳区潘家园南里 19 号
邮　　编：100021
E - mail：pmph @ pmph.com
购书热线：010-59787592　010-59787584　010-65264830
印　　刷：北京印刷集团有限责任公司
经　　销：新华书店
开　　本：787×1092　1/16　　印张：12　　插页：4
字　　数：292 千字
版　　次：2024 年 10 月第 1 版
印　　次：2024 年 12 月第 1 次印刷
标准书号：ISBN 978-7-117-37005-9
定　　价：66.00 元

打击盗版举报电话：010-59787491　E-mail：WQ @ pmph.com
质量问题联系电话：010-59787234　E-mail：zhiliang @ pmph.com
数字融合服务电话：4001118166　E-mail：zengzhi @ pmph.com

前　言

　　食源性疾病是一个全球性的公共卫生问题。世界卫生组织估计，全球每年因食源性疾病导致约 6 亿例病例，并造成约 42 万人死亡，其中 30% 的死亡病例为 5 岁以下儿童。由于人口结构、饮食习惯、食品生产和销售模式、微生物适应性的变化，以及公共卫生资源和基础设施的缺乏，新的食源性疾病不断出现，而老的食源性疾病仍在流行。随着人类旅行和贸易机会的增加，食源性疾病的感染风险也不断增加，导致其在本地乃至全球范围内传播。

　　临床医务人员在食源性疾病的预防和控制中起着关键作用，他们在临床一线收集的食源性疾病相关信息是及时识别食源性疾病暴发的重要线索。临床医务人员对食源性疾病相关知识的了解和掌握程度、及时和负责任的报告态度和行为，直接影响了食源性疾病的防治成效。临床医务人员尽早、尽快发现和报告可能的暴发病例或看似散在分布的暴发病例，及时采集病例标本并送检，公共卫生专业人员就能及时对现场开展流行病学调查，迅速明确病因，更加有效、及时地提出防控措施，将暴发控制在尽可能小的范围，维护公众健康，降低社会及经济影响。

　　十年前，受原国家卫生计生委委托，在多方专业力量支持协助下，一批公共卫生领域具有博士、硕士学位的青年科技人员历时三年编写了《食源性疾病防治知识——医务人员读本》一书，收到广大读者良好反馈。过去十年，食源性疾病的发病特点和流行趋势都发生了新的变化，国内外相关专家学者和专业人员对于食源性疾病防控工作也有了新的思考。为此，编者组织国内食源性疾病领域的相关专家对《食源性疾病防治知识——医务人员读本》一书进行了更新，并更名为《食源性疾病防治知识——医务人员手册》。本书基本沿用前书的框架，吸收了读者的重要宝贵意见建议，同时结合近年来新的法律法规、新的防控理念、新的案例材料和新的防治知识，对书稿内容进行了更新，第一章更新了食源性疾病基本概念和背景知识，第二章中增补了多个常见的食源性疾病防治的重点知识，第三章补充了国内近年食源性疾病暴发的典型案例，前书附录中部分表格内容也调整进入了正文。本书的编写得到广东省疾病预防控制中心领导和柯碧霞、毛强等同事的大力支持和协助，张娴、卢玲玲医生为书稿的整理和编排付出了大量辛勤的劳动，附录 4 "常见食源性有毒动植物彩图" 获得中国疾病预防控制中心中毒控制首席专家孙承业研究员的授权，在此一并表示衷心的感谢！

3

　　本书希望,一方面,可帮助临床医务人员了解、更新和掌握食源性疾病防治基本知识,提高其对食源性疾病的诊断治疗能力;另一方面,也可促使临床医务人员认识到他们在诊治疑似食源性疾病、发现聚集病例和识别暴发、及时向公共卫生部门报告方面的重要作用。当然,本书同样适用于疾病预防控制专业技术人员,也可作为食品安全及公共卫生专业教学相关参考书籍。

　　由于学识水平和时间有限,难免有疏漏和错误之处,敬希读者谅解并给予批评指正,并可通过 gdhuangqiong@163.com 邮箱反馈宝贵意见和建议。

编　者

2024 年 9 月

目 录

第一章 概 述

第二章 常见食源性疾病防治重点

第三章　典型案例

第四章　医务人员食源性疾病工作要点

附　录

第一章

概　述

第一节　食源性疾病的概念和特点

(一) 食源性疾病的概念

2021年第二次修正的《中华人民共和国食品安全法》(以下简称《食品安全法》)第一百五十条规定：食品安全事故,指食源性疾病、食品污染等源于食品,对人体健康有危害或者可能有危害的事故。从我国《食品安全法》的角度来看,食品安全事故可以分为食品污染、食源性疾病两类。

1. **食品污染(food contamination)**　是指在各种条件下,食品受到有毒有害物质的污染,致使食品的安全性、营养性和/或感官性状发生改变的过程。随着各种化学物质的不断产生和应用,有害物质的种类和来源也愈来愈繁杂。食品从种植、养殖到生产、加工、贮存、运输、销售、烹调直至餐桌的各个环节都有可能被某些有毒有害物质污染,以致食品安全质量降低或对人体健康造成不同程度的危害。

2. **食源性疾病(foodborne disease)**　世界卫生组织(World Health Organization,WHO)定义：食源性疾病指各种致病因子经摄食进入人体内引起的感染性或中毒性疾病。由此可见,食源性疾病的发生包含三个基本要素,即传播疾病的载体——食物,食源性疾病的致病因子——食物中的有毒有害物质,临床特征——中毒性或感染性表现。我国《食品安全法》定义：食源性疾病指食品中致病因素进入人体引起的感染性、中毒性等疾病,包括食物中毒。需要说明的是,1984年WHO将"食源性疾病"一词作为正式的专业术语,代替历史上使用的"食物中毒"一词。我国《食品安全法》在2015年修订时,"食物中毒"已纳入"食源性疾病"定义内。广义上的食源性疾病既包括传统意义上的食物中毒,也包括经食物传播的肠道传染病、食源性寄生虫病、人畜共患传染病,以及食物过敏等。也有专家认为,由膳食营养不均衡所造成的某些慢性非传染性疾病(如心血管疾病、肿瘤、糖尿病等)、食物中某些有毒有害物质引起的以慢性损害为主的疾病(包括致癌、致突变、致畸)等也应归此范畴。目前,医学上一般采用WHO定义的食源性疾病的范畴,也即本书所指的食源性疾病的范畴。

(二) 食源性疾病的特点

食源性疾病的复杂性主要表现在以下三方面。

1. **致病因子复杂**　食源性疾病是一大类疾病,其致病因素多种多样,包括生物性和非生物性因素。《国家卫生健康委关于印发食源性疾病监测报告工作规范(试行)的通知》对食源性疾病报告名录进行了分类,具体分为细菌性、病毒性、寄生虫性、化学性、有毒动植物性、真菌性和其他,共七类。目前微生物仍然是引起我国食源性疾病暴发的头号致病因子,这也是全球的普遍现状。根据文献报道,在美国,2011—2017年引起食源性疾病发病人数排在前三位的微生物分别是诺如病毒、非伤寒沙门氏菌、产气荚膜梭菌,引发食源性疾病暴发事件数排在前三位的微生物分别是诺如病毒、非伤寒沙门氏菌、产志贺毒素大肠埃希氏菌。这些微生物致病具有明显的区域性和季节性。据报告,目前在我国,引起食源性疾病的微生物排在前三位的分别是副溶血性弧菌、非伤寒沙门氏菌和金黄色葡萄球菌。

在我国,有毒动植物和毒蘑菇也是导致食源性疾病暴发的主要原因。2011—2020年,我国因食用有毒动植物和毒蘑菇导致的食源性疾病暴发共14 921起,共71 481人发病。近年来,化学污染物导致的食源性疾病暴发数量在我国呈下降趋势,可能与我国近年来加大对化学污染物和非法添加行为的监管有关系。

2. 食物载体复杂 我国近年食源性疾病暴发归因分析结果表明,蔬菜类引起的暴发中以菜豆(皂苷和胰蛋白酶抑制剂)中毒最多,粮食类主要是蜡样芽孢杆菌和金黄色葡萄球菌污染,肉类主要是金黄色葡萄球菌、沙门氏菌、蜡样芽孢杆菌和致泻性大肠埃希氏菌污染,有毒植物以蓖麻为主,其次是桐油。

3. 临床表现复杂 大部分食源性疾病病例病情较轻,仅有小部分就医,常见症状为胃肠道症状(呕吐、腹泻、腹痛),有时也表现为全身或其他系统症状。

本章第五节表 1-1 罗列了常见食源性疾病的七类症状,相关的致病因子更适合临床医生查询;第二章中也列出了多种食源性疾病的临床症状,如神经系统症状、呼吸系统症状,甚至全身症状等,都说明了食源性疾病临床表现的复杂性。

第二节 食源性疾病监测的目的和管理

(一) 食源性疾病监测定义和目的

降低食源性疾病发病率和死亡率是防控工作的终极目标,而监测是实现这一目标的重要手段。食源性疾病监测是指有计划地、连续而系统地收集、整理、分析和解释疾病在人群中的发生及其影响因素的相关信息,并及时将监测所获得的信息发送、反馈给相关的机构和人员,用于疾病预防控制策略和措施的制定、调整和评价。通过开展监测,可以评估疾病负担、及早识别疾病的暴发和流行、确定疾病防控重点、制定预防控制策略和措施及评价其效果,并为深入研究提供线索。简而言之,疾病监测是一种为公共卫生行动提供支持的行为,监测本身也是一种行动。国家卫生健康委 2021 年修订的《食品安全风险监测管理规定》指出,食品安全风险监测是系统持续收集食源性疾病、食品污染以及食品中有害因素的监测数据及相关信息,并综合分析、及时报告和通报的活动。其目的是为食品安全风险评估、食品安全标准制定修订、食品安全风险预警和交流、监督管理等提供科学支持。食源性疾病监测是食品安全风险监测的重要环节之一,其目的一是掌握引发食源性疾病事件的高危食品和危险因素,及时发现食品安全隐患;二是为确立优先监管领域提供科学依据;三是为风险评估、标准制定提供基础数据;四是为科学立法提供数据支撑;五是为风险交流提供信息来源。

(二) 我国食源性疾病监测报告的管理

根据《国家卫生健康委关于印发食源性疾病监测报告工作规范(试行)的通知》的要求,食源性疾病监测报告工作实行属地管理、分级负责的原则。县级以上地方卫生健康行政部门负责辖区内食源性疾病监测报告的组织管理工作。在食源性疾病的监测报告方面,规定医疗机构应当建立食源性疾病监测报告工作制度,指定具体部门和人员负责食源性疾病监测报告工作,组织本单位相关医务人员接受食源性疾病监测报告培训,做好食源性疾病信息的登记、审核检查、网络报告等管理工作,协助疾病预防控制机构核实食源性疾病监测报告信息。县级以上疾病预防控制机构负责确定本单位食源性疾病监测报告工作的部门及人员,建立食源性疾病监测报告管理制度,对辖区内医疗机构食源性疾病监测报告工作进行培训和指导。在食源性疾病的信息通报方面,规定县级以上卫生健康行政部门接到医疗机构或疾病预防控制机构报告的食源性疾病信息,应当组织研判,认为与食品安全有关的,应当及时通报同级食品安全监管部门,并向本级人民政府和上级卫生健康行政部门报告。

第三节　食源性疾病监测的模式与应用

(一)国际食源性疾病监测网络

随着全球食品和动物饲料贸易规模的日益扩大,进行全球监控,以及制定控制食源性疾病的全球协调战略也迫在眉睫。鉴于食源性疾病的全球蔓延趋势可能给公众身体健康、生命安全和社会经济带来严重危害,及时有效地预防和控制食源性疾病暴发已成为各国政府的共识。食源性疾病的预防和控制工作需要通过对公共卫生更明确的承诺和更密切的国际伙伴关系来实现,但各国监测系统存在的差异却成为实现这一目标的障碍,因而急需建立全球监测的伙伴关系和互联网络,来让各国共同推进食源性疾病预防和控制相关工作。比较活跃的国际食源性疾病监测合作项目主要有全球食源性感染性疾病网络和国际细菌分子分型网络。

1. 全球食源性感染性疾病网络　全球食源性感染性疾病网络(Global Foodborne Infections Network,GFN)是 WHO 帮助成员国提高食源性疾病识别、控制及预防能力建设的项目。为了促进以实验室为基础的综合性监测,鼓励在人类健康、兽医和食品相关科学和部门间建立协作关系,从而提高各国识别、应对和预防食源性疾病及其他感染性肠道疾病的能力。2000 年,WHO、美国疾病预防控制中心(Center for Disease Control and Prevention,CDC)及其他合作伙伴共同组建了世界卫生组织全球沙门氏菌监测网(WHO Global Salmonella Surveillance System,WHO GSS),即 GFN 的前身,主要围绕非伤寒沙门氏菌引起的食源性疾病建立监测体系,以了解全球沙门氏菌的流行病学特征。GSS 的主要任务是对其成员提供国际培训课程,提高实验室检测能力,增强沟通协作能力;提供外部质量控制体系,确保实验室对致病菌血清分型及抗生素敏感试验的可信度,发现实验室检测中存在的问题;建立沙门氏菌数据库,收集来自国家参比实验室的菌株信息。2000—2005 年,GSS 举办了 30 个国际培训班。接受培训后,微生物学家和流行病学家的技术有了一定提高,超过 200 个国家参比实验室血清分型的正确率从 76% 提高到 80% 以上。为扩大监测病原体的范围,自 2009 年起,GSS 更名为 GFN。截至 2023 年,GFN 有 10 家权威机构为成员实验室提供指导和技术支持,在全球有 20 个培训基地,已为超过 130 个国家的微生物学家和流行病学家提供包括中文、英文等语言在内的 75 个培训课程。目前,GFN 监测的致病菌主要包括沙门氏菌、弯曲菌、志贺氏菌、大肠埃希氏菌、肉毒梭菌及霍乱弧菌,已收集超过 150 万株人源及 40 万株非人源沙门氏菌。

2. 国际细菌分子分型网络　国际细菌分子分型网络(PulseNet International)是通过成员国之间及时交换食源性致病菌的 DNA 指纹图谱数据信息,加强食源性疾病暴发和新发食源性疾病早期识别、应急响应的实验室互联网系统。

美国 PulseNet 已与加拿大 PulseNet 合作,实现了两个网络的数据实时共享。以丹麦国家血清研究所（Statens Serum Institut, SSI）为首的欧洲科学家团队共同努力,建立了欧洲PulseNet。中国、美国、日本、澳大利亚和新西兰等 13 个国家和地区在 2002 年共同建立了亚太区致病菌分子分型实验室监测网络（PulseNet Asia Pacific）,由中国香港卫生署公共卫生化验服务处负责协调。该网络包含沙门氏菌分型组、服务器开发组、实验室间比对平台组、实验室资源与支持组等,帮助成员国建立运用脉冲场凝胶电泳（pulsed field gel electrophoresis,PFGE）技术标准方法的能力。目前,该网络已普遍使用全基因分子分型测序技术,在食源性疾病的识别、分析、预警和控制中已取得一定成绩。

（二）发达国家食源性疾病监测体系

世界上多个国家和地区都建立了各自的食源性疾病监测体系,很多都对本地区的食品安全控制和保障发挥了重要作用。如澳大利亚和新西兰 2000 年建立的 OzFoodNet、丹麦 1995 年建立的综合抗生素耐药性监测和研究项目（Danish Integrated Antimicrobial Resistance Monitoring and Research Programme,DANMAP）、日本国家传染病流行病学监测计划（National Epidemiological Surveillance of Infectious Diseases,NESID）、加拿大食品监测网（FoodNet Canada）等。本节重点介绍美国和加拿大的食源性疾病监测体系。

1. 美国食源性疾病监测体系　2022 年 3 月 23 日,美国食品药品管理局（Food and Drug Administration,FDA）宣布,更快地应对食源性疾病暴发并揭示根本原因对于预防未来的暴发至关重要,因此启动“智慧食品安全的新时代: 食源性疾病暴发应对改进计划（Foodborne Outbreak Response Improvement Plan,FORIP）”。食源性疾病在美国仍然是一个重大的公共卫生问题,FORIP 是 FDA 为提高暴发调查的速度、有效性和协调沟通而采取的重要步骤。

美国的食源性疾病综合监测体系由许多相互关联的特定监测系统组成,每个系统就像智能手机的“应用”一样有各自的目的。目前,有国家病例监测系统、哨点病例监测系统、暴发监测系统,三大类多个系统在运作。这些监测系统都在发现和预防食源性疾病及其暴发方面发挥着不同的作用,其目的在于确保美国从农场到餐桌整个“食物链”中食品的安全性。

（1）国家病例监测系统包括基础性和专项病例监测。前者如美国国家食源性疾病监测分子分型网络（National Molecular Subtyping Network for Foodborne Disease Surveillance,PulseNet）、美国国家法定疾病监测系统（National Notifiable Disease Surveillance System,NNDSS）、基于实验室检测的肠道疾病监测系统（Laboratory-based Enteric Disease Surveillance,LEDS）和美国国家抗生素耐药性监测系统（National Antimicrobial Resistance Monitoring System for Enteric Bacteria,NARMS）;后者如李斯特氏菌行动计划（*Listeria* Initiative）、肉毒毒素中毒监测系统（Botulism）和霍乱及其他弧菌监测系统（*Cholera* and Other *Vibrio* Illness Surveillance System,COVIS）。

（2）哨点病例监测系统主要指美国食源性疾病主动监测网（FoodNet）。

（3）暴发监测系统主要包括美国食源性疾病暴发监测系统（Foodborne Disease Outbreak Surveillance System,FDOSS）和水源性疾病和暴发监测系统（Waterborne Disease and Outbreak Surveillance System,WBDOSS）。

FoodNet 和 PulseNet 是美国几大食源性疾病监测系统中影响力较大的两个,本节将进行重点介绍。这两个系统构建的初衷都与美国 1992—1993 年汉堡包引起的大肠埃希氏菌 O157 暴发事件（726 人发病,4 名儿童死亡）有关。

1）FoodNet：1995 年以前，美国对食源性疾病的监测主要采取层层上报的办法，由地方公共卫生实验室向州政府卫生部门报告，然后再向美国 CDC 汇总，但这套监测体系的漏报率较高。1995 年以后，美国新建食源性疾病主动监测网 FoodNet，该网络是主要由美国 CDC 负责管理，与美国农业部（United States Department of Agriculture，USDA）下属食品安全检验局（Food Safety and Inspection Service，FSIS）、FDA 以及 10 个州卫生部门合作建立的食源性疾病加强监测系统。目前，FoodNet 共设立 10 个监测点（10 个州），有 700 多间临床实验室，覆盖人口约 4 500 万（约占 15% 的美国人口）。1996 年 FoodNet 开始对由弯曲杆菌、李斯特氏菌、沙门氏菌、产志贺毒素大肠埃希氏菌、志贺氏菌、弧菌和耶尔森氏菌引起的感染进行基于实验室诊断的人群监测，1997 年加入环孢子虫和隐孢子虫，2000 年加入非 O157 产志贺毒素大肠埃希氏菌。2009 年 FoodNet 开始收集通过非培养方法鉴定的产志贺毒素大肠埃希氏菌、弯曲杆菌感染者信息，2011 年开始收集通过非培养方法鉴定的李斯特氏菌、沙门氏菌、志贺氏菌、耶尔森氏菌和弧菌感染者信息。感染者信息包括采集标本后 7 天内病例的住院情况和感染结局、病例在发病前 7 天内的出国旅行史，以及食物和环境暴露情况等。FoodNet 还通过网络对医生诊断的溶血性尿毒综合征（hemolytic-uremic syndrome，HUS）进行监测。

除上述常规监测项目，FoodNet 偶尔还会开展专项特定监测项目。如 2002 年，对与弯曲杆菌、沙门氏菌、志贺氏菌、耶尔森菌和产志贺毒素大肠埃希氏菌感染相关的反应性关节炎进行了基于人群的监测。2010 年，开展了阪崎克罗诺杆菌感染的试点监测项目。

评估美国食源性疾病负担和变化趋势也是 FoodNet 的主要任务之一。例如，基于 2010 年的监测数据，美国对国内食源性疾病负担进行了评估，发现美国每年有 140 万人感染非伤寒沙门氏菌，导致 1.5 万人住院和 400 人死亡，肠炎沙门氏菌感染病例占所有沙门氏菌感染病例的 1/5。FoodNet 开展了多项专项调查，并及时对调查和研究结果进行汇总分析，发现了很多此前不为人知的引起食源性感染的源头，并在此基础上提出临床实验室和临床医生在监测中需要改进之处，以及进一步提高监测预警能力的措施建议。此外，FoodNet 还宣传预防控制知识，以改善公众的卫生行为，改进减少食源性疾病负担的干预和控制措施。

2）PulseNet：1996 年美国正式启动了可对食源性致病菌进行分子分型鉴定的全国性电子化网络，即国家食源性疾病监测分子分型网络（PulseNet）。该网络在全美各地方、州或领地以及联邦均设有网络实验室，由美国 CDC 负责协调，FDA、USDA 下属 FSIS、国家公共卫生实验室网络（Association of Public Health Laboratories，APHL）同为成员单位。这套系统采用了名为"脉冲场凝胶电泳"，即 PFGE 的 DNA 指纹图谱技术，这是一种可分离大小从 10kb 到 10Mb 的 DNA 分子的方法，在细菌溯源研究中的应用是根据菌株的 DNA 指纹来确定菌株之间的亲缘关系。PFGE 能够在分子水平上对可疑食品中分离出的细菌分子亚型和来自病例的细菌亚型进行比较，确定二者是否同源，从而大大提高了对食源性疾病暴发快速识别和溯源的能力。例如，在众多沙门氏菌菌株中，每株都具有独特的 PFGE 图谱或指纹。因为食源性疾病暴发通常是由单一菌株造成的，所以调查者就能够将感染相同沙门氏菌菌株的聚集性病例与感染其他沙门氏菌的病例区分开，从而确保调查人员能集中精力调查暴发群体中的患病个体，以便更快速地识别疾病暴发的来源。PFGE 还可以用来分析食品或环境中的菌株，以确定这些菌株是否与造成疾病暴发的菌株相匹配，从而锁定引起暴发的源头。PulseNet 的目标是及早发现食源性疾病聚集病例，实现联邦、州、地方卫生部门以及国际同行间的即时沟通，促进暴发的早期识别，帮助食品监管机构有针对性地实施问题食品的下架、召回等监管措施，从源头上控制和阻断后续的疾病发生和暴发，提高食品安全管理水平。美国 50 个州的公共卫生实验室都有计算机与美国 CDC 的中央计算机联网，网络实验室使用标准化的 PFGE 分型方法(包括沙门氏菌、大肠埃希氏菌 O157、霍乱弧菌、志贺氏菌、副溶血性弧菌、空肠弯曲菌和单核细胞增生李斯特氏菌)，在规定的时间内上传菌株的指纹图谱，建立 PulseNet 国家 PFGE 指纹图谱数据库，实现了与全国各地菌株 DNA 指纹图谱的在线比对。PulseNet 的这项功能使食源性致病菌检测基本满足了准确和快速的要求，引起暴发的致病菌分离的时间由几天缩短为几小时，大大提高了调查人员的分析能力，甚至能快速发现全国范围内跨地区的相对较小规模的暴发事件。PulseNet 已成功应用于美国数百起食源性疾病事件的暴发调查和食品溯源，可以识别全美各州都有散发病例的暴发事件，即使某一个州仅有 1 例病例，也可以通过该网络与暴发事件建立联系，如 2006 年大肠埃希氏菌 O157 污染菠菜事件、2009 年波及全美各州的沙门氏菌污染花生酱事件和 2011 年李斯特氏菌污染香瓜事件等，为可靠地确定食源性疾病病例和可疑食品中分离致病菌的同源性提供了重要的手段。近年来，全基因组测序(whole genome sequencing，WGS)技术发展迅猛，WGS 也在逐渐取代 PFGE 的作用。但是 PFGE 技术曾为美国食源性疾病暴发应对立下了"汗马功劳"，也不容忽略。

2. 加拿大的食源性疾病监测体系　加拿大使用不同的监测系统来监测食源性疾病，包括加拿大法定传染病监测系统(Canadian Notifiable Disease Surveillance System，CNDSS)，主要收集每年各省和地区公共卫生机构统计的病例数；国家肠道监测网络项目(National Enteric Surveillance Program，NESP)，每周从省级实验室收集特定细菌、寄生虫和病毒检测信息；国家李斯特氏菌加强监测系统(Enhanced National Listeriosis Surveillance System，NELSS)，收集参与监测省和地区李斯特氏菌病病例的详细信息；加拿大 FoodNet(FoodNet Canada)，收集全国特定社区胃肠道疾病病例和致病因子的信息；加拿大国家急性胃肠炎研究网络(National Studies on Acute Gastrointestinal Illness，NSAGI)，收集呕吐和腹泻人群的相关信息。

(三) 我国的食源性疾病监测体系和策略分析

2010 年，我国全面启动食源性疾病监测工作。目前，食源性疾病主动监测包括食源性疾病病例监测、基于实验室的特定病原体监测(如沙门氏菌、志贺氏菌、副溶血性弧菌、致泻性大肠埃希氏菌等)，被动监测包括突发公共卫生事件报告系统、食源性疾病暴发监测系统。

1. 食源性疾病主动监测　2012 年，全国 31 个省(自治区、直辖市)和新疆生产建设兵团启动食源性疾病主动监测，分为医院监测和人群调查两部分。

医院监测的工作主体为卫生行政部门、医院和各级 CDC。三者互动沟通，紧密协作与配合，以促进医疗卫生机构对食源性疾病的监测预警能力的提高，保障人民群众的身体健康和生命安全。食源性疾病监测的三大工作模块分别为：发现与甄别、信息监测与上报、流行病学调查与卫生学处理。通过医院和各级 CDC 对食源性疾病的主动监测和调查，收集人群食源性疾病信息，掌握全国主要食源性疾病的发病和流行趋势，提高食源性疾病暴发早期识别、预警与防控的能力。主动监测的对象为食源性疾病就诊病例。监测医院发现就诊病例中的疑似食源性疾病病例，应及时填写病例信息，汇总后报告辖区 CDC。CDC 对可疑食源性疾病病例信息进行综合分析，及时发现疑似食源性疾病病例之间的关联，并对食源性疾病事件相关信息进行核实调查，尽早采取相关措施进行控制，减少食源性疾病的影响和危害。同时，针对沙门氏菌、志贺氏菌和副溶血性弧菌等特定病原体，医院检验科分离出沙门氏菌、志贺氏菌、副溶血性弧菌后,应及时将菌株或粪便标本送至省级 CDC 实验室,进一步进行分子分型实验。CDC 对汇总的数据进行分析,发现可疑聚集性病例时开展必要的流行病学调查。

2012 年,广东、北京、上海等 11 个省、直辖市作为居民急性胃肠炎社区调查的国家级监测点,开展为期 12 个月的人群横断面调查。该调查为了解居民急性胃肠炎患病情况,估计人群食源性急性胃肠炎以及食源性疾病的患病情况提供了基础数据。同时,可以通过了解特定病原体散发感染的危险因素,制定预防控制措施,并进行效果评价。

2. 食源性疾病被动监测

(1)突发公共卫生事件管理信息系统:为加强突发公共卫生事件与传染病疫情监测报告管理工作,提供及时、科学的防治决策信息,有效预防、及时控制和消除突发公共卫生事件和传染病的危害,保障公众身体健康与生命安全,2003 年严重急性呼吸综合征(severe acute respiratory syndrome,SARS)疫情之后,中国 CDC 在全国 31 个省(自治区、直辖市)建立起"中国疾病预防控制信息系统",包含疾病监测信息报告管理系统、突发公共卫生事件管理信息系统、艾滋病综合防治信息系统等多个模块。食物中毒信息报告包含在突发公共卫生事件管理信息系统的平台中。该模块上报的食物中毒事件主要包括一次中毒人数超过 30 人或出现死亡病例的事件;地区性或全国性重要活动期间发生食物中毒,一次中毒人数超过 5 人或出现死亡病例的事件;学校、幼儿园、建筑工地等集体单位发生食物中毒,一次中毒人数超过 5 人或出现死亡病例的事件。

(2)食源性疾病暴发监测系统:为全面掌握我国食源性疾病暴发的情况,及时调整食品安全监管措施,2010 年国家建立了食源性疾病暴发监测系统。食源性疾病暴发监测系统覆盖全国 31 个省(自治区、直辖市)和新疆生产建设兵团,并延伸至地级市、县(市、区)。该系统以收集暴发信息和开展归因分析为目的,地方 CDC 开展流行病学调查结束后,应在 7 个工作日内登录食源性疾病暴发监测系统,填报《食源性疾病暴发事件监测信息表》,并上传流行病学调查报告。

医院是食源性疾病监测的"哨所",医生是掌握第一手信息的人,很多重要的食源性疾病信息都是临床医生首先发现并报告的,这些信息的报告有赖于医生的专业知识和职业经验。一直以来,如何提高处于监测前线的临床医生对食源性疾病的警觉性,都是值得探索的问题。广东省 CDC 在这方面做了大量的尝试,取得了一定成效。具体措施包括:①由 CDC 专业人员进驻医院对重点科室医生进行全员培训,针对临床医生对食源性疾病甄别和认识的薄弱环节组织编写培训教材,入院主要培训医生掌握常见食源性疾病的症状,同时通过对典型案例的重点剖析,强调临床一线医生认真负责、高度警惕的态度和主动报告的意识对早期发现食源性疾病暴发苗头的重要性和意义;②建立日常网络、食源性疾病监测政务微信群和定期资料更新强化的"双线"联络模式,保持疾病预防控制人员与临床医生、预防保健科医生的长期沟通和联系,强化临床医生对食源性疾病的关注与认识,确保医疗机构与疾病预防控制机构在食源性疾病报告和暴发控制上的实时畅通;③鼓励和肯定监测工作中表现突出的医务人员和疾病预防控制人员,总结和推广的工作经验,加强各监测单位间的交流,促进监测工作机制的顺利推进。

3. 我国食源性疾病监测策略的分析　我国食源性疾病监测工作已起步,目前处于稳步发展阶段,如何结合国情和国外先进经验完善我国食源性疾病监测网络,编者认为需要重点研究和分析以下监测策略。

一是加强顶层设计规划。整合目前我国已有的监测系统、改进法定报告疾病要求，提升暴发调查的质量，提高实验室在监测中的支持作用、完善基于人群和实验室的主动监测体系。实现这一策略一方面要从根本上落实"医防融合"机制，如建立医生培训制度，提高医生的公共卫生意识和诊疗规范，加强公共卫生实验室对临床实验室的支持与联系，促进临床实验室对有公共卫生意义病原体的分离和报送；另一方面要持续不断提升各级 CDC 对食源性疾病暴发查因能力，提高事件的流行病学病因和致病因子查明率。

二是加强信息化建设。如浙江省利用信息化的优势，自主开发"浙江省食源性疾病监测报告系统"，率先建立省级食源性疾病监测报告网络，并实现与国家监测报告系统对接。广东省正通过"广东省智慧化多点触发疾病防控预警系统""广东省全民健康信息综合管理平台"实现与国家食源性疾病监测报告系统互联互通。推进基于医院信息系统（hospital information system，HIS）与食源性疾病监测报告系统的对接，将此作为地方政府开展食品安全治理体系现代化建设创新试点的重要组成内容，鼓励各地积极推进。

三是加强信息共享和利用。推动不同部门和同一部门内部的合作交流和信息共享，促进食源性疾病综合监测体系的完善和成熟。加强食源性疾病监测数据的利用，系统开展食源性疾病监测数据综合分析，开展相关的预测预警，并建立基于食源性疾病监测结果的食品安全监管效果评价指标体系，更好发挥食源性疾病监测的"早发现、早预警、早控制"作用。

第四节　食源性致病菌的耐药性监测

抗生素是微生物在代谢过程中产生的，在低浓度下能抑制他种微生物的生长和活动，甚至杀死他种微生物的化学物质，曾一度被视为"疾病克星"。然而，所有的生物都会适时地改变自己，寻求生存之路。细菌耐药性就是细菌为了维持自身的生存和繁殖，抵抗外界不利环境，不断进化，从而对抗菌药物作用产生耐受性的一种现象。现如今，随着抗生素种类的不断增加，不规范、不合理使用乃至滥用抗菌药物的现象愈发普遍，这些极大地增加了抗生素的选择性压力，从而加速了细菌耐药性的产生，导致多重耐药菌株不断出现，甚至出现了几乎对所有现有抗生素全都具有耐药性的"超级细菌"，严重威胁人类健康。2019 年，由于抗生素耐药性（antimicrobial resistance，AMR）导致全球 495 万人因为细菌感染而死亡，WHO 将 AMR 列为全球十大公共卫生威胁之一。由于细菌耐药性的产生非常复杂，同一种耐药表型往往由一种以上的耐药基因控制，这些耐药基因可以整合子或质粒等形式在菌株之间传递，这就导致没有面临抗生素选择性压力的菌株也会产生耐药性。人类、动物、环境三个要素在抗生素耐药的传播过程中都起着重要作用。同一健康（One Health）理念倡导跨学科、跨部门、跨地域的协作和交流，从多维角度应对抗生素耐药性问题，可持续促进人、动物和生态的共同健康和平衡发展。对食源性致病菌进行抗生素耐药性监测，不仅可评估、预防和控制耐药细菌的出现和传播，也可科学指导临床医生合理使用抗生素。

为了解我国食源性致病菌耐药特征和耐药趋势，间接反映动物养殖和临床治疗中抗生素的应用状况，丰富耐药性风险评估基础数据库，2014 年，我国全面启动食源性细菌耐药性监测工作。国家食品安全风险评估中心构建了我国食源性致病菌耐药监测系统，各省 CDC 按照统一的药敏测试方法、判定标准和质控措施完成耐药性监测，通过国家食源性疾病分子溯源网络（National Molecular Tracing Network for Foodborne Disease Surveillance，TraNet）上报药敏试验结果。参考我国重要食源性致病菌的耐药产生机制、食物链传播特征和疾病负担等因素，选择沙门氏菌、致泻性大肠埃希氏菌分离株作为监测对象，包括来自食源性疾病暴发监测、食源性疾病主动监测和食品微生物及其致病因子监测的分离菌株。参考我国动物养殖业、临床治疗和国内外耐药监测网络常用抗生素种类、既往耐药监测结果，根据美国临床和实验室标准协会（Clinical and Laboratory Standards Institute，CLSI）文件 M100-S32、M45-A3、CLSI VET01-A4 和美国 FDA，以及欧洲药敏试验委员会（European Committee on Antimicrobial Susceptibility Testing，EUCAST）推荐的药敏试验抗生素选择原则，共选择 11 大类 29 种抗生素进行耐药监测。截至 2023 年 12 月，食源性致病菌耐药监测系统覆盖全国 32 个省级 CDC。2014—2023 年，TraNet 共收集食源性致病菌耐药数据 7 万余条。

2023 年耐药监测结果显示，我国病人来源沙门氏菌和致泻性大肠埃希氏菌分离株总体的耐药率均超过 80%，多重耐药率超过 60%。趋势分析结果表明，我国病人来源沙门氏菌对氨苄西林、氯霉素、甲氧苄啶 / 磺胺甲噁唑和阿奇霉素的耐药率呈升高趋势，而对萘啶酸、环丙沙星和多黏菌素 E 呈下降趋势。其中，多黏菌素 E 耐药率的降低验证了监管措施的有效性（2016 年发布的《中华人民共和国农业部公告　第 2428 号》禁止使用硫酸黏菌素作为动物饲料添加剂）。此外，不同血清型沙门氏菌耐药程度存在差异，斯坦利沙门氏菌和阿贡纳沙门氏菌耐药率较低，而鼠伤寒沙门氏菌及其变种、肠炎沙门氏菌、汤卜逊沙门氏菌和伦敦沙门氏菌耐药率较高。耐药监测结果提示，制定临床治疗和养殖业抗生素应用的综合管理措施，才能从根本上遏制耐药性的产生和传播。

尽管监测的抗生素种类、方法和标准等不尽相同，仍然可以得出结论，我国病人来源沙门氏菌和致泻性大肠埃希氏菌对氨苄西林、四环素、萘啶酸、环丙沙星、头孢噻肟、头孢他啶等抗生素的耐药率和多重耐药率高于美国和欧盟报道的数据。特别是三代头孢、亚胺培南和多黏菌素 E 等多种临床常用和 / 或重要抗生素耐药株的出现，应引起足够重视。欧洲食品安全局（European Food Safety Authority，EFSA）和欧洲疾病预防控制中心（European Centre for Disease Prevention and Control，ECDC）分析了 27 个欧盟成员国提交的 2019—2020 年人畜共患病致病菌和指示菌的耐药性数据，研究了病人来源沙门氏菌的耐药性，使用流行病学折点（epidemiological cut-off value，ECOFF）对微生物耐药性进行评估。结果显示，欧盟病人来源沙门氏菌的耐药率为 40%，多重耐药率为 22.6%，沙门氏菌分离株对氨苄西林、磺胺类和四环素的耐药率分别为 25.3%、26.8% 和 26.2%；2020 年对第三代头孢菌素（头孢噻肟和头孢他啶）的总体耐药率非常低，均为 0.8%。2020 年美国 NARMS 的数据显示，只有 19% 的人源沙门氏菌分离株表现为耐药，其对多黏菌素的耐药率是 2.4%；对环丙沙星的耐药率呈现下降趋势，由 2019 年的 11% 降低到 2020 年的 9%。

多数的急性感染性腹泻是病毒性的，不恰当的经验性抗生素治疗会增加不良反应的发生率。即使对于细菌性食源性疾病，在大多数情况下，通常也不需要或不推荐使用抗生素，尤其是 2 岁以下的婴幼儿，更不建议使用抗生素。如有必要，可以提供支持性治疗，包括喝足够的液体、吃低脂食物、多休息、口服电解质溶液等。食源性疾病疑似病例若出现发热和侵袭性症状（如便血、粪便涂片见白细胞等），症状持续一周以上或者症状比较严重（如一天 8 次以上水样便），或者需要住院治疗等情况下，才需要经验性的抗生素治疗。环丙沙星是社区治疗细菌性腹泻的经验用药,可使急性结肠炎的平均发热时间由 3.1 天缩短为 1.3 天。

不同食源性致病菌感染的抗生素治疗可参考以下原则。

(1)志贺氏菌病:喹诺酮类有较好的疗效,口服吸收好,临床上推荐使用口服喹诺酮类抗生素(环丙沙星、诺氟沙星或左氧氟沙星)作为细菌性痢疾或高度怀疑细菌性痢疾的经验用药;对儿童则推荐使用阿奇霉素,作为大环内酯类药物,其细胞通透性更好;对于多重耐药株,可考虑第三代头孢菌素。

(2)伤寒沙门氏菌感染:成人首选第三代喹诺酮类,儿童则选第三代头孢菌素。非伤寒沙门氏菌感染的治疗同伤寒沙门氏菌,建议待药敏结果报告后再调整用药。

(3)大肠埃希氏菌感染:可使用第三代头孢菌素,但出血性大肠埃希氏菌感染除外。由于细菌内毒素释放与抗生素使用有关,因此出血性大肠埃希氏菌感染应尽量避免使用抗生素。

(4)弯曲菌病:治疗主要使用大环内脂类和喹诺酮类。红霉素对大便中致病菌的清除率高,耐药水平低,可使复发率降低 20%~30%;阿奇霉素对弯曲菌感染的疗效比喹诺酮类更佳。对不能使用红霉素治疗的病例使用喹诺酮类,治疗效果明显。对于弯曲菌的反复感染,可考虑使用氨基糖苷类或碳青霉烯类。

(5)霍乱弧菌感染:治疗常用四环素,8 岁以下儿童或四环素不耐受病例可考虑红霉素、氨苄西林和甲氧苄啶/磺胺治疗,成人可首选喹诺酮类药物。其他弧菌感染可考虑四环素、喹诺酮类药物治疗。

第五节　常见食源性疾病症状分类

根据典型症状不同,结合潜伏期长短,可将常见食源性疾病的相关致病因子按上消化道症状、下消化道症状、神经系统症状、肝脏系统症状、心血管系统症状、过敏症状、全身感染症状七大类归类排序,具体见表 1-1。

表 1-1　常见食源性疾病症状分类

从暴露到出现症状的时间	典型症状	相关致病因子/食物
上消化道症状(恶心、呕吐)		
<1 小时	恶心、呕吐、发绀、头痛、头晕、呼吸困难、意识丧失	亚硝酸盐
0.5~1 小时	恶心、呕吐、腹痛、腹泻	豆浆(未煮熟)
0.5~5 小时	恶心、呕吐、头晕、四肢无力	蜡样芽孢杆菌(呕吐型)
<6 小时	恶心、剧烈呕吐、腹泻、上腹痛、虚脱	金黄色葡萄球菌肠毒素
1~4 小时	恶心、呕吐、腹痛、腹泻、头晕、头痛	菜豆(未煮熟)
12~48 小时	恶心、呕吐、发热、腹痛、腹泻、脱水	诺如病毒

续表

从暴露到出现症状的时间	典型症状	相关致病因子/食物
下消化道症状（腹痛、腹泻）		
<2 小时	剧烈腹泻、腹痛	毒蘑菇（胃肠炎型）
2~36 小时	腹痛、腹泻、水样便	产气荚膜梭菌、蜡样芽孢杆菌（腹泻型）
6~72 小时	发热、腹痛、腹泻、呕吐、头痛	沙门氏菌、志贺氏菌、肠致病性大肠埃希氏菌、副溶血性弧菌
1~5 天	腹泻（通常血性）、腹痛、恶心、呕吐、全身不适、发热	肠出血性大肠埃希氏菌、弯曲菌
神经系统症状		
10 分钟~2 小时	胃肠炎、视力模糊、胸闷、瞳孔缩小、肌束震颤、呼吸困难、抽搐、昏迷等胆碱酯酶抑制症状	有机磷
10 分钟~3 小时	恶心、呕吐、麻刺或麻木感、头晕、面色苍白、四肢瘫痪、共济失调、失声、呼吸麻痹	河鲀毒素
0.5~2 小时	口干、吞咽困难、声音嘶哑、皮肤潮红、发热、心动过速、呼吸加深、血压升高、头痛、头晕、烦躁不安、谵妄、幻听幻视、神志不清、便秘、肌肉抽搐、共济失调，严重者可昏迷甚至死亡	曼陀罗
数分钟至 2 小时	头晕、眼花、视物模糊、喉头干渴、吞咽困难、呼吸困难和呼吸衰竭	钩吻碱
30 分钟~4 小时	头晕、胸闷、恶心、呕吐、腹痛、腹泻、肾损害、出汗、血便、全身无力、呼吸困难、抽搐	桐油
数分钟至数小时	口周和四肢麻木、头痛、呕吐、呼吸麻痹	贝类毒素（非腹泻性）
<2 小时	胃肠炎、副交感神经兴奋症状、谵妄、幻觉、呼吸抑制	毒蘑菇（神经精神型）
2~10 小时	呕吐、腹泻、腹痛、低血压伴异常心动过缓、肌肉痛、口周麻木、冷热感觉颠倒、呼吸麻痹	雪卡毒素
0.5~3 小时	咽喉部瘙痒和烧灼感、头晕、乏力、恶心、呕吐、腹痛、腹泻、烦躁、谵妄、昏迷、抽搐	发芽马铃薯（龙葵素）
数分钟至十几小时	呕吐、头晕、视力障碍、眼球偏侧凝视、抽搐时四肢强直/屈曲/内旋、手呈鸡爪状、昏迷	霉变甘蔗（三硝基丙酸）
2~24 小时	头痛、头晕、乏力、意识障碍、代谢性酸中毒、失明	甲醇
12 小时至数天	恶心、呕吐、头痛、头晕、视力模糊、复视、眼睑下垂、眼球震颤、吞咽困难、语言和呼吸困难、口干、呼吸麻痹但神志清醒	肉毒毒素

续表

从暴露到出现症状的时间	典型症状	相关致病因子/食物
2~20天	急性剧烈头痛、颈项强直等脑膜脑炎表现,可伴有颈部运动疼痛、恶心、呕吐,以及低度或中度发热	广州管圆线虫
肝脏系统症状		
10~14小时	胃肠炎、肝脏损害、烦躁不安、淡漠嗜睡、昏迷惊厥、呼吸中枢抑制、循环中枢抑制、肝性脑病	毒蘑菇(急性肝损伤型)
15~45天	发热、乏力、恶心、厌食、呕吐、食欲缺乏、黄疸、肝肿大压痛等肝损害症状	甲型肝炎病毒
15~64天	发热、乏力、恶心、厌食、呕吐、食欲缺乏、黄疸、肝肿大压痛等肝损害症状	戊型肝炎病毒
1~2个月	发热、乏力、胃肠道不适、肝区疼痛、肝肿大、肝硬化、胆囊炎、胆管炎	华支睾吸虫
2~3个月	临床症状轻微,少数有上腹或全腹隐痛、食欲缺乏、恶心、消化不良、腹泻、体重减轻	绦虫
3~6个月	胸肺型:咳嗽、胸痛、铁锈色血痰或血丝痰、烂桃样血痰和/或胸膜病变的相关症状与体征 肺外型:常见有皮下包块型、腹型、肝型、心包型、脑型、脊髓型、眼型、阴囊肿块型等,各有相应的症状与体征	肺吸虫
心血管系统症状		
0.5~3小时	头晕、头痛、心悸、心率升高、恶心、呕吐、面颈乏力、四肢肌肉颤动,以及高血糖、低镁血症、低磷酸盐血症等代谢紊乱	克仑特罗(俗称瘦肉精)
0.5~3小时	胃肠炎,溶血引起贫血、肝脾肿大	毒蘑菇(溶血型)
过敏症状		
10分钟~3小时	面部肿胀和潮红、头痛、头晕、恶心、呕吐、咽喉烧灼感、皮疹	组胺(青皮红肉鱼)
<1小时	口周麻木麻刺感、面部潮红、头晕、头痛、恶心	谷氨酸钠
全身感染症状		
2~6周	胃肠炎、发热、败血症、脑膜炎、脑脊髓炎、心内膜炎	单核细胞增生李斯特氏菌(侵袭型)
4~24小时	胃部不适、恶心、呕吐、腹胀、食欲减退、肝肿大、黄疸;头痛、头晕、嗜睡、意识模糊、抽搐、昏迷;休克、低血压;肾损害;发绀、呼吸困难、中枢性呼吸衰竭;皮下及黏膜出血	唐菖蒲伯克霍尔德氏菌(椰毒假单胞菌酵米面亚种)
12~72小时	发热、寒战、痉挛性腹痛、肌肉痛、败血症或蜂窝织炎、休克,甚至死亡	创伤弧菌

续表

从暴露到出现 症状的时间	典型症状	相关致病因子/食物
5~15天	胃肠炎、发热、肌肉疼痛、上眼睑水肿、出汗、寒战、嗜酸性粒细胞快速增加	旋毛虫
1~2周	全身不适、明显头痛、持续发热、厌食、干咳、脾肿大、便秘、寒战、玫瑰疹、血便、精神改变	伤寒沙门氏菌
1~4周	发热、头痛、全身虚弱、多汗、寒战、关节疼痛、抑郁、体重减轻、全身疼痛、骨关节并发症、泌尿系统炎症、心内膜炎	布鲁氏菌

（李世聪　韩海红　刘继开）

参 | 考 | 文 | 献

［1］国家卫生健康委. 国家卫生健康委关于印发食源性疾病监测报告工作规范 (试行) 的通知 [EB/OL].(2019-10-17)[2024-08-06]. https://www. gov. cn/xinwen/2019-10/22/content_5443246. htm#: ~: text=%E4% B8%BA%E8%A7%84%E8%8C%83%E5%8D%AB%E7%94%9F%E5%81%A5%E5%BA% B7%E7%B3%BB,%E5%BA%B7%E5%A7%94%E7%BD%91%E7%AB%99%E4%B8%8B%E8%BD% BD%EF%BC%89%E3%80%82.

［2］王宏伟. 突发事件应急管理: 预防处置与恢复重建 [M]. 北京: 中央广播电视大学出版社, 2009: 72-74, 115-116.

［3］清华大学危机管理研究中心 SARS 危机应急课题组. 突发公共卫生事件的应急管理美国与中国的案例 [J]. 世界知识, 2003 (10): 9-16.

［4］郝永梅. 公共安全应急管理指南 [M]. 北京: 气象出版社, 2010: 113, 194, 198.

［5］秦怀金, 徐景和. 食品药品安全突发事件应急管理 [M]. 北京: 中国医药科技出版社, 2010: 81-83, 104-107, 109-112.

［6］郭晓丹, 杨悦. 美国应急管理的法制建设及 FDA 相关部门设置对我国的启示 [J]. 中国药房, 2010, 21 (9): 781-784.

［7］薛澜, 朱琴. 危机管理的国际借鉴: 以美国突发公共卫生事件应对体系为例 [J]. 中国行政管理, 2003 (8): 51-56.

［8］林闽钢, 许金梁. 中国转型期食品安全问题的政府规制研究 [J]. 中国行政管理, 2008 (10): 48-51.

［9］游志斌, 魏晓欣. 美国应急管理体系的特点及启示 [J]. 中国应急管理, 2011 (12): 46-51.

［10］U. S. Department of Homeland Security. National Exercise Program [EB/OL].(2011-11-22)[2024-04-04]. http://www. dhs. gov/files/training/gc_1179350946764. shtm.

［11］黄旭红. 论我国食品安全应急管理 [D]. 上海: 复旦大学, 2007: 33-35, 43-45, 46-49, 50-51.

［12］Robert Koch Institute. Exercise Global Mercury Post Exercise Report. Health Canada Online 2003 [EB/OL].(2010-12-23)[2024-04-04]. http://www. hc-sc. gc. ca/english/media/issues/global_mercury/.

［13］李世敏. 美国食品安全教育体系及其特点 [J]. 中国食物与营养, 2006 (11): 11-14.

［14］张枫, 关荣发, 徐黎, 等. 美国食品药品管理局简述 [J]. 国际食品药品监管动态, 2004 (12): 12-14.

［15］李鹰强. 食品安全危机管理中政府应急处理机制研究: 以"三鹿牌"婴幼儿奶粉事件为例 [D]. 上海: 复旦大学, 2009: 22-25, 27-30.

［16］张志健. 食品安全导论 [M]. 北京: 化学工业出版社, 2009: 110-115, 125-135.

［17］张海静,刘霞.应急管理人才培养:策略与体系 [J].学习与实践, 2009 (2): 132-136.

［18］国家食品药品监督管理局食品安全协调司.食品安全应急管理 [M].北京: 中国医药科技出版社, 2006: 121-127.

［19］北京市人民政府.北京市进行奥运期间突发食品安全事件应急演练举行 [EB/OL].(2008-07-03)[2024-04-04]. http://www. gov. cn/gzdt/2008-07/03/content_1035154. htm.

［20］唐晓纯.食品安全预警理论、方法与应用 [M].北京: 中国轻工业出版社, 2008: 148-151, 158-162, 166-169, 181-183, 211-216.

［21］丁玉洁.食品安全预警体系构建研究 [D].南京: 南京邮电大学, 2011: 19-21.

［22］United States Department of Agriculture. Public Health Information System.[EB/OL].(2012-05-23)[2024-04-04]. http://www. fsis. usda. gov/PhIS/index. asp.

［23］U. S. Food and Drug Administration. Risk Assessement/Safety Assessment [EB/OL].(2012-05-03)[2024-04-04]. http://www. fda. gov/Food/ScienceResearch/ResearchAreas/RiskAssessmentSafetyAssessment/default. htm.

［24］ANGULO F J, VOETSCH A C, VUGIA D, et al. Determing the burden of human illness from foodborne diseases: CDC's Emerging Infectious disease Program Foodborne disease Active Surveillance Network [J]. Veterinary Clinics of North America: Food Animal Practice, 1998, 14: 165-172.

［25］U. S. Centers for Disease Control and Prevention. Nationally Notifiable Conditions [EB/OL].(2011-12-29) [2024-04-04]. http://www. cdc. gov/osels/ph_surveillance/nndss/phs/infdis. htm.

［26］WETHINGTON H, BARTLETT P. The RUsick2 foodborne disease forum for syndromic surveillance [J]. Emerging Infectious Diseases, 2004, 10: 401-405.

［27］杨杏芬,吴蜀豫.食源性疾病暴发应对指南 [M].北京: 人民卫生出版社, 2011: 17-20, 30-33, 45-48.

［28］MARX M A, RODRIGUEZ C V, GREENKO J. Diarrheal illness detected through syndromic surveillance after a massive power outage: New York city, August 2003 [J]. American Journal of Public Health, 2006, 96 (3): 547-553.

［29］SOSIND M. Draft framework for evaluating syndromic surveillance systems [J]. Journal of Urban Health, 2003, 80 (Suppl 1): i8-i13.

［30］冯子健,祖荣强.症状监测发展方向与问题思考 [J].疾病监测, 2007, 22 (2): 73-75.

［31］冉陆, 余华丽, 王子军, 等. 世界卫生组织全球沙门菌监测网 2006-2010 年规划简介 [J]. 疾病监测, 2007, 22 (2): 143-144.

［32］聂凤英.粮食安全与食品安全研究 [M].北京: 中国农业科技出版社, 2006: 312-316, 320-328, 332-342.

［33］王竹天, 杨大进. 食品中化学污染物及有害因素监测技术手册 [M].北京: 中国标准出版社, 2011: 1-3, 6-8, 9-12, 23-25.

［34］焦阳, 郭力生, 凌文涛. 欧盟食品安全的保障: 食品、饲料快速预警系统 [J]. 中国标准化, 2006, 3: 20-22.

［35］European Commission. RASFF Annual Report 2008 [EB/OL].(2011-10-25)[2024-04-04]. http://ec. europa. eu/food/food/rapidalert/report2008_en. pdf.

［36］European Commission. RASFF notifications [EB/OL].(2009-07-16)[2024-04-04]. http://ec. europa. eu/food/food/rapidalert/rasff_notifications_en. htm.

［37］European Commission. 30 Years of the Rapid Alert System: Stakeholder Expectations [EB/OL].(2009-09-22)[2024-04-04]. http://ec. europa. eu/food/food/rapidalert/docs/rasff30_pres_CIAA_en. pdf.

［38］European Commission. Technical meeting 30 years RASFF "Keeping an eyeon your food" [EB/OL]. (2009-08-15)[2024-04-04]. http://ec. europa. eu/food/food/rapidalert/docs/rasff30_pres_EURASF_en. pdf.

［39］European Commission Rapid Alert System for Food and Feed (RASFF)-Introduction.[EB/OL].(2012-04-22)[2024-04-04]. http://ec. europa. eu/food/food/rapidalert/index_en. htm.

［40］FENG Z J, LI W K, VARMA J K. Gaps remain in China's ability to detect emerging infectious diseases despite advances since the onset of SARS and avian flu [J]. Health Affairs, 2011, 30 (1): 127-135.

[41] The Lancet. Food safety in China: a long way to go [J]. The Lancet, 2012, 380: 75.

[42] 曾小龙, 陈振强. 抗生素的发展与应用 [J]. 广东教育学院学报, 2003 (2): 78-81.

[43] 段晓丹. 滥用抗生素的危害及科学使用抗生素 [J]. 当代医学, 2012 (24): 19-20.

[44] 符生苗. 做好细菌耐药监测, 正确合理选择抗生素 [J]. 海南医学, 2011 (23): 1-4.

[45] 侯振宇. 抗生素在细菌感染性腹泻治疗中的合理使用 [J]. 兵团医学, 2010 (1): 36-40.

[46] 白莉, 刘丽莎, 李亮亮, 等. 2011—2017 年中美两国食源性疾病暴发监测资料比较及对我国监测体系建设的启示 [J]. 中国食品卫生杂志, 2022, 34 (5): 863-870.

[47] TACK D M. Preliminary incidence and trends of infections with pathogens transmitted commonly through food: Foodborne Diseases Active Surveillance Network, 10 US Sites, 2016-2019 [J]. Morbidity and Mortality Weekly Report, 2020, 69.

[48] PIRES S M, DESTA B N, MUGHINI-GRAS L, et al. Burden of foodborne diseases: Think global, act local [J]. Current Opinion in Food Science, 2021, 39: 152-159.

[49] MORGADO M E, JIANG C, ZAMBRANA J, et al. Climate change, extreme events, and increased risk of salmonellosis: foodborne diseases active surveillance network (FoodNet), 2004-2014 [J]. Environmental Health, 2021, 20: 1-11.

[50] GODWIN E J O, CHANDRASEKARAN V, SMAH A C, et al. Emerging infectious food system related zoonotic foodborne disease: a threat to global food safety and nutrition security [M]//Foodborne Pathogens-Recent Advances in Control and Detection. IntechOpen, 2022.

[51] RAY L C, GRIFFIN P M, WYMORE K, et al. Changing diagnostic testing practices for foodborne pathogens, Foodborne Diseases Active Surveillance Network, 2012-2019 [C]//Open Forum Infectious Diseases. Oxford University Press, 2022, 9 (8): ofac344.

[52] SIMPSON R B, ZHOU B, NAUMOVA E N. Seasonal synchronization of foodborne outbreaks in the United States, 1996-2017 [J]. Scientific Reports, 2020, 10 (1): 17500.

[53] GROSSMAN M R. The US FDA human foods program: recent challenges and a new transformative vision [J]. European Food and Feed Law Review, 2023, 18 (2): 80-85.

[54] LI W, PIRES S M, LIU Z, et al. Surveillance of foodborne disease outbreaks in China, 2003-2017 [J]. Food Control, 2020, 118: 107359.

[55] LI H, LI W, DAI Y, et al. Characteristics of settings and etiologic agents of foodborne disease outbreaks: China, 2020 [J]. China CDC Weekly, 2021, 3 (42): 889.

[56] HE S, SHI X. Microbial food safety in China: past, present, and future [J]. Foodborne Pathogens and Disease, 2021, 18 (8): 510-518.

第二章

常见食源性疾病防治重点

第一节　非伤寒沙门氏菌病

（一）病原学

沙门氏菌属（*Salmonella*），简称沙门氏菌，隶属于肠杆菌科，无芽孢，一般无荚膜，兼性厌氧，为两端钝圆的短杆菌。沙门氏菌对环境中各类不利因素有极强抵抗力，广泛分布于自然界，是典型的人畜共患致病菌。其表面抗原和菌毛具有侵袭力，在沙门氏菌侵袭过程中发挥最关键作用，其他毒力因子还包括肠毒素、毒力岛、毒力质粒等。

根据沙门氏菌的菌体抗原（O 抗原）、鞭毛抗原（H 抗原）、荚膜抗原（K 抗原）的不同，使用凝集试验，可将其分为 A、B、C1~C4、D1~D3、E1~E4 等 67 个血清群、2 600 多种血清型，其中对人类致病的主要是 A~F 群。

沙门氏菌属细菌主要分布在人和动物肠道内，伤寒 / 副伤寒沙门氏菌只能从人体中分离到。沙门氏菌病是我国和世界各地常见的食源性疾病，多由动物性食品污染引起，一般通过食用受污染的畜禽肉类、蛋类及其制品等传播，也可由鱼类、奶类等污染引起。感染剂量一般较低（<10^3 个 / 克），排菌时间较长（1~6 周）。

沙门氏菌属中的伤寒沙门氏菌和甲、乙、丙型副伤寒沙门氏菌能够引起伤寒、副伤寒，属我国法定乙类传染病。除此之外的沙门氏菌称为非伤寒沙门氏菌。非伤寒沙门氏菌引起的腹泻属其他感染性腹泻，属我国法定丙类传染病。我国东北、华北地区优势血清型为肠炎沙门氏菌，其余地区优势血清型为鼠伤寒沙门氏菌及其变种。

（二）流行病学

5 岁以下儿童、免疫功能低下者和老年人为沙门氏菌易感人群。

非伤寒沙门氏菌病全年均可发生，大多发生在 5—10 月，7—9 月最多。大多数非伤寒沙门氏菌病表现为活菌对肠黏膜的侵袭而导致感染性腹泻。

据国家食源性疾病暴发监测系统报告统计，我国约有 30% 的细菌性食源性感染由非伤寒沙门氏菌引起。非伤寒沙门氏菌病发病率居高不下的原因之一就是该致病菌在环境中广泛存在，可以通过多种途径污染多种食物，如猪肉、鸡蛋、水果、蔬菜，甚至一些定型包装食品，如花生酱。常见污染食品有酱卤肉、蛋制品、糕点、三明治、肉夹馍等。某些特定沙门氏菌血清型的暴发常与某些特定的食物有关，例如肠炎沙门氏菌暴发常与鸡蛋和蛋制品有关。

非伤寒沙门氏菌亦可以通过动物粪便污染食物。由于非伤寒沙门氏菌广泛存在于动物的肠道，动物粪便常携带细菌并污染水及食物。食物加工制作的过程中也可能存在交叉污染，如刀、砧板、购物篮或者厨师的手被沙门氏菌污染后也可污染其他食物。

（三）临床表现

非伤寒沙门氏菌病潜伏期较短，一般为 6~24 小时，偶可长达 4 天，通常表现为急性发作，初期头痛、恶心、食欲缺乏，随后出现腹泻、发热、腹痛、呕吐等症状，腹泻可能带血，通常持续数天，体温升高到约 38~40℃，维持 2~4 天后开始下降。在婴幼儿和老年人群体中脱水症状可能较为严重。

多数病例在 2~3 天后胃肠炎症状消失，且不需要使用抗生素就可以痊愈，但少数病例，如儿童、孕妇、老人和免疫功能低下者的病情可能会较严重,反复发作菌血症或局灶性感染,伴有长期发热、头痛、不适和寒战。

其临床表现可分为 5 种类型,以胃肠炎型最为常见。

1. 胃肠炎型 突然发病,发热,体温可达 38~40℃以上,伴有恶寒、恶心、呕吐、腹泻、腹痛。吐、泻严重者有脱水现象,严重者可出现感染性休克。主要由鼠伤寒沙门氏菌、肠炎沙门氏菌等引起。

2. 类伤寒型 病情与伤寒相比较缓和,多见高热,体温可高达 40℃,头痛、全身无力、四肢痛、腓肠肌痛或痉挛、腰痛及神经系统紊乱。部分病例唇、舌周围可出现疱疹。胃肠炎症状不明显。

3. 类霍乱型 剧烈的呕吐、腹泻,粪便呈米汤样。体温升高、恶寒、无力、腹痛。可有严重脱水以致循环衰竭。严重者有昏迷、抽搐、谵语等中枢神经系统症状。

4. 类感冒型 体温升高、恶寒、全身不适、四肢及腰部疼痛,以及鼻塞、咽喉炎等上呼吸道症状。

5. 败血症型 起病突然,有高热、恶寒、出冷汗,以及轻重不一的胃肠炎症状。有些病例可有骨髓炎、胆囊炎、肺炎、脑膜炎、膀胱炎、心包炎、心内膜炎、肾盂肾炎等合并症。此型比较少见。

(四)临床实验室检查

可采集病例粪便、肛拭子或呕吐物、血液标本进行致病菌分离培养和菌种鉴定。标本培养和致病菌鉴定检测流程按 WS/T 498—2017《细菌性腹泻临床实验室诊断操作指南》执行。

(五)判定标准

根据临床表现、流行病学特点结合实验室诊断,对中毒/暴发事件做出准确判断。

符合主要临床表现,以发热、头痛、胃肠道症状为主,生物标本中检出非伤寒沙门氏菌,可判定为非伤寒沙门氏菌病。

根据 WS/T 13—1996《沙门氏菌食物中毒诊断标准及处理原则》,若可疑食品、病例呕吐物或腹泻便检出血清学型别相同致病菌,或几个病例呕吐物或腹泻便中检出血清学型别相同致病菌,可确认为沙门氏菌感染暴发。

根据美国 CDC《食源性疾病暴发应对指南》,若从两个或多个病例临床标本中分离到相同血清型的致病菌,或从流行病学关联的食物中分离到致病菌,可确认为沙门氏菌感染暴发。

(六)治疗

1. 一般病例 无须使用抗生素治疗,重症、患菌血症和发现并发症的病例通常需要使用抗生素,首选三代头孢和三代喹诺酮类药物等。

2. 其他对症和支持治疗 补充液体和电解质,防止脱水及电解质紊乱。对重症病例、婴幼儿、孕妇、营养不良、免疫功能低下及年老体弱者,应当加强支持疗法。

(七)预防措施

在日常生活中做好防护措施,可大幅度降低沙门氏菌病发病的风险。

1. 生肉类食品处理前后,认真清洗手、砧板、刀具的表面。生、熟食品处理和保存应分开,避免交叉污染。

2. 食物要彻底煮熟,尤其是肉类,不吃生肉、生蛋,不喝未经高温消毒的乳制品。

3. 用流动的洁净水彻底清洗新鲜的蔬菜和水果。用适当的水流清洗生肉、生蛋,避免水花过大,溅起水珠污染其他厨房用具。

4. 吃剩的饭菜应该立即放入冰箱保存,不要在室外放置超过 1 小时,再次加热食物须做到充分加热。

5. 如已确认感染非伤寒沙门氏菌,不要为他人准备食物。

6. 留意政府发布的食品召回通告和食品预警信息,不再继续食用召回食品。

(赵 玥　卢玲玲)

第二节　葡萄球菌肠毒素中毒

(一) 病原学

金黄色葡萄球菌(*Staphylococcus aureus*,*S. aureus*),简称金葡菌,可分为致病性和非致病性,菌体呈球形,显微镜下排列成葡萄串状,革兰染色阳性,无鞭毛,无芽孢,多为需氧或兼性厌氧。在普通培养基上生长良好,在温度 5~47.8℃、pH 4.2~9.3 的范围内均可生长,最适温度为 37℃,最适 pH 为 7.4。在 NaCl 浓度最高达 15% 的培养基上亦可生长,最低生长水活度为 0.86,耐盐、耐干燥,可在自然界中广泛分布和存活,常定植在人类皮肤和黏膜表面。

金葡菌为经典的条件致病菌,感染主要表现为毒素型中毒,致病因子主要是其产生的毒素和侵袭性酶,主要为肠毒素、溶血素、杀白细胞素、血浆凝固酶、表皮剥脱毒素、中毒休克综合征毒素 -1、耐热核酸酶等。其中,肠毒素是金葡菌致病的主要原因。肠毒素是一种可溶性蛋白质,耐热,且不受胰蛋白酶的影响,完全破坏肠毒素活性至少需要 100℃高温加热 2 小时。肠毒素中毒可导致人体出现急性胃肠炎症状,一般在进食后 6 小时内发病。此外,金葡菌在普通琼脂培养基平板上形成圆形、凸起、边缘整齐、表面光滑、湿润的不透明菌落。其产生的金黄色色素为脂溶性,不溶于水,故色素只局限在菌落内,不渗入培养基中。在血琼脂平板上可产生溶血素,使菌落周围形成明显的溶血环,非致病性葡萄球菌则无溶血环。致病株产生的血浆凝固酶常作为鉴别金葡菌致病性的标志物。

(二) 流行病学

金葡菌广泛分布于自然界,在空气、土壤、水中和物品上皆可存活,人和动物的鼻腔、咽、消化道带菌率都很高。据估计,健康人群中约有 16.5% 携带金葡菌,是最常见的化脓性球菌之一。葡萄球菌肠毒素中毒是严重的公共卫生问题,全球范围内都有发生。在我国,葡萄球菌肠毒素中毒发病人数占细菌性食源性疾病暴发总人数的 20%,仅次于沙门氏菌病和副溶血性弧菌病。

葡萄球菌肠毒素中毒一般夏、秋季发生较多,冬、春季发生较少,随各地气温变化和饮食习惯不同而有所差异。引起中毒的食品以糕点、冰淇淋、奶及奶制品、熟肉、剩饭、凉糕等常见,这些营养丰富且水活度高的食物是金葡菌良好的生长介质。金葡菌对高温有一定耐受能力,在较高温度(25℃以上)放置 5~8 小时能大量繁殖并产毒。

引起葡萄球菌肠毒素中毒的源头常常是从事食品制作、加工的人员,特别是当这些人员的手指受伤、感染或患有其他化脓性皮肤病,以及发生急性呼吸道感染时。此外,采自患乳腺炎乳牛的奶及奶制品也是重要污染源。禽畜本身带有的金葡菌在屠宰过程中可能造成污染,被污染的禽畜肉经分割、加工、储存、运输、销售等多种工序,增加了交叉污染的机会。健康人咽喉及鼻腔内所带的病菌也可通过多种途径污染食品。

(三) 临床表现

葡萄球菌肠毒素中毒的特点是发病急,从进食到发病潜伏期短,一般为 1~6 小时,平均发病时间 3 小时左右,潜伏期长短取决于摄入毒素含量及人体健康状况。儿童对肠毒素比成人更为敏感,相比而言发病率更高,病情更为严重。

葡萄球菌肠毒素中毒的主要症状为恶心、呕吐、腹绞痛,可伴有腹泻和发热。呕吐为本病最常见症状,每天 1~10 次不等,且常呈喷射性呕吐,有时呕吐物中含有胆汁或混有血液,呕吐前多有脑后重压感。

腹痛多伴随腹泻发生,初在上腹部,以后波及全腹。约有 80% 的病例发生腹泻,多为水样便或黏液便,少数病例有血便症状,一般每日 3~5 次。体温正常或低热。葡萄球菌肠毒素中毒病程较短,一般在 1~2 天内康复,很少死亡和产生后遗症,但有的病例可有一周左右的食欲缺乏症状,偶有老、弱、幼儿病例因发生循环衰竭等合并症而死亡。

此外,少数严重情况下,病例可出现血压下降、脱水、虚脱、痉挛等症状,甚至出现蜂窝织炎、心内膜炎、败血症、脓毒症等表现。

(四) 临床实验室检查

可采集病例呕吐物、粪便或肛拭子、皮肤病变拭子、鼻拭子等标本,以及可疑食品等进行致病菌分离培养、鉴定,并鉴定其产毒情况,或从中毒食品中直接检测肠毒素并确定型别。肠毒素检验可采用双向琼脂扩散法或动物试验法。因葡萄球菌肠毒素中毒由毒素引起,直接检测可疑食品中的肠毒素最有意义。

实验室检测流程按 WS/T 498—2017《细菌性腹泻临床实验室诊断操作指南》执行。

(五) 判定标准

根据临床表现、流行病学特点结合实验室诊断,对中毒 / 暴发事件做出准确判断。

实验室诊断须进行细菌检验或肠毒素检验。

根据 WS/T 80—1996《葡萄球菌食物中毒诊断标准及处理原则》:①中毒食品检出肠毒素;②中毒食品、病例吐泻物检出同一型别肠毒素;③不同病例吐泻物检出同一型别肠毒素。凡符合以上一项者即可判断葡萄球菌肠毒素食物中毒。

根据美国 CDC《食源性疾病暴发应对指南》,从两个或多个病例粪便或呕吐物中分离相同噬菌体型的致病菌,或从与流行病学密切相关的食物中检测出肠毒素,或提交的样品妥善保存后,从流行病学关联的每克食品中分离到 10^5 个病原体,可确认为暴发。

(六) 治疗

1. 依照一般急救处理原则,进行抗炎、补液、维持电解质平衡等对症治疗,一般不需要使用或不可滥用抗生素。

2. 抗菌药物治疗　用抗生素治疗前应当先进行药敏试验,不可滥用广谱抗生素。对重症或出现明显菌血症的病例,针对耐药金葡菌如耐甲氧西林金黄色葡萄球菌,必要时可使用三代喹诺酮类、万古霉素等。

（七）预防措施

除一般确保食品卫生的措施外,应重点注意以下几点。

1. 疮疖、化脓性创伤或皮肤病,以及上呼吸道感染、口腔疾病等病例应被限制从事直接的食品加工工作和食品供应工作。

2. 患乳腺炎奶牛的奶不得供饮用或制造奶制品,应经常对奶牛进行卫生检查。

3. 剩余饭菜应及时低温(5℃以下)冷藏处理,或将其存放在阴凉通风处,尽量缩短剩余饭菜常温下存放的时间(建议不要超过 4 小时),食用前必须充分加热。除剩菜外,其他食品保存也应做到低温、通风、干燥。

（赵 玥　卢玲玲）

第三节　致泻性大肠埃希氏菌病

大肠埃希氏菌(*Escherichia coli*,*E. coli*),又称大肠杆菌,属肠杆菌科埃希菌属,为革兰氏阴性短杆菌,可分为致病性和非致病性。非致病性大肠埃希氏菌是人类和动物肠道中的正常菌群,属于肠道共栖菌。致病性大肠埃希氏菌是可引起临床感染性疾病的重要致病菌,据分子特征和致病机制可分为肠道致病性大肠埃希氏菌(Intestinal Pathogenic *Escherichia coli*,IPEC)和肠外致病性大肠埃希氏菌(Extraintestinal Pathogenic *Escherichia coli*,ExPEC)。IPEC 与食源性感染密切相关。

（一）病原学

IPEC 主要包括肠产毒性大肠埃希氏菌(Enterotoxigenic *Escherichia coli*,ETEC)、肠致病性大肠埃希氏菌(Enteropathogenic *Escherichia coli*,EPEC)、肠侵袭性大肠埃希氏菌(Enteroinvasive *Escherichia coli*,EIEC)、肠出血性大肠埃希氏菌(Enterohemor-rhagic *Escherichia coli*,EHEC)、肠集聚性大肠埃希氏菌(Enteroaggre-gative *Escherichia coli*,EAEC)5 种类型。

大肠埃希氏菌的抗原结构复杂,主要由菌体抗原(O 抗原)、鞭毛抗原(H 抗原)、荚膜抗原(K 抗原)、菌毛抗原(F 抗原)四部分组成。一般基于前三种抗原进行血清分型,此三种抗原之间具有一定程度的相关性。目前已知的大肠埃希氏菌 O 抗原血清型有 170 种。K 抗原可根据耐热性不同分为 A、B、L 三类,致泻性大肠埃希氏菌的 K 抗原主要为 B 类,少数为 L 类。

大肠埃希氏菌对热的抵抗力较其他肠杆菌强,55℃加热 60 分钟或 60℃加热 15 分钟仍有部分细菌存活,因此其在土壤、水中可存活数月。作为国际上公认的卫生监测指示菌,水样中检出本菌可作为水被粪便污染的指标,GB 5749—2022《生活饮用水卫生标准》规定,生活饮用水中不得检出大肠埃希氏菌。肠产毒性大肠埃希氏菌产生的肠毒素,可分为热稳定肠毒素(heat-stable enterotoxin,ST)和热不稳定肠毒素(heat-labile enterotoxin,LT)。前者100℃加热 30 分钟尚不被破坏,后者 60℃加热 1 分钟即可被破坏。

（二）流行病学

病例或带菌的人和动物是本病的污染源。致泻性大肠埃希氏菌存在人和动物的肠道中,随粪便排出而污染水源、土壤。受污染的土壤、水、带菌者的手均可污染食品,或由被污染的器具再污染食品。常见污染食品为动物性食品,尤其是畜肉类,也包括鱼类、禽肉类、奶类、蛋及其制品、生食蔬菜等。

人群对大肠埃希氏菌普遍易感,感染一般通过食用被污染的食物、水传播,但发病常见于婴幼儿、老年衰弱者、各种慢性基础性疾病病例;全年都可发生,感染多发生在夏、秋季,大多发生在5—10月,7—9月最多,易在集体场所暴发。

(三) 临床表现

1. 急性胃肠炎型 潜伏期一般为10~15小时,短者6小时,长者72小时。

急性胃肠炎型主要由ETEC引起。主要表现为腹泻、上腹痛和呕吐,多为温和型腹泻。粪便呈水样或米汤样,每日4~5次。部分病例腹痛较为剧烈,可呈绞痛。吐、泻严重者可出现脱水,甚至循环衰竭。发热38~40℃,头痛。病程3~5天。

2. 急性菌痢型 潜伏期一般为48~72小时。

急性菌痢型主要由EIEC引起,主要表现为血便、脓黏液血便,里急后重、腹痛、发热,部分病例有呕吐、全身不适。症状与细菌性痢疾相似,不易鉴别。体温一般在38~40℃,可持续3~4天。病程1~2周。

3. 出血性肠炎型 潜伏期一般为3~4天,短者1天,长者8~10天。

出血性肠炎型主要由EHEC引起,代表血清型有EHEC O157:H7和O104:H4,主要表现为突发性剧烈腹痛、腹泻、先水样便后血便,甚至全为血水,亦可有低热或不发热、呕吐。严重者可出现溶血性尿毒综合征(hemolytic uremic syndrome,HUS)、血小板减少性紫癜等,老人、儿童、免疫功能低下者多见。病程10天左右,病死率较高。

(四) 判定标准

根据临床表现、流行病学特点结合实验室诊断,对中毒/暴发事件做出准确判断。确诊主要基于粪便病原学检查。

按WS/T 8—1996《病原性大肠艾希氏菌食物中毒诊断标准及处理原则》执行,判定原则为符合主要临床表现,生物标本中检出即可判定。实验室诊断标准为:①从可疑食品、病例吐泻物中均检出生化及血清学型别相同的致病菌;②针对肠产毒性大肠埃希氏菌应做肠毒素测定,针对肠侵袭性大肠埃希氏菌应做豚鼠角膜试验。

根据美国CDC《食源性疾病暴发应对指南》:①从两个或更多的病例标本中分离到产志贺毒素大肠埃希氏菌(Shiga toxin-producing *Escherichia coli*,STEC),或从流行病学密切相关的食物中分离到产志贺毒素大肠埃希氏菌,可确认感染STEC;②从两个或更多病例的粪便中分离到相同血清型的致病菌,结果表明能产生ST和/或LT,可确认感染ETEC;③从两个或多个病例的粪便中分离到相同血清型致病菌,可确认感染EPEC/EIEC。

(五) 治疗

1. 一般对症治疗和支持治疗 以补液和维持电解质平衡治疗为主。

2. 抗生素治疗 对部分重症病例应尽早使用抗生素,首选药物为亚胺培南、美罗培南、哌拉西林/他唑巴坦。对于EHEC和ETEC感染者,应慎用抗生素,因为抗生素非但不能缩短病程,反而会增加发生溶血性尿毒综合征的机会。

(六) 预防措施

1. 不吃生的或加热、消毒不彻底的牛奶、肉制品等动物性食品。

2. 不吃不干净的蔬菜、水果,尽量不要生食蔬菜,水果洗净或削皮后再食用。

3. 易变质食物及时低温冷藏保存。剩余饭菜食用前要彻底加热。防止食品生熟交叉污染。

4. 养成良好的个人卫生习惯,饭前便后洗手。

(赵 玥 范鹏辉)

第四节 单核细胞增生李斯特氏菌病

(一) 病原学

单核细胞增生李斯特氏菌(*Listeria monocytogenges*),简称单增李斯特氏菌,是李斯特氏菌属(*Listeria*)中唯一对人有致病性的菌种,感染后引起李斯特氏菌病。虽然李斯特氏菌病发病率低,但由于其主要引起侵袭性感染,对高危人群危害较大,病死率高达 20%~30%。单增李斯特氏菌为兼性厌氧的球杆状胞内寄生菌,常成双排列,革兰氏阳性,有鞭毛,无芽孢,可产生荚膜。

单增李斯特氏菌对营养要求不高,室温动力活泼,但在 37℃时动力缓慢,能发酵多种糖类。依据菌体抗原(O 抗原)和鞭毛抗原(H 抗原),目前已发现单增李斯特氏菌 14 种血清型,主要分为谱系 Ⅰ、Ⅱ、Ⅲ 和 Ⅳ,一般认为血清型 1/2b、4b 与临床感染,1/2a 与食品污染密切相关。该菌均携带毒力岛 1(*Listeria* pathogenicity island 1,LIPI-1),编码李斯特氏菌溶血素 O,在体内定植、免疫逃逸、胞间传递等方面起关键作用;毒力岛 3(LIPI-3)编码李斯特氏菌溶血素 S,在谱系 Ⅰ 菌株引起胃肠道感染方面起重要作用。此外,流行性高毒菌株携带毒力岛 4(LIPI-4),编码纤维二糖特异性磷酸转移酶系统,穿过血脑屏障和胎盘屏障能力更强,在中枢神经系统感染和围产期感染中发挥重要作用。该菌能抵抗各种极端环境胁迫,耐低温、耐酸碱、耐高盐,在 pH 9.6 的碱性环境和 10% NaCl 的高盐环境中可生长,在 4℃、20% NaCl 的环境中可存活 8 周。该菌在 5~45℃均可生长,5℃低温生长是其典型特征之一,在 −20℃可存活一年,58~59℃加热 10 分钟可杀死。而且,该菌可以生成生物膜,长期存在于食品生产加工企业的环境之中,一旦污染食品或生产设备、器皿等,难以消毒彻底,易造成持续性污染。

(二) 流行病学

李斯特氏菌病全年均可发生,夏、秋季发病率呈季节性增长,多数病例以散发为主,也可呈暴发流行。该病流行特点为发病率低、住院率和病死率高,主要感染孕产妇、新生儿、老年人和免疫功能低下人群,主要导致败血症等血液感染、脑膜炎等中枢神经系统感染,以及妊娠感染相关结局如流产、早产、死产及新生儿感染等。

2010 年全球范围内报告 2.32 万例单增李斯特氏菌感染病例及 0.55 万例死亡病例,病死率约为 23.70%。我国 2013 年试点开展李斯特氏菌病专项监测,2013—2023 年我国有 24 个省(自治区、直辖市)报告 959 例李斯特氏菌病病例,病死率约为 17.21%。随着医疗机构临床医生对李斯特氏菌病的认识及临床检验能力的逐渐提高,报告的病例也逐渐增多,早诊断、使用正确抗生素对及时治疗、降低病死率至关重要。

28 个省(自治区、直辖市)食品安全风险监测结果显示,食品中单增李斯特氏菌检出率为 4.42%,其中禽畜类产品最高,为 8.91%,其后依次为水产品、凉菜、米面制品等。李斯特氏菌病是一种人畜共患病,李斯特氏菌病的高风险食品主要为即食食品,在我国主要为肉及肉制品、凉拌菜、水产品、蔬菜水果和冷冻饮品等。过往报道全球李斯特氏菌病暴发事件中主要涉及食物有奶酪、生牛奶及奶制品、香肠等肉制品、熏鱼、冰淇淋、金针菇、蔬菜及水果等。禽畜产品中李斯特氏菌污染常发生在养殖和屠宰加工环境，尤其是动物皮毛和肠道。

李斯特氏菌病主要是由于食用了被单增李斯特氏菌污染的食物引起的，几乎所有的病例均为食源性感染。发病原因常与进食被污染且未彻底加热的食品有关。单增李斯特氏菌传播途径广泛，包括经口传播以及母婴垂直传播。

（三）临床表现

李斯特氏菌病按临床表现可分为腹泻型和侵袭型。根据感染对象可分为妊娠相关病例和非妊娠相关病例。感染后初始症状主要有发热、肌肉疼痛，继发腹泻或其他症状。

腹泻型临床潜伏期为 8~24 小时，主要症状为腹泻、腹痛，少数伴有发热。侵袭型表现常出现在感染 2~6 周后。细菌从胃肠道穿过肠屏障、血脑屏障和胎盘屏障到达靶组织或靶器官，初期出现轻微类流感症状，突出表现为败血症、脑膜炎、脑脊髓炎、发热，有时可引起局灶感染，如心内膜炎。败血症和脑膜炎是本病的主要临床表现。单增李斯特氏菌引起的脑膜炎占李斯特氏菌病的 50%~60%，病例多有基础性疾病，其临床表现与其他细菌性脑膜炎病例相似，起病急，常有高热、头痛和脑膜刺激征。孕妇感染可能导致流产、死产、早产或新生儿严重感染。新生儿感染李斯特氏菌后，病情严重，分为早发型和迟发型。早发型感染是宫内感染所致，出生时或出生后 1 周内发病，常表现为败血症，病死率高。迟发型感染于出生后 1~3 周发病，主要表现为脑膜炎，出现拒食、多哭、易激惹、发热或脑膜刺激征。

（四）判定标准

根据临床表现、流行病学特点结合实验室诊断，对中毒/暴发事件做出准确判断，符合主要临床表现并在生物标本中检出即可判定。

诊断须同时满足以下两个条件：①有区别于其他常见细菌性食源性疾病的临床症状，如脑膜炎、败血症、孕妇流产或死产等突出表现；②在病例血液、脑脊液或妊娠产物等生物标本中分离到单增李斯特氏菌。

（五）治疗

1. 目前，李斯特氏菌病主要采用抗生素治疗，一般首选青霉素、氨苄西林等青霉素类药物，或复方磺胺甲噁唑、美罗培南等，切忌使用单增李斯特氏菌天然耐药的头孢菌素类药物。

2. 一般对症和支持治疗。

（六）预防措施

1. 冰箱冷藏的熟肉制品、即食食品、牛奶或新购未经消毒的牛奶，食用前一定要彻底加热。

2. 用自来水彻底清洗生吃的食品，如水果、蔬菜，并在切割之前用干净的布或纸巾擦干。

3. 保证储存食品的冰箱温度低于 4℃，避免长时间存放食物。

4. 处理生食后的厨具，如砧板和刀，须彻底清洗，避免交叉污染。

5. 婴幼儿、年老体弱者、孕妇等免疫功能低下人群应避免食用生食食品、即食食品等高风险食品。

（赵　玥　李薇薇）

第五节   副溶血性弧菌病

(一) 病原学

副溶血性弧菌(*Vibrio parahaemolyticus*),革兰氏阴性,弧菌属,广泛分布于海洋或河口水体环境,为引发沿海地区食源性疾病暴发最常见的致病菌,近年来副溶血性弧菌病在内陆城市也有发生。菌体一端有单一极性鞭毛,嗜盐、畏酸、兼性厌氧,在无盐培养基上不能生长,最适生长 NaCl 浓度为 3.0% 左右,在 1%~2% 醋酸或 50% 食醋中 1 分钟即死亡;对热敏感,56℃ 5 分钟或 90℃ 1 分钟可灭活;对低温及高浓度 NaCl 抵抗力甚强,在自来水、井水、河水和塘水中可存活 1 天,在海水中可存活 47 天以上;对一般消毒剂抵抗力弱,如酒精、0.05% 苯酚、0.1% 甲酚皂溶液等,1 分钟即可杀灭。

根据副溶血性弧菌鞭毛抗原(H 抗原)、荚膜抗原(K 抗原)和菌体抗原(O 抗原)进行菌株血清学分型,已知存在依据 K 抗原可分为 71 种(K1~K71),依据 O 抗原可分为 13 种(O1~O13)血清型。其中,血清型 O3∶K6 和 O4∶K8 是目前较为常见的临床分离株。

引起副溶血性弧菌病的毒力因子主要是黏附素、耐热直接溶血素(thermostable direct hemolysin,TDH)、耐热直接溶血相关溶血素(thermostable direct hemolysin-related hemolysin,TRH)、不耐热溶血素(thermolabile hemolysin,TLH)、Ⅲ型分泌系统、Ⅵ型分泌系统等,具有细胞毒性、肠毒性和红细胞溶解活性。TDH、TRH、TLH 三种溶血素在副溶血性弧菌的致病机制中发挥重要作用,常用于鉴别副溶血性弧菌毒力。

(二) 流行病学

副溶血性弧菌分布极为广泛。因需要盐度才能维持生存,其自然生存环境一般为近海岸和海湾或河口水域,海水中含有丰富的动物性有机物,有利于该菌生长繁殖。2008—2009 年对广州市珠江河口地区不同生态环境水体(海水、河涌水、养殖水)开展的副溶血性弧菌监测结果表明,平均检出率为 27.27%,海水、河涌水、养殖水的检出率分别为 30.00%、28.61%、13.69%,水体中副溶血性弧菌的阳性检出率与水体深度、潮汐、盐度、pH 等因素有关,6—8 月水体中副溶血性弧菌检出率较高(52.16%)。

每年 5—11 月,我国气候较为温暖潮湿,是副溶血性弧菌感染的多发季节,其中 7—9 月是高峰期。副溶血性弧菌感染发病呈世界性分布,沿海地区发病率较高,日本和我国病例分布较广、发病率较高。随着居民膳食习惯和交通运输条件的改变,近年来内陆地区副溶血性弧菌感染发病率也逐年升高。副溶血性弧菌已成为引起夏、秋季感染性腹泻的常见、重要致病菌之一。

副溶血性弧菌感染的病例在发病初期排菌量多,可成为传染源,但此后排菌量迅速减少,故其一般不在人群内传播。人群中亚临床型感染和一过性带菌是存在的,但健康人群带菌率很低。副溶血性弧菌感染与进食或接触海产品、水产品以及含盐较高的腌制食品有关,容易被污染的海产品有蛏、杂鱼、蟳、梭子蟹、贻贝、虾、带鱼、墨鱼、黄花鱼、海蜇等。除海产品外,肉、禽和凉拌菜亦可引起副溶血性弧菌感染暴发。在引起感染的肉、禽类食品中,约半数为腌制品,多数是因为受到生鲜动物性水产品的交叉污染。我国不少地区监测发现淡水鱼也可携带副溶血性弧菌。

男女老幼均可患病。感染副溶血性弧菌后可产生低滴度的血清抗体,但很快消失,可多次反复感染。沿海有生食或半生食海产品习惯的居民因经常暴露于副溶血性弧菌,发病率较低或发病症状较轻,而内陆居住人员初到沿海地区时,饮食稍有不慎,就容易发生病情较重的"旅行者腹泻"。

(三) 临床表现

副溶血性弧菌感染平均潜伏期为 11~18 小时,偶尔长达 2~3 天。国内报告潜伏期在 9~20 小时者占 81%,10 小时内者占 70%。病例潜伏期长短与摄入细菌菌量有密切关系,也与机体免疫功能、细菌毒力以及年龄有一定关系。

发病多急骤,腹痛和腹泻首先出现,也最为常见,其次为恶心、呕吐、畏寒和发热(体温 ≥37.5℃)。腹痛多表现典型的剧烈上腹绞痛,一般呈阵发性,位于上腹部和脐周,部分伴压痛,发病后 5~6 小时最重,之后逐渐减轻,持续 1~2 天。腹泻每日 3~20 余次不等,大便性状多样,多数为黄水样或糊状,开始时是水样便,部分有血水样便,可转成脓血便、黏液便或脓黏液便,部分病例开始即为脓血便、黏液便或脓黏液便。2%~16% 的病例表现为血水样或黏液血样便,但很少有里急后重感,与志贺氏菌混合感染者可有里急后重。吐、泻严重者可能出现脱水现象。

(四) 临床实验室检查

采集可疑食品/原料、疑似病例粪便(肛拭子)或呕吐物标本,分离培养和鉴定菌株。应注意,本菌不耐酸,不易在呕吐物中检出。

粪便(或肛拭子)或呕吐物培养出副溶血性弧菌是确诊的重要依据。在发病 1~2 日内培养阳性率最高,可持续 3~4 日,第 5 日多转为阴性。粪便标本或呕吐物标本的采集方式对检测结果影响很大,发病早期、使用抗生素治疗前采集标本,阳性检出率较高。如有需要,标本送上一级实验室检测时无须冷藏,但室温放置不能超过 24 小时。此外,还可通过聚合酶链反应(polymerase chain reaction,PCR)、免疫荧光检查、血清凝集试验等方法检测副溶血性弧菌。

(五) 判定标准

根据临床表现、流行病学特点结合实验室诊断,对中毒/暴发事件做出准确判断。按 WS/T 81—1996《副溶血性弧菌食物中毒诊断标准及处理原则》执行,符合流行病学和临床表现,在生物标本中检出即可判定。中毒食品、食品工具、病例粪便或呕吐物中检出生物学特性或血清型别一致的副溶血性弧菌;动物(小鼠)试验具有毒性或与病例血清有抗体反应。

鉴别诊断:副溶血性弧菌感染的临床症状容易与急性细菌性痢疾、沙门氏菌病、霍乱等混淆,副溶血性弧菌感染多有腹部绞痛,细菌性痢疾腹痛较轻、腹泻多为脓血便,沙门氏菌病腹痛较轻、腹泻多为水样便或黏便,霍乱腹泻多为稀水样或米泔水样。鉴别诊断时主要依据粪便细菌学培养。

根据美国 CDC《食源性疾病暴发应对指南》,从两个或多个病例的粪便中分离到神奈川试验阳性的致病菌,或从流行病学关联的每克食品(妥善保存)中分离到 10^5 或以上神奈川试验阳性的致病菌即可判定。

(六) 治疗

副溶血性弧菌感染多为自限性疾病,轻者予以对症支持治疗,不需要使用抗菌药物;症状严重者、婴幼儿、老年人以及有并发症者应使用抗生素治疗。环丙沙星抗菌活性最强;儿童宜选择庆大霉素,不宜用氟喹诺酮类药物,因该类药物可引起儿童软骨发育不良,多数学者主张儿童和孕妇慎用。

(七) 预防措施

相关部门应加强对水产品(特别是即食水产品)的监管,加强对餐饮单位食品加工环节的监督。消费者或餐饮行业对副溶血性弧菌污染高风险食品的加工处理应包括以下几方面。

1. 冷藏,保证各种食品(尤其是高风险食品如海产品、盐腌制品、熟食等)低温冷藏。采收的贝类产品贮运温度应低于 7.2℃,以控制副溶血性弧菌的繁殖。

2. 食物应煮熟烧透,做到 56℃加热 5 分钟或 90℃加热 1 分钟灭活。

3. 生熟厨具分开使用,防止生熟食物操作过程交叉污染。

4. 夏季厨房应加强通风降温,剩余食品要放置于冰箱,隔餐或过夜的食物再次食用前应充分加热。

(赵 玥　卢玲玲)

第六节　弯 曲 菌 病

弯曲菌属(*Campylobacter*),简称弯曲菌,人和动物均可感染,感染后引起的疾病被称为弯曲菌病,主要表现为腹泻、肠道外器官和组织的局灶感染和菌血症等。目前,最常见可引起人类感染性腹泻的弯曲菌有空肠弯曲菌和结肠弯曲菌,二者占食源性弯曲菌感染的 95% 以上。另有胎儿弯曲菌,容易引起婴幼儿腹泻。

(一) 病原学

弯曲菌,属变形菌门,是一种有动力、无荚膜、无芽孢的逗点状革兰氏阴性杆菌。到目前为止,弯曲菌属已发现约 32 个菌种和 9 个亚种,有单极性鞭毛、双极性鞭毛和无鞭毛三类。其抗原结构复杂,主要含有 O 抗原、H 抗原和 K 抗原。

弯曲菌为微需氧菌,培养时对氧气含量非常敏感,在含 5% 氧气、10% 二氧化碳和 85% 氮气的微需氧环境中生长良好。所有弯曲菌都能在 37℃生长,空肠弯曲菌在 42℃下生长最好。

弯曲菌的抵抗力不强,对营养物质要求较高,耐酸,pH 耐受范围为 5.5~8.0,在低温条件下(4℃)可存活 3~4 周。

(二) 流行病学

弯曲菌感染较为常见,人群普遍易感。全年均可感染和发病,以夏、秋季多见。在急性肠炎病例中,空肠弯曲菌检出率一般为 5%~14%。空肠弯曲菌和结肠弯曲菌感染可见于既往健康者,造成人类腹泻。胎儿弯曲菌及其亚种感染主要发生于免疫功能低下的,如婴幼儿以及慢性肝病、恶性肿瘤、艾滋病和老年病例等,常引起婴幼儿急性腹泻。弯曲菌感染在发达国家流行更为严重,发病高峰年龄为 1 岁以下婴幼儿和 20~29 岁青年;在发展中国家,发病者主要为 2 岁以下儿童,随着年龄增长,发病率降低。感染病例和带菌者均是本病的传染源。

家养动物包括家禽、家畜、鸟类和大多数野生动物,均可感染弯曲菌,感染动物可终身带菌,成为主要传染源。

弯曲菌主要通过污染食物或水传播,污染食品广泛,常见易受污染食品有牛奶、肉制品,以及受到生鲜禽肉交叉污染的其他食品。未煮熟的禽畜肉尤其是鸡肉是主要的污染源,家禽屠宰及生产销售环节是最主要的污染环节,须严格控制。

弯曲菌也可通过直接接触传播。胎儿弯曲菌定植在生殖道中通过母亲垂直传播给婴儿。

(三) 临床表现

1. 空肠弯曲菌感染　潜伏期一般为 3~5 天,病情轻重不一,可无症状,也可表现为严重的小肠结肠炎,大多数病例有全身不适、乏力、寒战、发热症状,体温 38~40℃,局部症状以突发性腹痛、腹泻为主。腹痛多位于脐周或上腹部,呈间歇性绞痛。大便每日 2~10 次不等,呈水样或黏液样,重型病例可有黏液血便,带有腐臭味。病程一般 2~10 天,也有长至 6 周者,少数可转归为慢性腹泻。

此外,有些病例可出现肠道外感染症状,如腹膜炎、胆囊炎、关节炎、阑尾炎等,也可引起溶血性尿毒综合征、多发性神经炎、吉兰 - 巴雷综合征(Guillain-Barre syndrome,GBS)、脑膜炎、心内膜炎、血栓性静脉炎、泌尿系统感染等并发症。

2. 胎儿弯曲菌感染　多表现为肠道外感染症状,常见临床类型为败血症或菌血症。也可引起心内膜炎、心包炎、肺部感染、关节炎和其他部位局部感染等。新生儿和老年人可发生中枢神经系统感染,表现为脑膜脑炎、硬脑膜下积液、脑脓肿等。成年人还可表现为脑血管意外、蛛网膜下腔出血。妊娠中期感染可引起死胎和流产。

(四) 临床实验室检查

1. 常规检查　粪便检查可为水样便或黏液血便,镜检可见少量白细胞和红细胞、脓细胞等。血常规中可有细胞总数和中性粒细胞轻度增加。

2. 病原检查

(1)粪便涂片直接检查:经革兰染色或瑞特染色,在显微镜下可见纤细的 S 形、螺旋形、逗点或海鸥展翅形等多形性杆菌;也可采用粪便悬滴,暗视野显微镜观察细菌的动力。

(2)粪便培养:将粪便接种于选择性培养基上,在 42℃微氧环境下培养可获得致病菌。

(3)可疑食品 / 原料:进行分离培养和病原学鉴定。

3. 血清学检查　应采取双份血清作凝集试验,检查 O 抗体、H 抗体、K 抗体。恢复期血清抗体效价有 4 倍以上增长者有诊断价值。

(五) 判定标准

根据临床表现、流行病学特点结合实验室诊断,对中毒 / 暴发事件做出准确判断,确诊依赖于粪便病原学检查。

按 WS/T 498—2017《细菌性腹泻临床实验室诊断操作指南》执行,符合主要临床表现且从生物标本中检出即可判定。

根据美国 CDC《食源性疾病暴发应对指南》,从两个或更多病例的临床标本中分离到致病菌,或从流行病关联的食品中分离到致病菌可判定为弯曲菌感染。

(六) 治疗

1. 一般及对症治疗　按消化道传染病隔离,急性期应卧床休息,给予高热量、高营养、易消化的饮食。高热者可物理降温,腹泻严重并有脱水征的病例应予以补液,维持水和电解质平衡。

2. 病原治疗

(1)空肠弯曲菌感染:应尽早进行治疗,首选红霉素,成人每日 0.8~1.0g,小儿每日 40~50mg/kg,口服 5~7 天,也可选用四环素。

(2)胎儿弯曲菌感染:可选用庆大霉素等氨基糖苷类抗生素,或氨苄西林等其他敏感抗生素。对败血症病例,应用有效抗生素治疗至少 4 周。中枢神经系统感染可选用氨苄西林和 / 或氯霉素治疗,疗程 2~3 周。

(七) 预防措施

1. 加强食品生产监督　加强对食品生产企业的卫生监督,特别是加强肉联厂的兽医卫生检验。对食品加工、销售、集体食堂和饮食行业的从业人员严格管理。从业人员定期进行检查,如有肠道传染病患者或带菌者,应及时为其调换工作。

2. 控制食品中弯曲菌的繁殖　低温贮存食品是预防食源性感染的一项重要措施。加工后的熟肉制品要尽快降温,摊开存放在凉爽通风处。尽可能缩短贮存时间。

3. 彻底杀死弯曲菌　对弯曲菌污染的食品进行彻底加热灭菌是预防食源性感染的另一关键措施。饮食行业、集体食堂、家庭在烹调肉食时,肉块要小,要烧熟煮透,留放的熟肉再次进食前一定要彻底加热。

4. 防止食品被污染　准备食物时,注意让宠物远离厨房或其他食物加工场所。接触家禽等动物后应尽快洗手。厨具生熟分开使用,防止熟食被生肉及其盛装容器污染。

(赵 玥　范鹏辉)

第七节　米酵菌酸中毒

(一) 病原学

米酵菌酸是唐菖蒲伯克霍尔德氏菌(椰毒假单胞菌酵米面亚种)产生的一种剧毒毒素,对酸、氧化剂和日光不稳定,但对热稳定,100℃煮沸甚至高压高热灭菌(蒸汽温度 121℃,对应 100kPa)处理也难以破坏其毒性。米酵菌酸无色无味,即使食品被污染也难以从感官察觉。

唐菖蒲伯克霍尔德氏菌(椰毒假单胞菌酵米面亚种)为革兰氏阴性杆菌,两端钝圆,无芽孢,有鞭毛,易在食品表面生长,可产生色素,26~37℃为最适生长温度,26~28℃为最适产毒温度。在马铃薯葡萄糖琼脂培养基上培养 48 小时后,可产生黄褐色毒素,并渗透到培养基中。对温度和常用消毒剂(如来苏尔、苯酚、苯扎溴铵和酒精等)敏感,在 56℃可存活 1 分钟,3 分钟可被杀灭;在 0.5% 来苏尔中可存活 5 分钟,10 分钟可被杀灭。该菌对营养物质要求不高,在生长过程中可代谢产生大量外毒素,主要有米酵菌酸和毒黄素。米酵菌酸是一种长链脂肪酸,具有脂溶性,一旦进入体内不容易清除,属于剧毒毒素。毒黄素是一种水溶性黄色色素,产量及毒性均较米酵菌酸低。

(二) 流行病学

唐菖蒲伯克霍尔德氏菌(椰毒假单胞菌酵米面亚种)在环境中普遍存在,易污染发酵玉米面制品、过期湿米面制品、变质淀粉类(糯米、小米、高粱米和马铃薯粉等)制品,以及变质或久泡黑木耳、银耳等食品,在一定时间和温度条件下可产生毒素米酵菌酸,食用后可引起中毒且致死率极高,曾在国内外引起多次中毒事件且愈发普遍,米酵菌酸中毒事件为全世界多地区均有报告的全球性食源性疾病事件。据统计,2005—2020 年间我国食源性疾病监测系统共报告米酵菌酸中毒事件 30 起,累计中毒病例 188 例,死亡 85 例,病死率为 45.21%。全国共有 16 个省(自治区、直辖市)曾报告过米酵菌酸中毒事件。

米酵菌酸中毒有明显的季节分布特点,夏、秋季高发,主要发生在每年 5—9 月,尤其是 6 月,冬季报告中毒事件极少,这是因为夏、秋季节温度、湿度更适合微生物生长繁殖。

2018 年以前,米酵菌酸中毒事件涉及食品主要有酵米面、酸汤子、吊浆粑、木耳和银耳等,大多属于传统民间家庭自制食品。民间制作酵米面的方法为将米面原料浸泡于水中,在自然条件下进行发酵,而后经磨浆、过滤、晾晒后制成酵米面。此类食物制作过程中,由于发酵时间长、晒干后多习惯常温储存,易导致致病菌的生长繁殖和产毒。经贮存导致中毒的酵米面多有明显发霉现象,可见粉红、绿黑等霉斑,并有霉味。

近年,唐菖蒲伯克霍尔德氏菌(椰毒假单胞菌酵米面亚种)在我国多次引起非发酵类食物中毒事件,病因食品多为散装粿条、河粉、凉皮等湿米面食品,其主要原料为大米、淀粉(小麦淀粉、玉米淀粉等)等,且大部分添加了防腐剂脱氢乙酸钠。食品超保质期常温存放导致唐菖蒲伯克霍尔德氏菌(椰毒假单胞菌酵米面亚种)大量繁殖并产生米酵菌酸是中毒发生的主要原因。

(三) 临床表现

发病急,潜伏期多为 4~24 小时。主要症状为早期出现上腹部不适,恶心、呕吐(呕吐物可呈咖啡色)、腹胀、轻微腹泻、头痛、头晕、全身无力等胃肠道症状;发展到中晚期,重者表现为心、脑、肝、肾等实质脏器多器官损害,出现黄疸、肝肿大、皮下出血、呕血、血尿、意识不清、烦躁不安、低血压、惊厥、抽搐甚至休克等现象,一般无发热症状;极为严重时常因多器官衰竭而死亡。病例表现出两个或多个器官系统衰竭症状时,常常预后不良。

(四) 临床实验室检查

采集中毒者粪便或肛拭子、呕吐物、血液、尿液等生物标本或剩余可疑食品 / 原料,经分离培养,用生化反应和血清学实验分型鉴定后,进行产毒培养和小鼠毒力试验。可用薄层色谱法和高效液相色谱法,对可疑样本或菌株培养物进行米酵菌酸测定。

(五) 判定标准

根据临床表现、流行病学特点结合实验室诊断,对中毒 / 暴发事件做出准确判断,按 WS/T 12—1996《椰毒假单胞菌酵米面亚种食物中毒诊断标准及处理原则》执行。

(1)流行病学调查结果和主要临床表现符合唐菖蒲伯克霍尔德氏菌(椰毒假单胞菌酵米面亚种)食物中毒的特点。

(2)从可疑中毒食品中检出唐菖蒲伯克霍尔德氏菌(椰毒假单胞菌酵米面亚种)产毒菌株。

(3)从可疑中毒食品、病例吐泻物或病例血清中检出唐菖蒲伯克霍尔德氏菌(椰毒假单胞菌酵米面亚种)的代谢毒物米酵菌酸。

(4)动物(小鼠)试验具有毒性。如无,则不能判定。

以上条件均符合,方可判定。

（六）治疗

米酵菌酸中毒进展速度快,容易发生肝衰竭或多器官功能衰竭而导致死亡。目前急性尚无明确的特效解毒药,应强调早期减少毒素吸收以及促进毒素排出,临床治疗以对症支持治疗及脏器支持治疗为主。

1. 减少毒素吸收,促进毒素排出

（1）洗胃:应尽早,一般在进食后6小时内进行。

（2）导泻:洗胃后给予甘露醇或聚乙二醇等药物导泻,加快毒物通过肠道排出。如腹泻严重,可考虑不给予导泻。

（3）吸附:口服活性炭可吸附毒素。

（4）输液和利尿:早期予大量输液,促进毒素从尿中排出。同时予利尿剂增加尿量。

2. 血液净化　重症病例可尽早进行血液净化治疗。血液净化方式根据病情调整,一般给予早期血浆置换、血液灌流治疗;肝损害严重者可考虑人工肝治疗,结合病情可联合血液滤过;肾衰竭者血液透析或滤过。

3. 解毒与对症支持治疗

（1）解毒治疗:可予N-乙酰半胱氨酸、还原型谷胱甘肽等含巯基非特异性解毒药物。

（2）糖皮质激素的使用:糖皮质激素的应用能增强机体应激性,提高对有毒刺激的耐受性,减轻毒物的器质性损伤。米酵菌酸中毒出现肝、脑、肾等实质脏器损伤,可早期、适量、短期使用,病情缓解及时停药。

（3）中毒性肝病治疗:予护肝、降酶、退黄治疗,可选择使用水飞蓟宾、多烯磷脂酰胆碱、腺苷蛋氨酸、甘草酸苷等药物。

（4）防治肝性脑病:肝损害严重者应限制蛋白质摄入,维持酸碱平衡和水电解质平衡,降低血氨,保持大便通畅,可给予口服乳果糖、益生菌类,必要时可清洁灌肠;静脉滴注支链氨基酸调整氨基酸代谢,静脉滴注谷氨酸钠、门冬氨酸鸟氨酸,视病情予精氨酸等。

（5）中毒性脑病治疗:烦躁、抽搐病例给予镇静、抗癫痫等治疗,注意防治脑水肿,根据病情予甘露醇脱水降颅压,改善脑供血、营养脑细胞。

（6）对症支持治疗:及时补液、补充能量、维持水和电解质平衡,监测肝、肾功能以及血糖等生化指标,严密观察生命体征及病情变化,积极生命支持。血压下降者给予升血压抗休克治疗,必要时使用呼吸机辅助呼吸。有出血表现者给予止血治疗,必要时输注血浆或凝血因子,积极防治感染等。

（七）预防措施

1. 规范指导各地民众科学制备酸汤子、臭渣子等特色发酵食品,推广改良无污染的健康加工方式。加强食品安全风险的科普教育,引导民众不制作、不加工高风险食品。

2. 木耳、银耳等干品按需泡发,即泡即食。不食用泡发过夜的木耳、银耳。

3. 购买新鲜、小包装、明确生产日期的湿米面制品,切勿长时间常温存放。

4. 发霉食品及时销毁,严禁冲洗或去除霉变部分后继续食用。

（赵　玥）

第八节 肉毒毒素中毒

(一) 病原学

肉毒梭菌(*Clostridium botulinum*),又称肉毒梭状芽孢杆菌,广泛分布于自然界,主要以芽孢的形式存在于土壤和动物的粪便中,很容易污染食物。有鞭毛,无荚膜,严格厌氧,耐热性强,可形成芽孢,180℃加热10分钟芽孢才能被杀死,在温暖、潮湿、厌氧的环境下才能发芽、繁殖、产毒。根据生理学特征,肉毒梭菌可分为蛋白水解型和非蛋白水解型。一般来说,蛋白水解型的最适生长温度为40℃,下限为10℃,上限为45~50℃,非蛋白水解型即使在3.3℃也能继续生长;蛋白水解型生长的最低pH范围为4.6~4.8,非蛋白水解型的最低极限pH为5.0。

肉毒梭菌可代谢产生神经毒性很强的外毒素,即肉毒毒素,其毒性强于目前任何已知天然毒素。除肉毒梭菌外,巴氏梭菌、丁酸梭菌也可产生肉毒毒素。肉毒毒素共有A、B、Cα、Cβ、D、E、F、G八种分型,其中与人类中毒相关的多是A、B、E、F型,C和D型主要与鸟和哺乳动物的中毒有关。产不同型别毒素的肉毒梭菌分布存在地理生态差异,如A型主要分布于山区、荒地,B型多分布于草原,E型多分布于土壤、淤泥,F型多分布于海洋沿岸等。肉毒毒素对碱、热敏感,对酸、低温、消化酶不稳定。人体食入或吸入肉毒毒素的致死剂量低至0.1μg。

肉毒毒素中毒有3种类型:食源性(经典型)、创伤型、肠道型(婴儿肉毒毒素中毒及成人肠毒症),致残率、病死率极高。中毒机制为针对运动神经元末梢,抑制突触前膜乙酰胆碱释放,造成肌肉麻痹和神经功能障碍。各类型的毒素产生部位不同,但都有肉毒毒素引起的弛缓性麻痹症状。

(二) 流行病学

肉毒毒素中毒的分布有明显的区域性,与各地区的海拔、气压、水源环境、当地居民的饮食习惯等有关。全球多数病例是美国报告的,中国也报告了零散病例,相较而言,日本、韩国的发病率很低。

我国肉毒毒素中毒多以家庭为单元群体发病,一年四季均有发生,但主要集中在夏季和秋季,以食源性肉毒毒素中毒较为常见。以往发生肉毒毒素中毒的地区主要集中在新疆、西藏、青海等地。近年,由于市场流通加速,其他地区也出现了病例报告。食物加工和保存过程中未能破坏的肉毒梭菌芽孢,在厌氧、一定的储存温度和防腐剂条件下生长繁殖、产生毒素,便有引起中毒的机会。常见中毒食品以家庭自制发酵或腌制食品(如臭豆腐、豆酱、面酱等)、风干肉制品、真空包装即食食品等为主。国外中毒食品则多为火腿、腊肠等。肉毒梭菌本身不具传染性,受污染的商品化食品存在引发大规模肉毒毒素中毒的风险,一旦发现疑似病例应高度重视。

一般而言,健康成年人有抵抗芽孢发芽和肉毒梭菌生长的能力,但1岁以下婴幼儿肠道菌群尚未完全建立,缺乏肠道内正常菌群、胆汁酸保护,暴露于受污染的泥土或食物后,可能发生肠道型肉毒毒素中毒。

(三) 临床表现

食源性肉毒毒素中毒是由于摄入被肉毒梭菌外毒素污染的食物而引起的一种急性中毒。平均潜伏期为 12~72 小时,长者可达 5~10 天。潜伏期越短,病情越重,病死率越高。早期症状不典型,首发症状无特异性,临床症状及体征表现复杂多样,病情初期容易误诊。中毒后消化道症状如恶心、呕吐、腹痛等并不明显,以神经系统症状为主。在中毒前驱期,病例可出现恶心、呕吐、全身无力、头痛、头晕,继而腹胀、腹痛、便秘或腹泻,不一定发热。病情迅速发展后。眼内、外肌瘫痪可出现眼部症状,如视力减弱、视物模糊、复视、眼睑下垂、眼球震颤,重者出现发音困难、咀嚼障碍、张口困难、伸舌困难、咽喉阻塞感、饮水呛咳、吞咽困难,甚至呼吸困难。另外,病例可能出现分泌障碍、口腔和咽喉干燥,顽固性便秘,汗液分泌也减少。肌张力低下主要见于颈部及肢体近端,腱反射可呈对称性减弱,四肢在数小时内便可发生弛缓性麻痹。病例体温正常,意识清醒。除非提供辅助呼吸(机械通气),否则呼吸肌麻痹可导致呼吸衰竭、高碳酸血症,甚至死亡。如果及时诊断和治疗,包括及早使用抗毒素和加强呼吸功能护理,大多数病例可康复,康复需要数月,一般无后遗症。

肠道型肉毒毒素中毒高危人群为 1 岁以下婴儿,初期突发便秘,继而出现神经症状,肌张力低下。啼哭声和吮乳力减弱、面部缺乏表情、吞咽困难、眼睑下垂、瞳孔散大、口腔分泌物增多且潴留,对光反应、腱反射减弱,颈软而无力支撑头部。严重者可因呼吸衰竭而死亡。

(四) 判定标准

根据临床表现、流行病学特点,结合实验室诊断,对中毒 / 暴发事件做出准确判断,按WS/T 83—1996《肉毒梭菌食物中毒诊断标准及处理原则》执行。

食源性肉毒毒素中毒的诊断依据是在病例的血清、粪便、胃内容物 / 呕吐物或可疑食物中检出肉毒毒素,或自病例胃内容物、粪便中培养分离出肉毒梭菌。剩余可疑食物 / 原料中检出肉毒梭菌或其他产肉毒毒素梭菌有助于诊断,因为肉毒梭菌芽孢广泛存在于环境中。可疑食物中检出肉毒毒素更有诊断意义。一般情况下,为保证及时救治,主要根据流行病学史和主要症状判断,无须等待菌株分离培养和毒素鉴定的结果。

根据美国 CDC《食源性疾病暴发应对指南》,血清、粪便、胃内容物或可疑食物检出 A型肉毒毒素或从粪便或小肠分离出致病菌即可判定。

典型的食源性肉毒毒素中毒病例,只在短期内排出肉毒毒素,故病例血清检测结果阴性不能排除肉毒毒素中毒,对病例粪便厌氧培养后进行毒素检测的方法可提高阳性预测值。

肉毒毒素中毒需要与毒蘑菇或河鲀致食物中毒、脊髓灰质炎、流行性乙型脑炎、急性多发性神经根炎等相鉴别。一般通过全面实验室检查、电生理检查、眼科检查等筛选有意义的阳性指标。

(五) 治疗

1. 一般对症治疗和支持治疗。早期通过催吐、洗胃和导泻等处理彻底排除毒物。

2. 尽早、足量应用特异性抗毒素进行被动免疫治疗。临床诊断明确后立即使用,在发病 24 小时内或病例出现弛缓性麻痹症状之前尽早给药,不必等待实验室检查结果。

若毒素分类未定,可用 ABE 型混合多价肉毒抗毒素血清;若已确定毒素型别,则用同型抗毒素治疗;必须在脑神经损害症状消失、肌力恢复正常后才能停药。对中晚期病例使用抗毒素仍然有效,但须加大剂量。

我国常见应用的是马源性抗毒素,可能引起过敏反和迟发型血清病。临床常见肉毒毒素抑制剂与抗毒素联合应用。肉毒毒素中毒治疗周期长、并发症多,密切监护与改善呼吸功能以及加强支持治疗是降低病死率的关键。

抗生素不能改善病程,特别是氨基糖苷类抗生素和抗胆碱能药可能引起协同性神经肌肉阻滞而导致病情恶化。因此,只有在治疗继发感染时才可使用。

(六) 预防措施

氧气和温度是控制肉毒梭菌芽孢繁殖产毒的关键因素。

1. 严格管理与控制高风险食品,特别是腊肉、罐头等腌制食品或发酵的豆、面制品的制作和保存过程。家庭制备植物性发酵食品(如臭豆腐、豆瓣酱、面酱等)和腊肉、腌肉、风干牛肉等肉制品时,应当确保原辅料的清洁,除去泥土和杂质,尽量防止猪、牛、羊肉在屠宰、贮存、运输过程中被粪便和泥土污染,制作过程保持卫生。

2. 不自制发酵、腌制、罐头食品。不食用过期食品和变质罐头。肉毒毒素不耐热,通常100℃加热10分钟就可将其破坏,彻底加热可有效预防肉毒中毒。

3. 谨慎选择网购即食食品,不购买、不食用来历不明或小作坊生产的真空包装散装熟肉制品、发酵类食品,特别是需要冷藏保存的即食熟肉制品。旅游、出差时从当地门店、市场等购买的散装熟肉制品不建议选择真空包装。需要冷藏保存的即食熟肉制品和散装熟肉制品不要远途常温快递或携带,应在冷藏条件下储存和运输,并尽快食用。

(赵 玥)

第九节　蜡样芽孢杆菌病

(一) 病原体

蜡样芽孢杆菌(*Bacillus cereus*)是一种常见的食源性致病菌,广泛分布于自然环境中,如各种土壤、水以及水底沉淀物中,其芽孢也很容易通过土壤、垃圾、气溶胶等自然生境分布到其他生境中,在我国经常引起食源性疾病暴发,主要污染米面制品等富含淀粉的食品,也可污染蔬菜、乳制品、肉制品等。

蜡样芽孢杆菌隶属于芽孢杆菌属,革兰氏阳性,有鞭毛,无荚膜,兼性厌氧,形态呈末端方形的长杆状,附着在环境表面后数小时内便可产生圆形或椭圆形的芽孢,并形成抗性高的生物膜。一般的食品加热方式无法轻易杀灭,芽孢可耐受100℃高温蒸汽加热30分钟。一般认为其最适生长温度为28~35℃,最适生长pH为6.0~9.0,环境温度在<10℃和>65℃时不繁殖,呕吐型毒株不耐低温。高盐会抑制蜡样芽孢杆菌的生长,其最适生长NaCl浓度为1g/L。在营养琼脂平板上产生表面粗糙、似毛玻璃状的不透明灰白色菌落,偶有黄绿色色素。

蜡样芽孢杆菌病的致病因子是其产生的肠毒素,包括呕吐型和腹泻型两种,分别主要引起呕吐和腹泻症状。其中,呕吐型的致病因子为呕吐毒素;腹泻型的致病因子包括非溶血性肠毒素、溶血性肠毒素和细胞毒素K。

(二) 流行病学

蜡样芽孢杆菌分布范围广泛,食品污染情况较严重,尤其是米面制品。有研究对2006—2016年全国食源性致病菌监测情况进行总结分析,结果表明食品中蜡样芽孢杆菌的污染水平仅次于副溶血性弧菌和弯曲菌,在各类食品中检出率均较高,总体检出率约为8.5%。

蜡样芽孢杆菌一般通过受污染的食物传播,引起蜡样芽孢杆菌病的食品种类繁多,目前已报告的有乳及乳制品、畜禽肉类制品、蔬菜、马铃薯、豆芽、甜点心、调味汁、色拉、米饭和油炒饭,偶见酱、鱼、冰淇淋等。多因剩饭、剩菜较长时间贮存于较高的温度下,导致细菌繁殖产毒,或食品进食前未充分加热,残存的芽孢得以发芽繁殖产毒。婴幼儿、老年人、孕妇及免疫功能低下的人群更易感。

蜡样芽孢杆菌病有明显的季节性,多见于夏、秋季,尤其是 6—10 月。在亚洲地区,蜡样芽孢杆菌引起的呕吐综合征更为常见。食品中蜡样芽孢杆菌浓度超过 10^5CFU/g(ml) 容易产毒而引起食源性疾病暴发。蜡样芽孢杆菌可在食物收获、加工、运输、储存、制备和烹饪的任何阶段污染食物,食物被污染后口感轻度发黏,但无明显腐败变质现象,较难被察觉。

(三) 临床表现

发病急,症状一般较为温和,病程短,可自愈,少见并发症,因毒素不同而分别引起腹泻型、呕吐型胃肠道症状,伴有恶心、头痛、头晕、四肢无力等。

呕吐型以呕吐、恶心为主,潜伏期约 0.5~5 小时,一般无发热,可出现头昏、四肢无力、口干、寒战、结膜充血等症状。腹泻型以腹泻为主,潜伏期约为 8~16 小时,腹泻、腹痛、水样便。一般无发热,可有轻度恶心,但呕吐少见,腹泻多次后症状减轻。重者可能引起全身性或局灶性感染,如暴发性菌血症、脑膜炎、脑脓肿、眼部感染、肺炎和气性坏疽样皮肤感染等,尤其应重视蜡样芽孢杆菌感染引起的新生儿败血症。

(四) 临床实验室检查

采集病例或相关人员(如厨师)呕吐物、粪便、肛拭子标本及剩余食物/原料,进行致病菌分离培养、鉴定和计数定量。多病原及多重实时荧光 PCR 检测也可帮助快速鉴定。

(五) 判定标准

根据临床表现、流行病学特点结合实验室诊断,对中毒/暴发事件做出准确判断,按WS/T 82—1996《蜡样芽胞杆菌食物中毒诊断标准及处理原则》执行。

1. 可疑食品中蜡样芽孢杆菌数量测定,每克食品中一般均 ≥ 10^5CFU/g(ml),且在流行病学关联的原因食品中蜡样芽孢杆菌含量较高。

2. 病例呕吐物、粪便肛拭子标本中检出的蜡样芽孢样杆菌与可疑中毒食品检出的菌株生化性状或血清型必须一致。必要时分离病例血清做定量凝集试验,以观察菌株对应抗体的动态变化情况。

3. 采样标本中往往较难检测到呕吐毒素,但近年来呕吐毒素检测方法日趋稳定,故在暴发确认中应用越来越广泛。

根据美国 CDC《食源性疾病暴发应对指南》,如若从两个或更多正发病的病例粪便中分离出致病菌,或从流行病学关联的每克食品中分离到 10^5 个病原体,可判定为蜡样芽孢杆菌食物中毒。

(六) 治疗

中毒严重病例立即进行催吐、洗胃、清肠处理。后续治疗以对症治疗为主,积极补液保持水电解质平衡,一般不应用抗菌治疗,伴有高热或其他严重症状的病例可采用抗生素治疗。

（七）预防措施

1. 生熟食品分开正确储存，防止交叉污染。

2. 即食或熟食食品切忌长时间常温储存，在保质期内尽快食用。食物再加热须彻底、迅速。

3. 厨房用具如刀具、砧板、抹布等，要定期充分清洗、消毒。

（赵 玥）

第十节 志贺氏菌病

（一）病原体

志贺氏菌属（*Shigella*）隶属于肠杆菌科，革兰氏阴性，又称痢疾杆菌，可通过污染食物、水等方式进入人体并引发志贺氏菌病，即细菌性痢疾，具有高度传染性和严重危害性。据2017年发布的数据统计，全球范围内每年约1.88亿人感染志贺氏菌引起细菌性痢疾，造成约16万人死亡，死亡的病例主要为婴幼儿。

志贺氏菌属细菌不形成芽孢，无荚膜，无鞭毛，多有菌毛，需氧或兼性厌氧，对营养要求不高，形成半透明或无色菌落。主要存在于病例或带菌者的粪便中，对环境不利因素抵抗力弱，尤其对各类消毒剂敏感。其在60℃下加热10~15分钟或阳光直射半小时死亡，在被污染食品中一般可以存活十余天，有较强的抵抗胃酸的能力。根据生化实验反应和O抗原结构差异，志贺氏菌属主要分为4个血清群（49个血清型及亚型），分别是痢疾志贺氏菌（*Shigella dysenteriae*）、福氏志贺氏菌（*Shigella flexneri*）、鲍氏志贺氏菌（*Shigella boydii*）和宋内志贺氏菌（*Shigella sonnei*）。

（二）流行病学

志贺氏菌属主要通过粪-口途径传播，人在摄入被志贺氏菌污染的食物或饮用水后感染引起细菌性痢疾。自制食物、未加热充分的食物及即食食品被认为是高风险食品，常见易污染食品为冷盘（冷荤）、凉拌菜，如酱卤肉、凉皮、卤面、生食的蔬菜和瓜果等。

细菌性痢疾终年散发，夏、秋季高发，可引起暴发流行。人群对志贺氏菌属普遍易感，数十个志贺氏菌便可引起感染。人在病愈后可获得一定的免疫功能，但是持续时间短，且不同菌群及血清型间不存在交叉保护作用，故容易反复感染。污染源包括急、慢性菌痢病例和带菌者。

20世纪40年代，全世界范围内志贺氏菌属以痢疾志贺氏菌为主要流行菌群，而后长期发达国家以宋内志贺氏菌流行为主，发展中国家以福氏志贺氏菌流行为主。在我国，随着近几十年间经济的高质量发展、卫生措施的推广和卫生观念的转变，细菌性痢疾在中国的流行已得到有效遏制，其发病率已由2012年的15.29人/10万人下降至2021年的3.58人/10万人。但是，宋内志贺氏菌的流行呈明显上升趋势，尤其是在我国东南部、北部和中部一些经济发达的地区。我国当前人群志贺氏菌属感染以福氏志贺氏菌、宋内志贺氏菌为主要流行血清型。

（三）临床表现

志贺氏菌经被污染的水或食物进入人体消化道后，因对胃酸具有较强抵抗力而可穿过胃酸屏障,侵犯胃肠道黏膜,同时释放毒素,导致肠黏膜的炎症、坏死及溃疡。

细菌性痢疾发病急,潜伏期约为 7~20 小时,偶尔长达 3~5 天。潜伏期后突然发作,1~2 天后症状加重。对于大部分病例而言,病程短,约为 5 天,可自行痊愈。

细菌性痢疾病例普遍有呕吐和腹泻等消化道症状,如突然出现剧烈腹痛、呕吐、频繁腹泻,初期部分或全部水样便,重症病例粪便中常带有血液或脓液、黏液,伴有里急后重、恶寒、发热、头痛,高热者体温可达 40℃ 以上。2~7 岁婴幼儿及部分重症病例会出现惊厥、意识模糊、感染性休克等症状,可继发败血症和脑膜炎。

(四) 临床实验室检查

采集水样、环境样本、病例粪便和肛拭子标本,进行肠道致病菌分离培养和反转录聚合酶链反应(reverse transcription polymerase chain reaction,RT-PCR)检测,粪便常规检查,生化试验鉴定。确认志贺氏菌属后进一步做血清玻片凝集试验分型。

(五) 判定标准

根据临床表现、流行病学特点结合实验室诊断,对中毒/暴发事件做出准确判断,按 WS 287—2008《细菌性和阿米巴性痢疾诊断标准》执行,符合主要临床表现,生物标本中检出,即可判定。

根据美国 CDC《食源性疾病暴发应对指南》,如若从两个或多个病例临床标本中分离到相同血清型志贺氏菌,或从流行病学关联的食物中分离到志贺氏菌,可判定为细菌性痢疾。

(六) 治疗

一般治疗和对症支持治疗,做退热、补液、止泻、抗感染处理。

(七) 预防措施

1. 严格管理餐饮行业、水厂、保育等行业的相关从业人员,定期安排健康体检和带菌检查,一旦发现感染立即有效隔离并给予彻底治疗。

2. 不要直接喝生水、吃生食,水果应尽量削皮食用。

3. 生熟分开避免交叉污染,剩饭、剩菜再次食用前应充分加热。

(赵　玥)

第十一节　产气荚膜梭菌病

(一) 病原学

产气荚膜梭菌病是一种突发性、以肠道功能紊乱为特征的感染性疾病,在全世界范围内均有流行。病原体产气荚膜梭菌(*Clostridium perfringens*),曾称魏氏梭菌(*Clostridium welchii*),是一种革兰氏阳性厌氧菌,呈两端钝圆的杆状,菌体较大,无鞭毛,有荚膜,产酸产气,可产生芽孢,芽孢呈椭圆形。产气荚膜梭菌能在含铁牛乳培养基上剧烈发酵乳糖,凝固酪蛋白产生大量气体,出现"暴烈发酵"现象。广泛分布于污水、土壤、空气、食物和粪便等环境中,可以在环境中水平传播。适宜生长温度范围和 pH 范围都相对较广,分别为 15~50℃ 和 pH 5.5~8.0。另因其芽孢可抵抗高温、冷冻、高压等各种环境不利条件,待到适宜的生存条件时,便可结束休眠状态,繁殖产毒。

产气荚膜梭菌是一个非常复杂的生物类群,可分泌 20 余种毒素,其致病性与产生的多种强效毒素和酶有关。根据是否分泌 α 毒素、β 毒素、ε 毒素、iota 毒素、产气荚膜梭菌肠毒素和坏死性肠炎 B 样毒素等毒素,可将产气荚膜梭菌分为 A~G 7 个型,不同分型因分泌毒素不同可引起特定的疾病。其中,和人群发病密切相关的为 A 型、C 型、F 型。A 型分泌大量 α 毒素,通常可导致人气性坏疽(梭菌性肌坏死)、动物坏死性肠炎和动物猝死症。C 型分泌大量 α 毒素、β 毒素,感染引起人类坏死性肠炎。F 型分泌产气荚膜梭菌肠毒素(*Clostridium perfringens* enterotoxin,CPE),引起以腹泻为主的症状。

(二)流行病学

产气荚膜梭菌是一种食源性人畜共患病致病菌,可通过污染鸡、鸭、猪、牛、羊肉等动物性食品经食物链传播给人。人类因摄入加热不彻底的食物或冷食感染而发病,夏、秋季节高发。

产气荚膜梭菌病广泛流行于我国不同地区,严重危害养殖业的发展,其在养殖、屠宰、加工、零售各环节中均污染严重,对食品安全健康造成大范围的威胁。常见污染食品有畜肉、鱼和禽肉类及植物蛋白性食品等。

2020 年在珠三角地区养鸡场开展监测,结果显示产气荚膜梭菌流行率为 35%。因食入被产气荚膜梭菌污染的食品而引起的食源性疾病暴发屡见报道,A 型和 C 型是我国主要引起暴发的型别。

(三)临床表现

产气荚膜梭菌具有异常迅速的生长繁殖能力,在胃肠道内可迅速裂解产生芽孢并释放不同类型的毒素,在肠道内可有效黏附定植致病。潜伏期一般为 2~36 小时,48 小时后症状缓解,除老幼体弱者外往往预后良好。产气荚膜梭菌引起的临床表现因细菌分型及其分泌毒素不同而不同。

A 型产气荚膜梭菌主要通过产生 α 毒素发挥致病作用。α 毒素大量释放导致肠道损伤,激发炎症反应,并刺激血管收缩,导致局部组织缺氧坏死。临床症状表现为腹部痉挛性疼痛、胀气、腹泻,水样便或稀便,粪便有腐臭气味,每日腹泻次数可高达十余次,但呕吐、恶心、头痛症状较少见,且一般不发热。重症者有虚脱、痉挛、意识障碍及肠出血、坏死等症状。除 α 毒素外,C 型产气荚膜梭菌还能分泌 β 毒素,可使组织发生溶血甚至坏死,在一般烹调温度或消化道中胰蛋白酶作用下即可灭活,因而饥饿状态下进食了被 C 型产气荚膜梭菌污染的食物可能会发生坏死性肠炎,出现腹痛、血样便等症状。此外,F 型产气荚膜梭菌也被报道可引发食源性疾病暴发,在国外常见,中毒症状主要包括发热、头痛、腹泻和腹部绞痛,48 小时内自行消退,抗生素相关的腹泻病例中,5%~10% 的病例与 F 型产气荚膜梭菌有关。

(四)临床实验室检查

采集剩余食物 / 原料、肛拭子、粪便、食物生产加工环节涂抹物等样本做致病菌分离培养、测定肠毒素、荧光 PCR 检测、生化试验鉴定,完成毒力基因检测后对产气荚膜梭菌分离株进行分子分型。

(五)判定标准

根据临床表现、流行病学特点,结合实验室诊断,对中毒 / 暴发事件做出准确判断,按WS/T 7—1996《产气荚膜梭菌食物中毒诊断标准及处理原则》执行。

符合流行病学特点及主要临床表现,多数病例的粪便检出肠毒素,多数病例的粪便、可疑中毒食品中检出大量血清型相同的产气荚膜梭菌,即可判定为产气荚膜梭菌食物中毒。

根据美国 CDC《食源性疾病暴发应对指南》,从流行病学关联的每克食物(妥善保存)中分离到 10^5 个产气荚膜梭菌,即可判定为产气荚膜梭菌食物中毒。

(六) 治疗

产气荚膜梭菌病为自限性疾病,症状可在两天左右自行消退,一般采用对症支持治疗缓解症状。对针对腹泻、腹痛病例,应预防脱水,维持水电解质平衡,控制感染,采用温和饮食疗法、补液处理等。

(七) 预防措施

1. 从生产养殖环节严格控制产气荚膜梭菌的排菌量,加强饲养管理,可主要通过在饲料中添加微生态制剂如益生元等防控。

2. 食物应及时低温冷藏,剩饭、剩菜再食用时应彻底加热。

3. 避免生食与熟食交叉污染,厨具应洗净消毒后使用,注重厨房卫生。

(赵 玥)

第十二节 创伤弧菌感染

(一) 病原体

创伤弧菌(*Vibrio vulnificus*)属弧菌科、弧菌属,为革兰氏阴性水生致病菌,兼性厌氧,呈单一弯曲逗点状形态,菌体短小,有极端、单鞭毛有动力,无异染颗粒,无芽孢,有荚膜,嗜盐、嗜温、嗜碱,最适生长温度为 30℃,水温低于 17℃时难以生长。创伤弧菌、霍乱弧菌和副溶血性弧菌被认为是人类三大致病性弧菌。

创伤弧菌广泛分布于河口、湖泊和海洋等水体环境及牡蛎、鱼虾等海产品中。人类感染创伤弧菌主要通过食入被污染或未彻底煮熟的海产品,以及伤口破损处接触带菌海水、海洋动物两种途径,创伤弧菌感染可引起败血症、伤口感染、急性胃肠炎等典型症状。根据创伤弧菌的生化特征及宿主情况,可将其分为三个生物型。其中,1 型与食源性感染和伤口感染关系密切,通常分布于贝壳类软体动物,是造成绝大多数原发性败血症的主要原因;2 型和 3 型有人类感染致病的报道,但较为少见。创伤弧菌的毒力因子包括荚膜多糖、溶血素 A、细胞外金属蛋白酶与铁载体等。

(二) 流行病学

创伤弧菌因其嗜温的生长特性,在温暖潮湿的水体环境中可大量、迅速生长繁殖,因此创伤弧菌感染的发生有明显的季节分布性,夏季最高发,尤其是 5—8 月,而冬季则相对较少。近年随着全球气候变暖海水温度上升,创伤弧菌感染增加。海水温度和含盐量是影响创伤弧菌分布的重要因素,我国创伤弧菌感染病例多分布于东南沿海地区,常见污染食品为海产软体动物,尤其是牡蛎。

创伤弧菌感染呈现发病率低、病死率高的特点。据统计,超过 90% 的创伤弧菌感染者需要住院治疗,病死率约为 34.9%。值得注意的是,多数食源性创伤弧菌感染者往往有基础性疾病。有慢性肝病(如酒精性肝病、肝硬化、肝癌)、糖尿病、肾病、血液病等基础性疾病者为创伤弧菌感染的高危人群。另外,研究发现雌激素能够降低创伤弧菌脂多糖的致病性,因此创伤弧菌感染具有明显的性别差异,男性更容易发生感染并发症。

(三) 临床表现

一旦发生食源性创伤弧菌感染,往往呈急性起病,病情发展迅速,一般感染后 12~72 小时内发病,病情的严重程度远超其他致病性弧菌。根据感染严重程度及人体自身免疫状况,临床症状有明显不同,分为胃肠炎型和凶险型,可以表现为局部皮肤症状、消化道症状,甚至全身症状,包括败血症、创伤感染和急性胃肠炎等,严重者甚至出现脓毒血症、坏死性筋膜炎、气性坏疽。

胃肠炎型病例症状轻,表现为恶心、呕吐、腹痛、腹泻、头痛、水样便,一般无发热,有时有带血或黏液样腹泻。

凶险型病例早期常出现发热伴寒战、血压降低、腹泻、呕吐、痉挛性腹痛、肌痛等症状。随着病情发展,创伤弧菌透过肠黏膜进入血液发生败血症,并出现典型的皮肤损害表现,常从远端下肢开始,小腿为最常见部位。病例出现下肢红肿疼痛、局部红斑、血疱、尼科利斯基征、瘀斑坏死、大疱性皮肤损害、蜂窝织炎等,病程进展迅速,数天内真皮胶原凝固性坏死,表皮呈黑色坏疽样,内有渗液,皮损表现往近心端蔓延。创伤弧菌感染脓毒症潜伏期一般为 24~48 小时,发生率较高且病死率常高于 50%,2 天内可进展为脓毒性休克,病例多死于多器官衰竭。

(四) 实验室检查

采集病例血液、水疱液、伤口分泌物、粪便或肛拭子标本及可疑食品 / 原料,综合运用致病菌分离培养、生化试验鉴定、免疫学方法和基因检测方法等多种手段确定致病菌,尤其是血清凝集试验,尽早做出诊断。

(五) 判定标准

根据临床表现、流行病学特点结合实验室诊断,对中毒 / 暴发事件做出准确判断,诊治流程可参考中国医学救援协会于 2020 年发布的 T/CADERM 3029—2020《创伤弧菌感染诊治规范》。

主要诊断依据为:明确的生食海鲜史或肢体有创口、海鲜刺伤并接触海水史;有创伤弧菌感染典型临床表现;有慢性肝病(肝硬化、酒精性肝病等)、糖尿病、长期嗜酒、血色病、免疫功能低下病史。

(六) 治疗

首要治疗为及时、足量的抗生素治疗。由于创伤弧菌感染病情发展迅速和病死率极高的特点,作出初步诊断后须在对病例生命体征做全面监护的前提下及时给予有针对性的治疗方案。尽早进行抗感染治疗,按药敏试验结果给予有效敏感抗菌药物,一般推荐第三代头孢菌素联合左氧氟沙星治疗。尽早外科手术干预清除局部坏死组织,必要时需要截肢,避免延误病例医治。辅以其他一般治疗和对症支持治疗。

(七) 预防措施

1. 劝诫消费者生食海产品的风险,尤其是有肝病等基础性疾病的病例,切忌食用未彻底煮熟的海产品。

2. 皮肤黏膜如发生破损,应尽量避免接触海水或海产品,以避免发生创伤感染。

(赵　玥)

第十三节　诺如病毒病

（一）病原体

诺如病毒（Norovirus）属杯状病毒科，曾名诺沃克病毒，1972 年 Kapikian 从美国俄亥俄州诺沃克镇 1968 年暴发的一起急性胃肠炎疫情的标本中首次被发现。诺如病毒是引起全球各年龄段急性非细菌性胃肠炎的重要病原体，尤其是对儿童和老年人群，大部分非细菌性胃肠炎暴发疫情由其引起。

诺如病毒是单股正链 RNA 病毒，无包膜的 20 面体结构，基因组全长约为 7.7kb，由 RNA 和衣壳蛋白组成，后者为病毒识别受体。诺如病毒的分型为国际上提出使用聚合酶和衣壳区的双区域分型系统，即包括聚合酶区和 VP1 区，VP1 是主要抗原蛋白。其中，聚合酶区可分为 10 个基因簇、76 种基因型，包括 2 个暂定基因簇、16 种暂定基因型，VP1 可分为 12 个基因簇、53 种基因型，包括 2 个暂定基因簇、5 种暂定基因型。

目前，国际上常采用 VP1 区基因分型。根据病毒全基因组衣壳蛋白序列，已知的诺如病毒可分为 10 个基因簇（G Ⅰ~G Ⅹ），其中可以感染人的基因组为 G Ⅰ、G Ⅱ、G Ⅳ和 G Ⅸ，G Ⅰ 和 G Ⅱ 是引起急性胃肠炎的主要基因组。诺如病毒对环境不利条件的抵抗力较强，耐酸、耐高压、耐高温。诺如病毒变异速度快，不同基因型持续共同进化，经常会产生新的变异株，引起世界范围内的暴发流行。

（二）流行病学

诺如病毒病已成为一个重要的全球性公共卫生问题。诺如病毒变异快、感染剂量低、传播途径多样。全世界每年约有 21 万例死亡可归因于诺如病毒感染，严重威胁人类健康，造成了严重的疾病负担。食物种植、生产、加工过程均有可能被诺如病毒污染。

诺如病毒具有高度传染性。其一，诺如病毒感染者粪便和呕吐物中带有数十亿病毒颗粒且可大量散播，而极少量的诺如病毒颗粒（<100 个）就能使人感染。其二，诺如病毒易在人群中广泛传播。诺如病毒可以通过多种途径传播，如进食或饮用被诺如病毒污染的食物或水、接触附着病毒的物体或表面、和感染者直接接触等，所以极易引起暴发。其三，诺如病毒的传播速度极快，尤其是在封闭的环境中，如日托机构、疗养院、学校和游船等。其四，诺如病毒很难消杀灭活，存留在物体表面数天或数周后仍能感染人类，还可以在冷冻、加热（未彻底煮熟食物）条件下生存，甚至可与一些消毒剂共存。

（三）临床表现

诺如病毒潜伏期短，多在 12~48 小时，偶尔长达 3~4 天，主要临床表现为腹泻、呕吐、恶心、腹痛、腹部痉挛等胃肠道症状，也可能出现发热和寒战。儿童病例呕吐普遍，又称"冬季呕吐病"；成人病例腹泻多见，腹泻 4~8 次 /d，粪便为稀水便或水样便，无黏液、脓血。临床症状持续时间短，一般在 3 天内很快自行痊愈。

部分病例在一天内可因多次呕吐和腹泻而脱水，表现为少尿、口干咽燥、皮肤干燥，有站立眩晕感。原发感染者的呕吐症状明显多于续发感染者，有些感染者仅表现出呕吐症状。也可见头痛、寒战和肌痛等症状，严重者可出现脱水症状。

(四) 易携带诺如病毒的食物及污染途径

食用生的或未煮熟的食品如绿叶蔬菜、新鲜水果、贝类及鱼类,和诺如病毒感染暴发关联性较大。另外,即食食物如三明治和沙拉,也常引起诺如病毒感染暴发。

新鲜农产品在食用前会经过多个阶段的处理,如采摘、加工、准备等,在生产和加工过程中被诺如病毒污染是很常见的。用于灌溉庄稼的水也可能会导致诺如病毒残留在生食蔬菜中。生的或未煮熟的贝类因滤食性特性,如牡蛎,过滤被病毒污染的水可引起病毒和其他病原体或污染物的蓄积。诺如病毒容易污染贝类,尤其是牡蛎,研究发现这可能是由于牡蛎组织中含有组织血型抗原样结构原(HBGAs),能与诺如病毒特异性结合而难以被排出体外。若进食了生的或未彻底煮熟的牡蛎,就有感染诺如病毒的风险。

然而,一方面食品中很少的病毒颗粒就可以致人发病,而受限于目前食品中诺如病毒检测技术的灵敏度等因素,在诺如病毒引起的食源性疾病暴发中,能在有流行病学关联的可疑食物中检测到诺如病毒的机会很低,常常难以追踪到导致事件的具体食物。另一方面,据统计,有53%的诺如病毒感染暴发事件源头被查明是感染了诺如病毒的厨工,暴发事件与食物在加工制作过程中被污染有关。但诺如病毒的多种传播方式使得厨工在加工食物时可能污染多种不同类别的食物,故多数食源性诺如病毒感染暴发较难确定具体的食物来源。

(五) 临床实验室检查

采集病例的粪便或肛拭子、呕吐物等生物标本,进行实验室检测。诺如病毒的实验室检测方法包括核酸检测、抗原检测和抗体检测。核酸检测是目前国际上通用的检测方法,反转录PCR(reverse transcription PCR,RT-PCR)技术被广泛应用于诺如病毒检测。

(六) 判定标准

根据临床表现、流行病学特点结合实验室诊断,对暴发事件做出准确判断,具体按2023年8月发布的《国家卫生健康委食品司关于进一步规范食源性疾病判定与处置工作的通知》执行:若出现2例或以上具有类似诺如病毒病临床表现的病例,经流行病学调查确认有共同食品暴露史,且发病与食品有关的事件,可判定为食源性诺如病毒病暴发。

根据美国CDC《食源性疾病暴发应对指南》,至少两份粪便或呕吐物标本进行实时或常规RT-PCR检测诺如病毒RNA阳性,或两个或更多病例粪便或呕吐物标本中通过电子显微镜观察到特征形态的诺如病毒,又或两个或更多病例粪便经酶免疫分析(enzyme immunoassay,EIA)检测诺如病毒阳性,可判定为诺如病毒病。

(七) 治疗原则

本病病程较短,一般为2~3天,病情多呈自限性,不需要使用抗生素,以对症或支持治疗为主,预后良好。脱水是诺如病毒感染性腹泻的主要死因,对严重病例尤其是幼儿及体弱者应及时输液或口服补液,以纠正脱水、酸中毒及电解质紊乱,注意卧床休息。

(八) 预防措施

目前,尚无特定疫苗可用于预防人群诺如病毒感染。因此,为预防应对诺如病毒,需做好以下措施:

1. 重点关注厨工等相关餐饮行业人员。为预防诺如病毒暴发,厨工应经常保持良好的手部卫生,避免裸手直接接触食品,有发热、腹泻等症状时应轮岗休息。

2. 应考虑采取有效控制措施,以保障食物加工前的安全。使用安全的水种植和灌溉,有助于防止食品在源头被污染。水果和蔬菜应经过彻底清洗再食用,食用高风险食品如牡蛎和其他贝类要彻底煮熟。考虑到贝类热加工风味可能变差,养殖户可采用净化处理、辐照、酸性电解水、超高压处理等非热处理方法消减控制食品中的诺如病毒。

3. 家庭中或集体单位有感染者发生腹泻呕吐后,要规范处理吐泻物,减少传播。

4. 家长或护理人员在照顾婴幼儿时,更应重视卫生防护。饭前便后、换尿布后,以及更换奶瓶前,应用肥皂和水仔细清洗双手。

(赵　玥)

第十四节　甲型病毒性肝炎

(一) 病原体

甲型病毒性肝炎(简称"甲肝")是由甲型肝炎病毒(hepatitis A virus,HAV)引起的以肝脏炎性损害为主要病变的急性传染病,在我国属于法定乙类传染病。我国曾发生过多次甲肝、戊肝的暴发流行事件。随着社会经济的发展和卫生设施条件的改善,1991 年以来我国甲肝发病率逐年稳步下降,在 2008 年甲肝疫苗被列入扩大国家免疫规划范围后进一步降低。但是,甲肝所造成的疾病负担仍然严重。2019 年全球范围内共计发生了约 1.59 亿例急性甲型肝炎病毒感染病例,导致 230 万伤残调整生命年损失和 3.9 万人死亡。

HAV 属微小 RNA 病毒科,嗜肝 RNA 病毒属,无包膜的单股正链 RNA 病毒。HAV 基因组全长约为 7.4kb,包含前段 5′- 非编码区、开放阅读框(open reading frame,ORF)、后段 3′- 非编码区。衣壳蛋白为 20 面体立体对称结构。根据 HAV 的基因组序列,一般认为 HAV 可分为 I ~ Ⅶ 7 个基因型,但各基因型 HAV 核苷酸高度同源,表面抗原结构相似,故 HAV 仅有 1 个血清型。

HAV 对自然界各种不利因素的抵抗能力很强,耐酸、耐热、耐冷,60℃加热 1 小时可灭活,其对紫外线敏感。HAV 能在粪便、污水和土壤中长期存活,故能通过各种传播途径在人群中引起暴发流行。

(二) 流行病学

中国卫生统计年鉴数据表明,2021 年我国甲型肝炎的发病率为 0.85/10 万,已降至历史最低水平。甲肝流行强度与社会经济水平、卫生条件、居民卫生意识,尤其是人群免疫水平密切相关。纳入扩大国家免疫规划后,甲肝疫苗接种是降低我国甲肝发病率的有效手段。

甲肝主要通过粪 - 口途径传播,传染源主要是急性期病例和亚临床感染者。病例潜伏期后两周和出现临床症状的前两周容易排出大量甲肝病毒,通过污染食品或水源将病毒传播给周围人群,尤其是未产生过甲肝抗体的易感者,引起甲肝的暴发流行。常见污染食品为贝类、沙拉、饮用水等。

以前甲肝发病有明显的季节性分布,多发生在秋末冬初。实施疫苗接种防治措施后,多项研究发现甲肝流行不再表现出季节性特点。人群对 HAV 普遍易感,研究表明甲肝发病年龄高峰集中在青、中年,2009 年扩大国家免疫规划后儿童群体发病率有明显下降,整体发病高峰后移。男性病例发病率较女性更高,农民、学生、散居和幼托儿童以及工人是甲肝病例的常见职业。

(三) 临床表现

急性 HAV 感染导致的肝脏急性坏死性过程通常能够自发消退,而且不产生慢性后遗症。急性 HAV 感染的潜伏期通常持续 15~45 天,最长可达 50 天。常见临床症状包括疲劳、厌食、呕吐、腹泻、发热等,少数患者可见头痛、关节痛和肌痛。急性病毒性肝炎分为急性黄疸型和急性无黄疸型,其中无黄疸型病情较轻,大部分感染者无症状。

急性黄疸型病例感染 HAV 主要经过四个典型的临床阶段。第一阶段为潜伏期,一般为 15~45 天,呈现无症状的 HAV 感染。第二阶段为前驱期,病例出现发热畏寒、恶心厌油、呕吐、腹痛腹泻、疲劳乏力、食欲缺乏等症状。第三阶段为黄疸期,病例自觉症状好转,发热减退,但尿液呈深色似浓茶,皮肤、巩膜出现黄染,粪便黏土色。肝部肿大,肝区压痛和叩击痛。第四阶段为恢复期,症状减轻,黄疸渐退,肝功能逐渐恢复正常。

大部分病例的临床表现和生化指标在 2~3 个月内可完全恢复,并且在治愈后不会发生感染,但可能有"复发性肝炎"。

(四) 临床实验室检查

采集可疑甲肝临床表现病例的血清标本,开展病毒鉴定相关的抗 HAV IgM 酶联免疫吸附试验、肝功能检测、PT-PCR 方法 HAV 测序。

(五) 判定标准

根据临床表现、流行病学特点结合实验室诊断,对中毒 / 暴发事件做出准确判断,病例在出现厌油恶心、发热畏寒等 HAV 感染常见症状,尤其是黄疸或血清丙氨酸转氨酶(alanine transaminase,ALT)、天冬氨酸转氨酶(aspartate transaminase,AST)升高、血清总胆红素大于正常上限数值一倍、尿胆红素阳性等典型症状时,应怀疑为急性 HAV 感染。具体按 WS 298—2008《甲型病毒性肝炎诊断标准》的原则执行。

实验室检查发现病例血清标本中抗 HAV IgM 抗体阳性或抗 HAV IgG 双份血清呈 4 倍升高时可确诊。应注意利用血清学检测结果进行与其他病毒性肝炎的鉴别诊断。

(六) 治疗

甲型病毒性肝炎是一种自限性疾病,无严重基础性疾病的情况不需要特殊药物治疗,2~3 周后可自行痊愈。一般要求病例卧床休息,辅以适当药物,避免饮酒、疲劳和使用肝损害药物。在给予治疗方案时严格注意护肝,做到保肝降酶,待病例各项检查指标恢复正常后方可允许其出院。急性黄疸性肝炎病例宜住院隔离治疗。

(七) 预防措施

1. 提高甲肝疫苗接种率,加强宣传教育,引导居民依照免疫程序积极主动接种甲肝疫苗,预防甲型病毒性肝炎。

2. 加强对环境卫生和食品卫生的管理,严禁甲肝病毒携带者从事食品相关行业。

(赵 玥)

第十五节 戊型病毒性肝炎

(一) 病原体

戊型病毒性肝炎(简称"戊肝")是由戊型肝炎病毒(hepatitis E virus,HEV)感染引起的

主要经粪 - 口途径传播的病毒性肝炎,属于常见的人畜共患病,在我国属于法定乙类传染病,是全球范围内引起急性肝炎和黄疸最常见的病因。HEV 为单股正链的肝病毒科小 RNA 病毒,病毒颗粒直径约 27~34nm,无包膜,表面粗糙,呈不规则的二十面对称球形结构。HEV 病毒基因组长度约 7.6kb,由一个短的 5′ 端非编码区、三个 ORF 和一个短的 3′ 端非编码区组成。HEV 可分为多种基因型,其中 HEV1~HEV4 与人群感染戊肝密切相关。

（二）流行病学

戊肝在全球范围内广泛流行,报告统计全世界有超过 9 亿人曾感染过 HEV,每年合计 2 000 万例感染病例,其中有 300 多万例为无症状病例,同时每年有 4.4 万例死亡病例。我国多省（自治区、直辖市）也先后多次报告了戊肝流行,但以散发流行为主,偶有食源性疾病暴发。

HEV 在不同国家地区的流行状况有较大差异,主要体现在分布的基因型不同。在亚洲、非洲的卫生条件差或居民卫生意识不强的发展中国家,HEV1 和 HEV2 为主要流行的基因型,且仅感染人,无症状感染率约为 16%。戊肝疫情通常是暴雨或洪水过后携带 HEV 的粪便污染水源所致。另外,发展中国家的孕妇易感染 HEV 而发生严重肝炎,导致早产。而在发达国家及部分发达地区,戊肝主要由 HEV3 和 HEV4 两型引起,无症状感染率在 5% 以下。卫生条件改善的地区感染 HEV 的风险因素主要是直接接触受感染动物、食用被污染食品（如未煮熟的肉）或输注污染血液制品,猪和野猪是 HEV3 的主要宿主。我国主要流行基因型为 HEV4,已逐渐取代原来以 HEV1 为主的流行模式。

人群对戊肝病毒普遍易感,而孕妇、婴儿、老年人等免疫功能低下者是 HEV 感染的风险人群。暴发性肝炎（为临床常见重症之一,以肝功能的严重损害为特征,伴有进行性加重的黄疸、肝性脑病甚至严重肝衰竭一系列症状,起病急,病情进展快,致死率高。有别于急性肝炎,病毒性肝炎为暴肝常见诱因）多发于孕妇,感染 HEV 的孕妇早产率和流产率明显增加。

（三）临床表现

急性 HEV 感染在大多数病例中表现为无症状感染,有临床症状的病例表现为急性病毒性肝炎的一系列症状,与甲肝类似。潜伏期通常为 15~64 天不等,此后,症状持续几周后消退。前驱期较短,约为一周,病例在此期间出现乏力、发热、恶心、呕吐、食欲缺乏和瘙痒。随后进入黄疸期,尿色加深,巩膜、皮肤等出现黄染。肝功能监测指标包括 AST、ALT、胆红素和国际标准化比值是确定感染是否缓解的重要依据,病例通常在前驱症状出现约一周后达到峰值。

HEV 急性感染解除后,病例会对 HEV 产生一定的免疫功能。另外,一小部分病例（约 1%）会发展为急性肝衰竭,一般由 HEV1 和 HEV2 感染引起。

（四）临床实验室检验

采集疑似病例的血清、粪便标本进行实验室检查。HEV 感染人体后可产生抗 HEV IgM、IgG 和 IgA 三种抗体,因此以酶联免疫吸附试验（Enzyme-Linked Immunosorbent Assay,ELISA）方法为主的抗 HEV 血清学检测对 HEV 感染实验室检查具有重要意义。血清中出现抗 HEV IgM 是急性 HEV 感染的关键标志。此外,感染三周内粪便和血液中均可检测到 HEV RNA,RT-PCR 方法检测 HEV 核酸是戊型病毒性肝炎确诊的最重要依据,可进一步进行分型。

（五）判定标准

根据临床表现、流行病学特点结合实验室诊断,对中毒 / 暴发事件做出准确判断,具体按照 WS 301—2008《戊型病毒性肝炎诊断标准》的原则执行。由于戊肝病例的临床表现与其他病因引起的急性病毒性肝炎相似,无特异性,因此应当注意鉴别诊断。确诊依赖于特异性的血清学检测和核酸检测结果。

(六) 治疗

急性 HEV 感染为自限性疾病,一般对病例采用对症支持治疗,辅以适当的药物,避免饮酒、疲劳和肝损害药物,无需抗病毒治疗即可痊愈。但是对于免疫低下而无法自发性清除体内病毒的感染者,若不及时抗病毒可能发展为慢性肝炎。国外采用聚乙二醇干扰素和利巴韦林为主要的抗感染药物治疗方案,国内一般给予病例利巴韦林单药治疗。

(七) 预防措施

1. 对禽畜肉制品尤其是生猪肉,进行加工、制作、食用前,应尽量洗净,并采用彻底煮熟的烹饪方式。

2. 避免食用不洁净的水和冰。

3. 推广戊型肝炎疫苗的预防接种。

(赵　玥)

第十六节　河鲀毒素中毒

河鲀以其丰腴鲜美的口感在餐桌上颇受欢迎,我国自古以来便有食用河鲀的饮食习惯。然而,因食用河鲀中毒致死的报道却屡见不鲜,我国每年因食用河鲀中毒死亡者亦不在少数,多是由于误食有毒品种的河鲀且加工方式不当而引起的。2013 年 3 月,媒体报道了广东省湛江市雷州沿海村庄 22 名村民因误食含有河鲀毒素的云斑裸颊虾虎鱼而引发的食物中毒事件,引起广泛关注。

虽然政府部门屡屡发布防止河鲀毒素中毒的预警,但部分市民仍存在侥幸心理,盲目尝鲜,中毒事件屡见不鲜。清明前后正是河鲀最肥美的时候,因此也是食用的高峰期,但恰恰这个时候是其毒性最强的时候,每年这个季节正是河鲀中毒事件的高发季节。

(一) 鲀毒鱼类简介

河鲀是鲀毒鱼类的一个泛称,多为硬骨鱼纲鲀形目,其卵巢、肝脏、肠、血液和皮肤均广泛分布河鲀毒素。我国鲀毒鱼类的记录种有 54 种,其中最常见且经济价值较高的多为东方鲀属。渔民捕获的天然常见河鲀品种主要有弓斑东方鲀(附图 4-1、附图 4-2、附图 4-3)、铅点东方鲀、棕斑腹刺鲀、暗鳍腹刺鲀等,不同品种河鲀的毒素含量相差很大,河鲀的毒性和毒素亦偶尔会因季节和水域的差异及每条鱼的独特性而不同。

(二) 河鲀毒素简介

河鲀毒素(tetrodotoxin,TTX)主要存在于鲀毒鱼类体内,是一种非蛋白质强神经毒素,毒性约为剧毒氰化钠的 1 250 倍,摄入 0.5mg 即可致人死亡,属于典型的特异性钠通道阻滞剂。微溶于水,易溶于微酸水溶液,不溶于乙醚、苯等非极性有机溶剂,对日晒稳定,耐高温,100℃加热 4 小时才可破坏,耐盐,30% 盐腌 1 个月仍无法去除。TTX 在河鲀体内的分布位置有显著的个体、器官、组织差异,毒性亦有不同,以卵巢毒性最大,肝脏次之,脾、胃、血液、皮肤以及精巢均含毒素,肌肉的毒性较低。除直接作用于胃肠道引起局部刺激症状外,河鲀毒素被机体吸收进入血液后,能迅速使神经末梢和神经中枢发生麻痹,首先是感觉神经麻痹,继而运动神经麻痹,最后导致血管运动神经和呼吸中枢麻痹。

河鲀毒素广泛存在于各类海洋脊椎动物、两栖类、无脊椎动物涡虫类、纽形动物、腹足类和头足类、节肢动物、棘皮动物等海洋生物中,但多数中毒事件是由于食用鲀形目鱼类引起的。另外,曾报道过的蓝环章鱼、织纹螺(附图4-4)、圆尾蝎鲎等的食物中毒事件均与河鲀毒素有关。

河鲀毒素的来源有外源说、内源说两种学说。外源性学说认为TTX由海洋微生物生产,细菌可以通过多级食物链或食物网使得毒素在河鲀体内聚集、浓缩;内源性学说认为TTX由河鲀自身生产。两种说法均存在争议,目前多数研究更倾向于外源说。

(三) 流行病学

河鲀毒素中毒多发生于沿海居民中,以春、夏季发生中毒的次数、中毒人数和死亡人数为最多。引起中毒的河鲀有鲜鱼、内脏,以及冷冻的河鲀和河鲀干。引起中毒的河鲀主要来源于市售、捡拾、渔民捕获等。由于捕鱼时河鲀常同其他鱼夹杂在一起被捕获,误食河鲀引起中毒的事件时有报道。河鲀毒素中毒是我国动物类食物中毒事件的主要原因之一。

(四) 临床表现

河鲀毒素中毒发病急速而剧烈,潜伏期一般在10分钟~3小时。起初感觉手指、口唇、口周、舌尖有刺痛感,随后出现恶心、呕吐、腹泻等胃肠道症状。同时伴有四肢无力、发冷,口唇、指尖和肢端知觉麻痹,有眩晕感。重者瞳孔及角膜反射消失,味觉消失,四肢肌肉麻痹,以致身体摇摆、共济失调,甚至全身麻痹、瘫痪。最后出现语言不清、血压和体温明显下降而死亡。一般预后较差。

(五) 判定标准

对临床医生来说,病例的进食史和临床表现是诊断河鲀毒素中毒的关键。采集血液和尿液、剩余食物/原料标本,病例进食河鲀鱼后24小时内血液及尿液中可能检测出河鲀毒素,建议临床医生尽早采集和保存标本,提高检出率。

(六) 治疗

河鲀毒素中毒尚无特效解毒药,一般以排出毒物和对症处理为主,及早对病例进行救治:①催吐、温开水洗胃、留置胃管、导泻,及时清除未吸收毒素;②大量补液及利尿,促进毒素排出;③支持呼吸、循环功能,给予缓解麻痹症状的药物,予以气管插管、机械辅助通气,持续胸外心脏按压;④严格监测瞳孔和病例病情。

(七) 预防措施

1. 政府加强对鲀毒鱼类加工经营的监管,避免有毒鱼类或海产品混入市场。

2. 消费者自觉做到不购买、不食用未经批准生产(加工)的鲀毒鱼类及其产品,采购从正规途径进货的市售鱼类等水产品。

(赵 玥　卢玲玲)

第十七节　组 胺 中 毒

2011年10月18—26日,广东省通过突发公共卫生事件管理信息系统和媒体监测到3起(惠州1起、深圳2起)组胺引起的食物中毒事件,合计102人发病。经调查发现,发生场所均为单位食堂,可疑中毒食品均为池鱼。

(一) 鱼类引起组胺中毒简介

鱼类引起组胺中毒是指由于食用某些含组胺较高的鱼类,摄取超出人体耐受限度的组胺而引起的类过敏性食物中毒。组胺是一种生物胺,来自组氨酸脱羧酶对组氨酸的脱羧作用。通常情况下,活鱼组胺含量较低,而腐败的鱼体内组胺含量高。

鱼类组胺中毒在国内外均有报道,多由鲅鱼、金枪鱼、扁舵鲣、鲯鳅鱼等鲭科或鲯鳅科青皮红肉鱼类引发(见附图 4-5 和附图 4-6),多发生在夏、秋季。在温度 15~37℃、有氧、弱酸性(pH 6.0~6.2)和渗透压不高(盐含量 3%~5%)的条件下,鱼类中的组氨酸在产氨基酸脱羧酶微生物的作用下易分解产生组胺,当组胺积蓄到一定量时,便有可能使食用者中毒。

根据我国现行标准 GB 2733—2015《食品安全国家标准 鲜、冻动物性水产品》,青皮红肉海水鱼组胺限量为 40mg/100g,其他鱼类组胺限量为 20mg/100g;GB 10136—2015《食品安全国家标准 动物性水产制品》,盐渍鱼(高组胺鱼类)组胺限量为 40mg/100g,盐渍鱼(其他鱼类)组胺限量为 20mg/100g;GB 7098—2015《食品安全国家标准 罐头食品》,鱼类罐头组胺限量为 1 000 mg/kg。

(二) 临床表现

组胺中毒的机制是组胺能引起毛细血管扩张、平滑肌收缩、毛细血管通透性增强和黏膜腺体分泌,参与炎症反应,以及调节细胞因子引发的一系列临床症状。其毒性还可因其他生物胺的存在而增强,通过加剧组胺本身毒性作用或抑制人体解毒酶系统而发挥生物胺毒性的联合效应。

组胺中毒临床表现的特点是发病急、症状轻、恢复快,潜伏期约为 10 分钟~3 小时。病例在食鱼后数分钟至数小时内出现面部、胸部及全身皮肤潮红和灼热感,全身不适,结膜充血并伴有头痛、头晕、恶心、腹痛、腹泻、心动过速、胸闷、血压下降。有时可出现咽喉烧灼感,个别病例可出现哮喘、荨麻疹等过敏反应。一般体温正常,症状大多在 1~2 日内消失,预后良好。

(三) 判定标准

采集呕吐物、剩余食物/原料做实验室检测。在符合主要临床表现的前提下,有明确暴露史或生物标本中检出组胺即可判定为组胺中毒。具体为食用了不新鲜的或腌制不透的青皮红肉鱼,出现类过敏性中毒的临床表现,病例尿、血中组胺的含量高于正常人。抗组胺药能使中毒症状迅速缓解或消失。

根据美国 CDC《食源性疾病暴发应对指南》,与流行病学关联的鱼中检测到组胺,或进食了引起过组胺中毒鱼类(如鲭鱼)的人出现临床症状,可判定为组胺中毒。

鱼类引起的组胺中毒要注意根据过敏史与饮酒、药物性、化学性及其他原因引起的皮肤潮红或过敏相鉴别,鱼类引起的组胺中毒常为群发性。

(四) 治疗

1. 催吐和对症处理　催吐、导泻以排出体内毒物,减少组胺的吸收。补液维持病例机体的电解质平衡。

2. 严重者给予抗组胺药物　常用药物为口服盐酸苯海拉明、马来酸氯苯那敏(扑尔敏),症状严重者应采用静脉滴注氢化可的松、地塞米松或静脉注射 10% 葡萄糖酸钙盐,同时口服维生素 C。

（五）预防措施

1. 消费者自行采购时不要购买鱼眼变红、颜色发暗、肉无弹性的鱼，避免食用不新鲜或腐败变质的鱼类。

2. 鱼类食品必须在冷冻条件下贮藏和运输，冰鲜鱼类应贮存在 4℃或以下，冷冻鱼类则应在 −18℃或以下贮存。

3. 买鱼后要及时进食或将鱼腌制。腌鱼时劈开鱼背，一般 1kg 的鱼，至少用 0.25kg 的盐，以确保腌透。

4. 在烹调青皮红肉鱼前采取去毒措施。彻底刷洗鱼体，去除鱼头、内脏和血块，然后将鱼切成两半后以冷水浸泡几小时。在烹调时加入少许醋，可使鱼中组胺含量下降 65% 以上。尽可能采用红烧、清蒸或酥焖的方法烹制，不宜使用油煎、油炸的方法。

5. 过敏体质或患有过敏性疾病的人应避免进食青皮红肉鱼。

（赵　玥　卢玲玲）

第十八节　贝类毒素中毒

近年来，由于海洋污染日趋严重，赤潮发生的次数也日益增加，贝类毒素食物中毒事件频发，不仅给人们的生命健康带来严重威胁，而且造成极大的财产损失。因此，贝类毒素中毒已引起国内高度关注。

（一）贝类毒素简介

赤潮是海洋中某些浮游生物（微藻、原生动物或细菌）在特定环境条件下暴发性急剧繁殖或高度聚集，引起水体变色的一种生态异常现象。一些浮游藻类可合成多种毒素，通过食物链的富集蓄积于贝类（蛤蜊类、螺类、鲍鱼类等）生物体内，转化为高分子有机毒素，这些毒素称为贝类毒素，人类食用携带毒素的海产品后可引起中毒。贝类毒素种类很多，根据毒性作用机制不同，可分为麻痹性贝毒（paralytic shellfish poison，PSP）、腹泻性贝毒（diarrhetic shellfish poison，DSP）、神经性贝毒（neurotoxic shellfish poison，NSP）和记忆丧失性贝毒（amnesic shellfish poison，ASP）。贝类毒素毒性大、反应快、目前尚无特效解毒药，且难以被一般的烹调加热方式破坏，我国以 PSP 和 DSP 危害最为广泛和严重。

不同贝类对贝类毒素的蓄积、代谢和排除能力存在很大差别，贝体内毒素含量存在明显的地域性和季节性差异，尤其是当有毒"赤潮"发生时，贝类体内更易蓄积毒素。在海水受到污染、出现富营养化，在水温升高、潮流缓慢等环境条件影响下，海水中浮游藻类可迅速生长，造成藻类大量繁殖。此时以滤食为生的双壳贝类（例如扇贝、带子、青口、蚝、蚬和蛤）进食这些有毒藻类，便会受到污染。虽然双壳贝类能抵抗贝类毒素的毒性，但毒素可蓄积在贝类组织内。贝类蓄积毒素的速度、时间以及毒素在贝类组织内的分布，主要取决于贝类的品种和当时的环境条件，部分品种可在长达数周至数月后仍然带有毒素。贝类毒素一般在受污染贝类的内脏含量较高。近年来报道的高风险贝类主要是贻贝（又称海虹、淡菜等），其次是牡蛎、扇贝、蛤蜊等。

（二）临床表现

食用被污染的贝类后，通常 15 分钟 ~12 小时内就会出现症状。

PSP 中毒以神经症状为主,潜伏期较短,为 3~20 分钟。症状以麻痹为主,初起为唇、舌、指尖麻木,随后出现腿、颈麻木,运动失调,伴有头痛、呕吐,最后出现呼吸困难,有时也会因心血管功能衰竭而死亡。PSP 毒性强,危害大,仅 0.5mg 就能致人死亡。

DSP 中毒的潜伏期为 30 分钟 ~3 小时,以恶心、呕吐、腹痛、腹泻等消化道症状为主要症状,伴寒战、头痛、发热。一般不致命,通常只会引起轻微的胃肠道症状,而且通过对症治疗,症状很快就能消失。

NSP 中毒的潜伏期为几分钟至数小时,可产生以神经麻痹为主的中毒症状,如肌肉关节无力、冷热感觉颠倒、说话吞吐困难等,也有胃肠道症状。

ASP 中毒的潜伏期为 24~48 小时,首先出现胃肠道症状,48 小时内出现神经症状,主要导致头晕眼花,短时期内失去记忆力。

(三) 判定标准

诊断主要依靠临床表现及进食史进行综合判断。可采集胃内容物、呕吐物和剩余食物 / 原料等进行贝类毒素检测。目前贝类毒素的检测方法主要包括小鼠生物法、细胞毒性测试法、高效液相色谱法、酶联免疫吸附试验、蛋白磷酸酶抑制法和生物传感器检测法等。

(四) 治疗

目前,贝类毒素中毒尚无特效解毒药物,以对症治疗为主,采取催吐、洗胃、导泻等措施,及早排除体内毒素。

(五) 预防措施

有毒贝类在外貌、气味及味道上与未受污染的贝类并无分别。麻痹性贝毒非常耐热,家庭烹调或蒸煮一般无法消除。

市民应从可靠来源、正规渠道购买贝类等水产品,在烹煮前刷洗外壳,除去贝类的内脏及生殖腺后再烹调。避免一次性大量进食贝类,并避免食用烹调汁液。如进食贝类后出现中毒症状,应立即求医。

(刘凯燕)

第十九节　雪卡毒素中毒

雪卡毒素中毒是指因进食含有雪卡毒素的鱼类(主要是珊瑚礁鱼类)而发生的食物中毒。2017 年 9 月 23—25 日,广东省珠海市连续有 4 个家庭因进食海鳗出现雪卡毒素中毒,引起社会关注。

(一) 雪卡毒素简介

雪卡毒素(ciguatoxin,CTx-1),又名西加毒素,是一种剧毒的海洋藻类毒素,主要来源于一种冈比尔盘藻(*Gambierdiscus toxicus*)。冈比尔盘藻主要生活在珊瑚礁周围,也可附着在其他海藻上,主要分布在北纬 35° 至南纬 35° 之间热带和亚热带海域,根据来源的海域可分为太平洋雪卡毒素、印度雪卡毒素和加勒比海雪卡毒素三类。生活在珊瑚礁周围海域的许多原本无毒的鱼类摄入这类有毒藻类或其他浮游生物后,雪卡毒素在鱼体内蓄积,并可通过食物链逐级富集。雪卡毒素对鱼类本身没有明显毒性,但可使进食这种鱼类的人中毒。受全球气候条件变化、人类活动以及国际贸易等因素的影响,雪卡毒素波及的范围不断扩大,在没有发现这些有毒水藻的地区,也因为进口鱼类而发生中毒个案。

雪卡毒素属于获得性毒素,鱼体内雪卡毒素的存在无固定规律,同一类鱼中不同的个体,可能有的有毒,有的无毒,因此很容易误食。每年3—4月繁殖季节,珊瑚礁鱼类摄食越多,鱼体越大,其体内富集的雪卡毒素也越多。已知有超过400种鱼类可能蓄积雪卡毒素,海产市场和餐桌上常见可能含雪卡毒素的鱼类有石斑鱼(如西星斑、燕尾星斑、老虎斑、东星斑、波纹唇鱼)、海鳗、金枪鱼、梭鱼、黑鲈和真鲷等,其中海鳗通常被认为是最容易富集雪卡毒素的鱼。含雪卡毒素的鱼类在我国主要分布于广东省和南海诸岛等地。棕点石斑鱼见附图4-7和附图4-8。

雪卡毒素是一种脂溶性神经毒素,其毒性比河鲀毒素强100倍,具有抑制钙离子作用,低浓度雪卡毒素就可产生强烈的、不可逆的胆碱酯酶抑制作用,它能增强肌肉和神经细胞中钠离子通透性,使细胞膜去极化而引起神经系统的中毒症状,高浓度雪卡毒素可对心脏产生不良效应。

雪卡毒素在鱼体内的分布是不均匀的,主要分布于鱼头、内脏、生殖器官,尤以内脏中含量最高。雪卡毒素污染的鱼类在感官上均无明显异常,加热或冷冻均不能破坏其毒性,雪卡毒素也不易被胃酸破坏。小鼠经腹腔注射雪卡毒素的半数致死剂量(median lethal dose,LD_{50})为0.125~4μg/kg。联合国粮食及农业组织和WHO曾评估雪卡毒素的毒性,认为未能根据已有数据制定(急性或慢性)健康参考值。一些国际机构则建议,以每千克鱼肉0.01mg CTx-1B(一种雪卡毒素同系物)作为不会引起雪卡毒毒素中毒症状的含量上限。

(二)临床表现

一般在进食后2~10小时出现临床症状,病程可持续2~3周,可出现消化系统、神经系统和心血管系统症状,部分病例有特征性的温度感觉倒错表现,表现为手触热物有冷感,放冷水中则有热感或电击样感觉。一般轻度中毒可出现口腔麻木、恶心、呕吐、腹痛、腹泻(主要为水样便)以及知觉麻痹或运动麻痹;中毒严重者出现血压下降,肌肉痉挛渐至运动神经麻痹,可因呼吸麻痹而死亡。

(三)判定标准

目前,临床诊断的主要依据是病例有进食海鱼(以珊瑚礁鱼类为主)的病史,出现胃肠道症状和特征性温度感觉倒错症状。中毒早期病例前来就诊时,仅有胃肠道症状表现,容易误诊为急性胃肠炎或细菌感染,所以珊瑚礁鱼类进食史是诊断的重要线索。同时,雪卡毒素中毒引起的特征性温度感觉倒错表现是各种水产品中毒中较为独特的症状,可与其他急性胃肠炎、细菌感染相鉴别。

美国CDC食源性疾病暴发判别指南提出,雪卡毒素中毒临床诊断依据:在72小时内进食过海鱼(以珊瑚礁鱼类为主)并同时具备下列3个条件:①有腹痛、腹泻、恶心、呕吐之中的3个症状;②有肢端感觉异常、关节痛、肌痛、瘙痒、头痛、头晕、口腔金属味、视觉异常、牙痛之中的3个症状;③心动过缓、口周感觉异常、温度感觉倒错等症状之一。

雪卡毒素实验室检测技术主要有5种。①小鼠生物法:目前使用最广泛的检测方法。通过向小鼠腹腔注射含吐温-60的生理盐水溶解的样品提取液,观察受试小鼠体温过低(<33℃)等中毒症状和体征;②试剂盒检测法;③细胞毒性试验;④高效液相色谱-质谱分析;⑤免疫学测定法。

(四)治疗

目前尚无特效解毒药,急救措施为迅速清除已进入人体内的毒物,如催吐、洗胃、导泻等,补充血容量,纠正水电解质和酸碱平衡失调等。静脉注射甘露醇,按每千克体重 1g 配制成 20% 溶液,静脉滴注 45 分钟以上,可有效缓解中毒的急性症状,挽救重症昏迷病人。

（五）预防措施

1. 尽量避免在 3—4 月（鱼类生殖期）进食珊瑚礁鱼类。避免进食 1.5kg 以上深海珊瑚礁鱼类,因为鱼体越大,毒素含量可能越高。避免进食深海珊瑚礁鱼类的头及内脏（如肝、肠及卵巢）等毒素含量可能较高部位。

2. 外购珊瑚礁鱼类等深海鱼类最好放养 15 天左右,待毒素排出体外后再食用,可减少中毒机会。

3. 雪卡毒素多次中毒的人不仅不会免疫,反而更容易再次中毒,故中毒后不宜再吃珊瑚礁鱼类。

（刘凯燕）

第二十节　毒蘑菇中毒

2010—2020 年期间,我国共报告了 10 036 起进食蘑菇中毒事件,导致 38 676 人发病,21 967 人住院,788 人死亡。云南、湖南、贵州、四川、江西 5 省报告的蘑菇中毒事件占 79.7%,占总患病人数的 80.3%,总死亡人数的 74.6%。毒蘑菇中毒目前是引起我国食源性疾病暴发死亡的最主要原因。

（一）毒蘑菇简介

毒蘑菇（poisonous mushroom）,又称毒菌或毒蕈,属大型真菌类。迄今,全球有大型真菌约 14 万种,我国目前已知毒蘑菇品种有 435 种,资源丰富,分布广泛,生长环境多种多样,多隐秘、潮湿,草原和树林中生长较为集中,其引发的中毒事件呈现季节性和地域性分布特点。毒蘑菇种类繁多,所含毒素复杂。一种毒蘑菇多含有多种毒素,同一种毒素也可出现在不同种、属的蘑菇中。多数毒蘑菇的毒性较低,中毒表现轻微,但有些毒蘑菇的毒性极高,可迅速致人死亡。目前,已知的毒素种类有限,根据毒素结构和毒性可分为环肽类、奥来毒素、毒蕈碱、裸盖菇素、异噁唑衍生物、鹿花菌素、鬼伞素等。部分毒蘑菇见附图 4-9 至附图 4-12。

（二）流行病学

毒蘑菇中毒在全国各地均有发生,以云南、贵州、四川、江西、湖北、湖南、广西、广东为中毒高发地。毒蘑菇中毒多发生在夏、秋阴雨季节,每年 6—9 月是中毒高发期,但不同种类毒蘑菇中毒的高发月份有所不同。误将有毒蘑菇当作可食用蘑菇是引发中毒的主要原因,因此中毒人群无明显年龄和性别差异,以家庭散发为主。

灰花纹鹅膏、致命鹅膏、裂皮鹅膏、淡红鹅膏、假淡红鹅膏、条盖盔孢伞、肉褐鳞环柄菇和亚稀褶红菇等是我国常见的导致病例死亡的蘑菇种类,95% 以上的死亡病例为鹅膏毒肽中毒。据报道,我国毒蘑菇中毒总病死率为 11.69%~42.30%,明显高于欧洲、美国、日本等地区或国家。

（三）临床表现

毒蘑菇中毒的临床表现复杂多变,与毒蘑菇的种类及其所含毒素密切相关,潜伏期长短各不相同,缺乏特异性。目前,根据《中国蘑菇中毒诊治临床专家共识》(2019年),毒蘑菇中毒一般可分为7种类型。

1. 急性肝损伤型 引起毒蘑菇中毒死亡的主要类型。潜伏期通常大于6小时,一般为10~14小时,初期表现为胃肠道症状,消化道症状可一过性缓解消失,即假愈期;36~48小时后出现黄疸、出血、凝血酶原时间延长、胆酶分离、急性肝衰竭,多器官功能衰竭,甚至死亡。多见于鹅膏菌属、盔孢菌属、环柄菇属等蘑菇中毒。

2. 急性肾衰竭型 潜伏期通常大于6小时,表现为少尿,血肌酐、尿素氮升高,急性肾功能衰竭,可致死。多见于鹅膏菌属、丝膜菌属等蘑菇中毒。

3. 溶血型 潜伏期0.5~3.0小时,表现为少尿、无尿、血红蛋白尿、贫血、急性肾功能衰竭、休克、弥散性血管内凝血,严重时可导致死亡。多见于桩菇属、红角肉棒菌等蘑菇中毒。

4. 横纹肌溶解型 潜伏期10分钟~2小时,表现为乏力、四肢酸痛、恶心呕吐、色深尿、胸闷等,后期可致急性肾功能衰竭,因呼吸循环衰竭而死亡。多见于亚稀褶红菇、油黄口蘑等蘑菇中毒。

5. 胃肠炎型 潜伏期绝大多数小于2小时,表现为胃肠道症状,重度可出现电解质紊乱、休克。预后良好。多见于青褶伞属、乳菇属、红菇属、牛肝菌科等蘑菇中毒。

6. 神经精神型 潜伏期小于2小时,表现为出汗、流涎、流泪、谵妄、幻觉、共济失调、癫痫、妄想等。预后良好。多见于鹅膏菌属、丝盖伞属、小菇属、裸盖菇属、裸伞属等蘑菇中毒。由于所含神经毒素多种多样,部分毒素可产生致幻作用,例如有些牛肝菌类毒菌引起"小人国幻视症",中毒者可能会见到诡异的小人等各种幻觉。

7. 光过敏性皮炎型 潜伏期最短3小时,通常为1~2天,表现为日晒后在颜面、四肢出现突发皮疹,自觉瘙痒。预后良好。多见于污胶鼓菌、叶状耳盘菌等蘑菇中毒。

蘑菇所含毒素复杂,几乎可对所有组织器官造成伤害,器官损伤常交叉存在,因此其临床表现、分型有待不断总结与补充。《中国蘑菇中毒诊治临床专家共识》(2019年)提示,应避免仅依据病例中毒始发表现判断临床类型和预后。对蘑菇种类不明确,尤其是潜伏期超过6小时的中毒病例,应高度警惕致死性毒蘑菇中毒可能。

(四) 判定标准

1. 诊断

(1)病史:有明确的蘑菇食用史,最好能提供蘑菇实物或照片等直接证据。

(2)同食者出现相似症状。

(3)临床表现:依据蘑菇种类,中毒潜伏期从数分钟到十余天,初始表现可以是恶心、呕吐、腹痛、腹泻等消化道症状,也可以是幻听等精神症状,以及肝、肾、凝血等器官功能损害表现。

(4)辅助检查:提示肝、肾、凝血等器官功能损害。血、尿、呕吐物、体液标本中检测到蘑菇毒素可确诊。但是由于毒素在体内分布存在检测窗口期,阴性结果不能完全排除。

2. 鉴别诊断 毒蘑菇中毒应与细菌性痢疾、急性胃肠炎、霍乱等进行区别。出现毒蕈碱样症状须与有机磷中毒鉴别。出现意识障碍须与脑血管疾病、低血糖、糖尿病高渗性昏迷、肝性脑病、肺性脑病、一氧化碳中毒、酒精中毒等鉴别。以肝损害为突出表现的蘑菇中毒应与引起急性肝功能衰竭的其他常见病因如病毒性肝炎、药物性肝炎、热射病等相鉴别。以肾损害为突出表现的蘑菇中毒应常规排查引起肾功能衰竭的肾前性、肾后性等病因。

（五）急救与治疗

毒蘑菇中毒目前尚无特效解毒药,急救护理的关键是及早催吐、洗胃、导泻、洗肠,彻底清除毒物是排除和减少毒物吸收的关键。

1. 马上停止食用可疑中毒食物,判断是否为毒蘑菇中毒,同时呼叫救护车至现场。

2. 及时对中毒者进行催吐、洗胃或导泻,以阻止毒物的吸收。

（1）催吐:中毒后不呕吐者,可饮用大量盐水或用手催吐,还可口服硫酸铜、硫酸钾。

（2）洗胃:中毒早期无呕吐者可洗胃,用高锰酸钾溶液、浓茶水、1% 盐水。洗胃前应询问病史,严格掌握洗胃适应证。目前没有针对蘑菇中毒洗胃疗效的临床研究,基于我国中毒现状及专家组经验,对于暴露后 6 小时内的蘑菇中毒病例应常规洗胃,而暴露时间超过 6 小时可酌情考虑洗胃。

（3）活性炭吸附:活性炭可吸附胃肠道内鹅膏毒肽。推荐第一个 24 小时内以 20~50g 的活性炭灌胃治疗,可根据病情重复应用。

（4）导泻或灌肠:对腹泻不明显的病例,可用甘露醇、硫酸镁溶液等药物导泻。

（5）胆汁引流:包括胆囊穿刺引流、经内镜逆行胆胰管成像置管引流、经鼻空肠管引流等,以减少鹅膏毒肽的再吸收,但其临床疗效有待确认。

3. 致死性蘑菇中毒治疗 对判定为致死性蘑菇中毒的病例,须立即转入急诊重症监护室,生命监护,集束化治疗。致死性蘑菇中毒无特效解毒药,95% 致死性蘑菇中毒源于鹅膏毒肽。集束化治疗包括血液净化治疗、药物应用、全身及脏器功能支持治疗,有条件者进行肝移植。

4. 非致死性蘑菇中毒治疗 以支持对症治疗为主,动态监测器官功能。胃肠道症状者予补液对症,维持内环境等治疗;胆碱能亢进表现中毒者应用阿托品,神经精神症状中毒者可应用东莨菪碱,适当镇静对症处理等。

5. 心理护理 由于是在毫无思想防范的前提下中毒,病例及家属在心理上常难以接受。急救中除以镇静的态度,迅速、熟练地进行各项抢救与护理外,还应对病例及家属做好耐心细致的解释工作,使恐惧、焦虑的心理得到及时抚慰,主动配合治疗和护理。

（六）预防措施

由于毒蘑菇外形难以与食用菌鉴别,预防毒蘑菇中毒最好的办法是做到"三不",即不采摘、不购买、不食用野生蘑菇。政府相关职能部门应积极组织有关专业技术人员加强对野生蘑菇采食的预警和宣传教育。在发生中毒事件以后,医院应及时上报,并通过新闻媒体进行广泛宣传,教育群众充分认识到毒蘑菇中毒的严重危害性,不要采食野蘑菇。若食用蘑菇后出现胃肠道不适等症状,应尽快到医院就诊,以免延误治疗。

（刘凯燕）

第二十一节　钩　吻　中　毒

因误食混有钩吻的中草药而导致的中毒事件时有发生。2021 年 2 月,闽南地区发生一起误用钩吻煮鸭汤导致 7 人中毒、1 人死亡的中毒事件。

（一）钩吻简介

钩吻是马钱科植物葫蔓藤（*Gelsemium elegans*）的全草。药用钩吻分为两种,一种是北美钩吻,产于美洲;另一种是中国钩吻,产于亚洲,广泛分布于我国江西、福建、湖南、广东、海南、广西、贵州、云南等省、自治区和台湾地区,生长在海拔 500~2 000 米山地路旁灌木丛中或潮湿肥沃的丘陵山坡疏林下。中国钩吻又名断肠草、烂肠草、大茶藤、大茶药、野葛、固活、胡蔓草、火把草等,是一种中药材,味苦,微辛,性温,有大毒,民间一直以外用为主,忌内服,多捣碎或研磨后调敷患处,也可以煎水洗或烟熏,具有祛风、消肿止痛、去毒杀虫的功能。

钩吻植物全株有毒,主要毒性成分为钩吻碱,属于吲哚类生物碱,与烟碱、毒蕈碱相似,具有极强的神经毒性,0.15~0.30g 便可致人死亡。其根、茎、叶均含有生物碱,根部生物碱含量最高,其中又以根皮为最高。钩吻碱直接抑制中枢神经系统,能使运动神经末梢麻痹,抑制延髓呼吸中枢,引起呼吸中枢麻痹,导致呼吸衰竭,甚至死亡。

钩吻常常缠绕和混杂在其他植物中,其花和根茎的形状与煲汤药材,如"五指毛桃""金银花""金锁匙"等十分相似,普通人难以鉴别剔除,因此以误服、误食为多。数据显示,因钩吻导致中毒甚至死亡的主要原因是口服用钩吻根茎熬的汤、直接服用钩吻嫩叶或是饮用钩吻泡的药酒等。钩吻外形参见附图 4-13、附图 4-14。

(二) 临床表现

钩吻中毒潜伏期短,一般口服后数分钟至 2 小时内出现症状,个别案例报道 4 小时后才出现临床症状。钩吻碱亦可经破损皮肤进入人体。钩吻中毒的症状根据病例食用量的大小而不同:食用量小者先出现消化系统症状,继而出现神经系统症状;食用量大者可迅速出现昏迷、严重呼吸困难、呼吸肌麻痹、窒息死亡。

1. 呼吸系统　可先有胸闷、呼吸深快,继之呼吸减慢、不规则、窒息,呼吸肌麻痹,突然发生呼吸抑制是钩吻中毒的最主要特征,严重者可出现呼吸骤停。呼吸肌麻痹和呼吸衰竭是钩吻中毒最主要的致死原因。

2. 神经系统　可出现眩晕、乏力、言语不清、吞咽困难、四肢麻木、肌张力降低、共济失调、视物模糊、瞳孔扩大、眼睑下垂,严重者可出现暂时性失明、烦躁不安、抽搐、昏迷。

3. 消化系统　可出现口咽部灼痛、流涎或口干、恶心、呕吐、腹痛、腹胀,腹痛常为绞痛,较剧烈。

4. 循环系统　心率先低而后变高,可出现心律失常,严重者面色苍白、四肢冰冷,体温、血压下降,发生循环衰竭。

5. 其他　可出现皮肤发黑,肝损害、肾损害,损害程度与血中钩吻碱含量密切相关。严重者可出现多器官功能衰竭。

(三) 判定标准

1. 诊断

(1)有中草药食用史,吞服钩吻的根、叶所煮的食物。

(2)发病迅速,临床症状与典型钩吻中毒表现相符,如头晕眼花、视物模糊、喉头干渴、吞咽困难、呼吸困难等。

(3)实验室检查:白细胞总数多在 10×10^9/L 以上。目前尚无钩吻碱检验方法的国家标准,但有取剩余的凉茶、药液、草药或胃液进行预处理后,进行气相色谱 - 质谱联用法、液相色谱 - 质谱联用法检测,以及使用化学显色反应法、薄层层析等方法检测的文献报道。

2. 鉴别诊断　由于中毒早期症状多无特异性,或来诊时即出现昏迷、呼吸抑制,易误诊为脑血管意外、脑出血。部分病例有眼睑下垂、瞳孔散大,易误诊为阿托品中毒。

（四）急救与治疗

钩吻中毒发病急,病情发展迅猛而且较凶险,目前尚无特效解毒药,以对症支持治疗为主,因此对于钩吻中毒病例,应该及早、快速地进行抢救,严密观察诊治过程中的每个环节,尤其注意对呼吸状况的监测,同时注意保护重要脏器功能,才能提高此类病例的抢救成功率。

1. 去除毒物　病例就诊后立即采用催吐、洗胃、导泻等清除毒物的措施。有文献指出,对于重度中毒的病例应慎重洗胃,防止引发呼吸骤停。

2. 保持呼吸道通畅　应密切监护病例呼吸状况,随时准备进行气管插管。对轻度中毒的病例也应在洗胃的同时准备好气管插管等急救物品。有报道主张对病情危重者应先进行气管插管,再洗胃,以保证呼吸道通畅。必要时行气管插管加压给氧。

3. 对症治疗　若出现阿托品样中毒症状,如视物模糊、咽喉发干、瞳孔扩大等,可用可逆性抗胆碱酯酶药新斯的明 1mg,加入 5% 葡萄糖注射液 300~500ml 静脉滴注,或溶于 50% 葡萄糖注射液 20ml 静脉注射。若出现明显的毒蕈碱样症状,如心动过缓、恶心、呕吐或肠蠕动亢进等,可用阿托品 0.5~1mg 皮下注射或肌内注射,必要时可加大剂量或静脉注射。应积极控制抽搐,防止发生脏器损害。若一般镇静药效果不佳,可在气管插管保证呼吸道通畅条件下使用硫喷妥钠止痉。

4. 现场救治　立即停止服用可疑食品,用手刺激喉咙后壁催吐。灌服新鲜羊血有一定作用,亦有文献指出可灌服新鲜鸭血、鹅血。

5. 心理护理　医务人员应做好耐心的解释工作,关心、体贴病例,关注病例求生的心理需求,使其恐惧不安的情绪得到抚慰。

（五）预防措施

1. 提高民众警惕有毒中草药的意识。在未接受专业培训的情况下,不要随意采摘野生植物入药或煮食。谨慎购买和进食中药材、"煲汤料"、自制药酒等,如确实需要购买,应到药店、超市等正规渠道选购,并保留购物凭证。

2. 医务人员接收昏迷、呼吸抑制者,以及有眼睑下垂、瞳孔散大的病例时,应详细询问家属或旁人,了解其既往病史和可疑食物进食史。

3. 中毒发生后,要立即催吐,并尽快就近治疗。政府及时通过新闻媒体进行广泛宣传,教育民众不要误采误食钩吻,避免同类的中毒再次发生。

（刘凯燕）

第二十二节　曼陀罗中毒

2020 年 10 月 11 日,在山西省某"主日礼拜"聚会活动中,64 人因误食信徒李某当日捐献的含有曼陀罗成分的糕面而发病,导致食源性疾病暴发。教会于当日中午 11 时 30 分聚餐,有 105 人食用教会提供的羊杂、米糕等,首发病例麻某于 12 时出现口渴症状,后相继有 63 人分别出现口干、乏力、恶心、眩晕、瞳孔扩大、视物模糊、谵妄、语言困难、头痛、精神失常等症状,极个别有排尿困难、尿潴留等症状,10 月 11 日晚被送至山西省某医院住院治疗,截至 2020 年 10 月 23 日 18 时,64 名病例全部出院。

10月2日,李某曾因在家中进食使用此糕面自制的凉糕出现中毒症状而住院治疗。

市公安人员在现场勘查过程中,对教会所在地的聚餐食品、水和中毒人员的血液、呕吐物进行采样。食品主要有羊杂、米糕、馒头、自调凉菜;饮品是锅炉中的白开水、自来水,教会院内自来水和外围居民用水。中毒人员呕吐物和黄糕中均检出阿托品、东莨菪碱和山莨菪碱成分;血液中也检出阿托品、东莨菪碱成分,系茄科曼陀罗属曼陀罗中毒。

勘查人员在李某家中提取了吃剩下的黄糕、制作黄糕的糕面、收割的黍子,并且在黍子地提取了疑似曼陀罗的植物茎秆、果实和种子,经中国科学院植物研究所专家鉴定,系茄科曼陀罗属曼陀罗。

(一) 曼陀罗简介

曼陀罗(*Datura stramonium*)俗称疯茄儿,又称山大麻子、大麻菜、打鼓菜、醉心花,其花洋金花是常用的中药之一。曼陀罗多野生在田间、沟旁、道边、河岸、山坡等地,全株有毒,以种子毒性最大,可因收割作业或大风天气而容易混入种植农作物中;嫩叶次之,干叶的毒性比鲜叶小;花香有致幻的效果;误食茄科曼陀罗属植物的种子、浆果、幼苗和茄科植物莨菪的根易引起中毒。曼陀罗外形参见附图4-27、附图4-28。

(二) 流行病学

木本曼陀罗原产美洲热带,国内南北方均有引种栽培,全株有毒,有毒成分主要为莨菪碱、阿托品、东莨菪碱等生物碱。

我国食源性疾病暴发监测数据显示,曼陀罗中毒在我国各省(自治区、直辖市)均有分布,主要集中在西南地区,主要发生在4—7月,高峰在7月。可发生于各年龄段人群,有报道称曼陀罗中毒多发于学龄前儿童,是因其年幼无法辨别容易误食。曼陀罗作为中草药具有定喘、祛风、止痛效果,因此部分人群为缓解关节痛、类风湿性关节炎导致的腰腿痛,过量饮用含曼陀罗的自制药酒而导致中毒,还有人因误食混入曼陀罗种子的谷物、豆类,或混入曼陀罗幼苗、叶子的蔬菜而导致中毒。

(三) 临床表现

潜伏期一般是0.5~2小时,临床表现主要为副交感神经系统抑制和中枢神经系统兴奋,表现为腺体分泌较少,先是口咽发干、吞咽困难、声嘶、脉快、瞳孔散大、皮肤干燥潮红、发热等;进食后2~6小时可出现谵妄、幻觉、躁动、抽搐、意识障碍等精神症状;严重者常于12~24小时出现昏睡、呼吸浅慢、血压下降,以致发生休克、昏迷和呼吸麻痹等危重征象,可因延髓麻痹而死亡。

(四) 判定标准

1. 诊断   发病急,病程进展快。根据病例有进食曼陀罗史,结合口干、头晕、呕吐、视物模糊,严重者出现烦躁、谵妄等主要临床表现,通过血常规检查、脑CT检查、尿阿托品定性分析等检查,可以对本病进行诊断。

2. 鉴别诊断

(1)阿托品中毒:口干、眼干、皮肤干燥,尤其是口干燥症,出汗流泪、唾液增多、胃肠道蠕动增强。

(2)异丙嗪中毒:多噩梦,易兴奋激动、手脚动作笨拙或行动古怪,严重时嗜睡或面色潮红、发热,气急;肌肉痉挛,尤其好发于颈部和背部肌肉,头面部肌肉痉挛性抽动或双手震颤;坐卧不宁,步履艰难。

（3）猩红热：咽峡炎和典型的皮疹，颌下淋巴结肿大、高热、寒战等。

（4）脑膜炎：发热、头痛、呕吐、食欲减退、精神差等。

（五）急救与治疗

曼陀罗中毒发病较快，治疗首先以排出毒素为主，予催吐、洗胃、导泻，其次给予解毒药治疗，并对症支持治疗，包括补液、补充维生素 C、导尿。病情严重者应注意，如出现呼吸抑制，及时给予机械通气治疗。

抗胆碱酯酶药新斯的明是特效药，但甲状腺功能亢进症和帕金森病病例要慎用。毛果芸香碱是拟胆碱药，有拮抗莨菪碱的作用，与新斯的明合用有协同作用。地西泮镇静，应避免长期大量使用而成瘾，如长期使用应逐渐减量，不宜骤停。甘油果糖导泄，泮托拉唑抑酸护胃，还原型谷胱甘肽保肝，二丁酰环磷腺苷钙营养心肌，大量补液维持电解质平衡、加快代谢等。

（六）预防措施

1. 利用多种形式开展有毒植物的科普宣传，提高群众对曼陀罗的认知，避免中毒事件的发生。

2. 在粮食收割过程中一定要注意鉴别周围的野生有毒植物，如果发现有毒植物一定要及时铲除，防止曼陀罗的种子混入谷物、豆类，防止曼陀罗的幼苗、叶子混入蔬菜中而被误食。

3. 尽量到正规市场购买蔬菜，避免自行种植、采摘和食用不熟悉、不认识的野菜。若因误食出现中毒症状，要立即催吐，及时就医，并告知食用野菜史，同时保留剩余的野菜样品，有利于诊断治疗。

4. 食品安全监管部门要加强对农贸市场等流通领域和餐饮服务领域的监督管理，禁止销售曼陀罗。

（李红秋）

第二十三节　蓖麻子中毒

蓖麻子在工业及医学上用途广泛，精炼的蓖麻油是航天工业所需的润滑油。蓖麻叶子可饲养麻蚕，也可做农药。

近年来，国内相继发生数起学生误食蓖麻子中毒事件。2022 年 1 月 6 日，广东阳山县太平镇清水小学有学生在距离学校门口约 300m 的水渠边一棵 2m 高的蓖麻树上自行采摘蓖麻子食用，之后有 14 名学生出现呕吐、恶心、头晕等症状。

（一）蓖麻子简介

大戟科蓖麻属植物蓖麻（*Ricinus communis*）全株有毒，其种子毒性最大。蓖麻子别名蓖麻仁、大麻子、红大麻子。蓖麻子中含蓖麻毒蛋白及蓖麻碱，前者是一种细胞原浆毒，主要引起肝、肾等实质脏器损害、碳水化合物代谢紊乱。蓖麻子中含 50% 脂肪酸，即蓖麻油，蓖麻油本身无致泻作用，在十二指肠内脂肪分解酶的作用下，皂化成蓖麻油酸钠与甘油，蓖麻油酸钠对小肠黏膜有刺激性，引起肠蠕动增强，从而引起胃肠道症状。

（二）临床表现

蓖麻子中毒常发生于儿童，主要是误食导致。儿童生食 1~2 粒蓖麻子可致死，成人生食

3~12 粒可导致严重中毒或死亡,多在食后 3~24 小时出现症状。最初有咽喉及食道烧灼感、恶心、呕吐、腹痛、腹泻等胃肠道症状,便中常见蓖麻子外皮碎屑,可有血性粪便,伴白细胞增多,体温上升,尿少、无尿、血红蛋白尿,严重者出现黄疸、贫血、剧烈头痛、冷汗、频发惊厥、昏迷、血压下降,以致死亡。

（三）判定标准

蓖麻子中毒诊断主要依靠明确的毒物接触史、典型的临床表现和实验室的定性、定量检测。尤其是实验室检测,既可确立中毒的诊断,又能判定中毒的程度,还能指导临床救治。

蓖麻子中毒通常无明显特异症状,毒性成分化学检验是重要诊断依据。国内外报道的部分检测方法如下。

（1）抗蓖麻毒蛋白抗体:接触蓖麻毒蛋白 2~3 周内,病例体内可以检测出抗蓖麻毒蛋白抗体。

（2）固相酶联免疫吸附试验:利用抗体吸附于固相酶联免疫球蛋白,同时结合蓖麻毒蛋白的原理进行检测。此法的灵敏度约为 200pg/ml,在组织取材后经过缓冲液均质化即可进行定性、定量检测,以保证机体染毒后及时做出诊断及治疗。

（3）双抗体夹心法:蓖麻毒蛋白检测灵敏度为 31pg/ml。

（4）高效液相层析联合电离子光谱测定法:适用于法医鉴定及致死剂量下人的尿液中蓖麻碱定量测定,通过蓖麻碱可以推断蓖麻子中毒。检测蓖麻碱灵敏度为 83pg/ml。

（四）急救与治疗

蓖麻子中毒目前无特效解毒药,临床上主要采用对症支持治疗。通常采用的措施如下。

1. 尽早洗胃、催吐、导泻,以及进行高位结肠灌洗,减少毒物继续吸收。

2. 口服蛋清或冷牛奶、冷米汤,必要时口服胃黏膜保护剂以保护胃黏膜。

3. 应用对症及支持治疗,如维持水电解质和酸碱平衡、应用保肝药物、积极抢救休克,必要时给予强心剂、镇静剂、氧气吸入等。

4. 暂时禁食脂肪类食物。

5. 对于体内残留蓖麻毒蛋白浓度高且病情危重的病例,应及时予以血浆置换。

（五）预防措施

1. 提高民众警惕有毒植物的意识,不要随意摘取野生植物食用。

2. 医务人员接收昏迷、呼吸抑制者,以及有眼睑下垂、瞳孔散大的病例时,应详细询问家属或旁人,了解其既往病史和可疑食物进食史。

3. 中毒发生后,及时通过新闻媒体进行广泛宣传,教育当地群众,尤其是儿童,不要采集蓖麻子食用,避免同类的中毒再次发生。

（梁骏华）

第二十四节　马桑果中毒

2019 年 5 月 21 日中午,四川省某学校学生看到长在河边的野果子非常诱人,于 14 时左右采摘食用,15 时 30 分左右,有 44 名学生陆续出现恶心、呕吐、抽搐、头晕、腹痛等症状,而后被送到县人民医院门诊进行了洗胃、催吐、导泄、补液、解毒等对症支持治疗后康复。

（一）马桑果简介

马桑果是马桑科马桑属植物马桑（*Coriaria nepalensis*）（附图 4-25）的果实（附图 4-26），含有剧毒，别名野马桑、乌龙须、上天梯等，因其外形酷似桑葚，容易被误食而引起中毒。马桑果的致病因子是马桑内酯（马桑毒素）、羟基马桑毒素、氢化马桑毒素。

（二）流行病学

我国食源性疾病暴发监测数据显示：马桑果中毒事件主要集中在西南地区，其中贵州最多，其次是云南、四川等省。马桑果在 4—6 月成熟，5 月中毒事件数最多。发病人群主要为 7 岁以上的人群。

（三）临床表现

一般在食用后 0.5~2 小时出现中毒症状，病程 3~10 天。主要症状为恶心、腹痛、腹泻、呕吐、头晕、胸闷、视物模糊、精神萎靡、乏力、昏迷、四肢冰冷、抽搐、呼之不应、牙关紧闭，伴肢体抖动、口吐少许白色泡沫等。进食量多者，可出现双眼凝视、口唇发绀、双拳紧握等严重症状，若不能给予及时有效的治疗，可能中毒身亡。

（四）判定标准

发病急剧，病程较短；症状为恶心、呕吐、腹痛等；中毒程度与进食量有关，少食者症状轻。

（1）中毒病人均有马桑果进食史，不食者不发病。

（2）中毒病人发病的潜伏期较短，发病急，病程进展快。

（3）病例的临床表现相似，均有恶心、呕吐、腹痛等，进食马桑果较多的症状相对较重，可出现抽搐，进食马桑果少的无抽搐。

（五）急救与治疗

首先，可大量饮用温开水或稀盐水，同时用筷子、手指、汤勺等硬质东西刺激其咽部，帮助呕吐，尽快排除体内尚未被吸收的马桑果残渣，减少有毒物质的吸收，从而减轻中毒症状，防止病情加重；及时就医，进行洗胃、导泄、补液、解毒、抑酸护胃、心电监护、吸氧、保护肝肾功能、营养心肌等对症支持治疗措施。

（六）预防措施

1. 建议属地政府组织卫生、教育、农业、村组干部等，通过宣传栏、宣传小折页等方式开展宣教，充分利用乡镇赶集日发放宣传资料，让群众知道马桑果的危害性；更要强化家长和学生的健康及安全意识，不采摘、不买卖、不食用不认识的野果，及时砍掉家庭附近马桑果树，杜绝中毒事件的发生。

2. 提高民众自救、互救技能以及对马桑果的识别能力。发现病例后及时就医，及时自我催吐，将暴发事件控制在萌芽状态。

3. 医疗机构做好中毒应急物资储备，加强救治能力建设，必要时及时转诊，尽可能避免出现重症、死亡病例。

（李红秋）

第二十五节　桐　油　中　毒

2014 年 12 月 23 日，广东省中山市疾控中心接报一家 6 人在家用餐后感到不适，疑似食物中毒。经调查,本次食物中毒为误将桐油混入食用油中制作食物引起。

（一）桐油简介

桐油是用油桐的种子压榨或提取的植物油,含桐酸、亚油酸、油酸、饱和脂肪酸、不皂化物,还夹杂着油桐籽中有毒的皂素等毒物。桐酸是桐油中的主要有毒成分,为含有 3 个双键的不饱和脂肪酸,对胃肠道有强烈的刺激作用。桐油在工业上常用作防水油漆涂料,因其一般性状与食用植物油相似,易因误食导致食物中毒。

（二）流行病学

桐油中毒全国各地均有发生,多为误将桐油作为食用油食用,或因采摘油桐的果实(附图 4-24)及其籽食用引起。桐油与食用油一般性状相似,家庭中散装存放时无明显标识,因此容易被当作食用油或混入食用油使用。采摘油桐果实食用造成的食物中毒多因采摘者将其误认为野果,采摘分食造成。

（三）临床表现

桐油中毒的潜伏期一般为 30 分钟~4 小时。轻者仅表现为胸闷、头晕。一般者出现恶心、呕吐、腹泻、腹痛。严重者有肾损害,尿中可出现蛋白、管型及红细胞,出汗、血便、全身无力、呼吸困难、抽搐,可因心力衰竭而死亡。

（四）判定标准

依据 WS/T 6—1996《桐油食物中毒诊断标准及处理原则》的判断原则,根据流行病学史和临床表现即可诊断。有条件时进行实验室检验,依据 GB/T 5009.37—2003《食用植物油卫生标准的分析方法》中"4.10 油中非食用油的鉴别"方法进行桐油定性检测。

鉴别诊断:桐油中毒须与常见的微生物性、化学性食源性疾病鉴别,桐油中毒的最大特点是潜伏期短,且有明显的进食油桐果实或桐油(混有桐油的食用油)及其制品的历史。需要注意的是,无上述物品暴露史的,不能诊断为桐油中毒。

（五）急救与治疗

桐油中毒无特效药,主要是对症治疗,紧急情况下催吐、温水洗胃、导泻;洗胃后给予胃黏膜保护剂,输液并纠正电解质紊乱。

（六）预防措施

预防桐油中毒最好的办法是避免误食油桐果实及桐油。桐油的经销商在售卖时,应在包装上注明"不可食用",并提醒顾客不可在无任何标识的容器内盛放,以免造成误食中毒。各地应根据油桐结果的季节有针对性地进行健康教育,在油桐大面积种植的区域给予明显标识。

（梁骏华）

第二十六节　菜豆和未煮熟豆浆中毒

菜豆烹调不当,食用时可导致中毒,多发生于集体用餐单位。2021 年,江苏省某食堂121 名工人因食用未完全煮熟的菜豆而引起集体中毒,引起广泛关注。作为豆制品的豆浆也是我国广大群众喜爱的传统食品。但应注意,大量进食未煮熟的豆浆和未炒熟的大豆粉或大豆,均可引起中毒。未煮熟豆浆引起的中毒事件全年均有发生,主要发生在家庭、集体食堂和门店。2014 年广东省清远市某学校食堂先后有 81 名师生食用未煮熟豆浆中毒，2018 年湖南省衡阳市某幼儿园食堂 23 人、2019 年云南省大理白族自治州某单位食堂 22 人、2022 年湖北省襄阳市某中学食堂 24 人中毒。可见，未煮熟豆浆中毒频繁发生，且无地区差异。

(一) 菜豆和未煮熟豆浆中毒简介

菜豆 (*Phaseolus vulgaris*) 又名四季豆 (附图 4-22、附图 4-23)、刀豆、芸豆、扁豆、梅豆角、六月鲜等，是群众普遍喜好食用的蔬菜。造成菜豆中毒的毒素主要有皂苷、植物凝集素、胰蛋白酶抑制剂等。其中，皂苷对人体肠道有强烈刺激性，可引起出血性炎症，使人体红细胞发生凝集和溶血，是引起菜豆中毒主要原因。

未煮熟豆浆，即生豆浆，加热到 80~90℃ 时，会出现大量的白色泡沫，这实际上是一种"假沸"现象，此时的豆浆并未煮透，仍残存一些有毒物质，主要是皂苷、胰蛋白酶抑制剂等。食用未煮熟豆浆可引起人体不适，尤其若掺水过少，豆浆较稠，热力穿透受阻，豆浆整体温度较低，有毒物质未完全破坏时，更易发生中毒。

(二) 流行病学

菜豆中毒一年四季均有发生，多发生于集体用餐单位。菜豆引起的中毒可能与品种、产地、季节和烹调方法有关。烹调不当使菜豆未充分去毒，是引起中毒的主要原因。除此之外，中毒程度与摄食量的多少及个人体质有关。

未煮熟豆浆加热不彻底，其中的有害物质如皂苷、胰蛋白酶抑制剂等未被破坏，饮用后可造成中毒。豆浆中毒潜伏期短，危害性相对较小，多见于小型餐饮业和集体食堂，特别是幼儿园和小学食堂最为常见，可能与儿童对豆浆中的有害物质较为敏感有关。

(三) 临床表现

菜豆中毒的潜伏期短者 30 分钟，一般为 1~4 小时，长者可达 15 小时。一般病情不是很严重，主要为恶心、呕吐、腹痛、腹泻等胃肠道症状，同时伴有头痛、头晕、出冷汗等神经系统症状。个别病例会出现四肢麻木、心悸和腰背痛等。严重者可伴有脱水、电解质紊乱，甚至引发消化道出血，并有发绀、呼吸困难、心悸气短、疲乏无力等。病程短，一般为数小时或 1~2 天，预后良好。

未煮熟豆浆中毒潜伏期短，一般为 30 分钟 ~1 小时。主要临床表现为恶心、呕吐、腹胀、腹泻，可伴有腹痛、头晕、乏力等，一般不发热。豆浆中毒症状不严重，轻者不需要治疗即可自愈，严重者可引起脱水和电解质紊乱，预后良好。

(四) 判定标准

1. 菜豆中毒

(1)进食史：有进食炒、煮不透，未能充分去毒的菜豆史。

(2)临床诊断：病例出现以上消化道症状为主的临床表现。

(3)实验室检测：可疑食品或病例呕吐物中检出植物凝集素或皂苷。

2. 未煮熟的豆浆中毒

(1)进食史：有饮用未彻底加热的生豆浆史。

(2)临床诊断：病例出现以上消化道症状为主的临床表现。

(3)实验室检查：检测豆浆中脲酶活性对诊断具有参考价值。相关研究表明，因为脲酶在 90℃ 以上才能完全被灭活，其稳定性较皂苷等物质高，所以目前多以豆浆中脲酶的活性来表示抗营养物质去除情况。

（五）急救与治疗

目前无特效解毒药可用于菜豆中毒治疗,以对症治疗为主,如安定情绪、解痉止痛、吸氧等,进食量多、呕吐少以及病情较重者酌情予以催吐、洗胃以及导泻,然后根据其严重程度给予治疗:轻度中毒,适量补充糖盐水、维生素 C、维生素 B_6 等;中度中毒,积极纠正脱水及电解质紊乱,补充足量维生素 C;重度中毒,在补充血容量纠正脱水、维持酸碱平衡的同时,予以大剂量维生素 C、维生素 B_6,以及护肝护胃等治疗,有神经症状者给予中枢神经脱水剂及脑细胞营养剂。对于未煮熟的豆浆,目前尚无特效解毒药,但其危害不大,轻者无须治疗,重者对症治疗。

（六）预防措施

1. 预防菜豆中毒最简单且科学的方法之一就是将菜豆煮熟焖透,如菜豆外观失去原有的生绿色,吃起来没有豆腥味。不买、不吃老菜豆,使用前把菜豆两头和豆荚摘掉,因为这些部位含毒素较多。

2. 将豆浆彻底煮开是简单有效的预防未煮熟豆浆中毒的方法。制作豆浆过程中注意"假沸"现象,应继续加热待豆浆全沸后泡沫自动消失,再持续加热 5~10 分钟闭火出锅饮用。当豆浆量大或较稠时,一定要把豆浆搅拌均匀,防止烧煳锅底,影响热力穿透。另外,市场上销售的豆粉,出厂前已经过高温加热处理,饮用豆粉冲的豆浆不会中毒。

3. 加强食品从业人员的卫生知识培训,扫除其认知上的盲点盲区,提高其正确鉴别和处理上述食品的能力。

（张 娴）

第二十七节　发芽马铃薯中毒

马铃薯是全球第四大粮食作物,仅次于小麦、稻谷和玉米,也是家常菜的重要食材。但是,食用发芽或表皮变绿(发青)的马铃薯可能会引起龙葵素中毒。

（一）龙葵素简介

马铃薯(*Solanum tuberosum*)又称土豆、山药蛋、洋山芋等,是我国北方冬季主要的蔬菜之一。马铃薯如果贮藏不好,容易发芽、皮肉变绿(附图 4-19),含有较一般马铃薯高 5~6 倍的龙葵素。龙葵素是一种弱碱性的生物碱,可溶于水,遇醋酸极易分解,高热、煮透亦能破坏其毒性。极少量龙葵素对人体不一定有明显的害处,但是如果一次进食 50g 已变青发芽的马铃薯(约含 200mg 龙葵素),就可能发生龙葵素中毒。

龙葵素中毒的发病机制为可逆性抑制胆碱酯酶活性,造成乙酰胆碱大量累积,使胆碱能神经兴奋性增强,从而引起中毒反应。此外,龙葵素进入消化道后,首先对胃肠道黏膜产生强烈刺激,破坏黏膜屏障,使黏膜发炎、出血、脱落,引起消化功能紊乱;消化道黏膜屏障破坏可促进龙葵素吸收入血,影响中枢神经系统,尤其是呼吸中枢与运动中枢,使运动神经和感觉神经末梢麻痹。

（二）流行病学

龙葵素中毒一年四季均可发生,但由于春季潮湿温暖,马铃薯易保存不当,所以在春、夏季节多发,无明显的年龄和性别差异,农村家庭散发,集体食堂时有发生。

(三) 临床表现

龙葵素中毒发病急,潜伏期长短与芽部清除多少、烧煮程度、进食量有关,一般为30分钟~3小时,短者仅数分钟。临床根据中毒程度可分为2种类型。

1. 轻度中毒 以消化道系统症状为主,首发症状多为口咽喉部瘙痒或灼烧不适,伴上腹部疼痛,并有流涎、恶心、呕吐、腹泻等症状,剧烈呕吐、腹泻可导致脱水、电解质紊乱、血压下降等临床表现。

2. 严重中毒 以神经系统症状为主,常见运动中枢与呼吸中枢麻痹的临床症状,如眩晕、耳鸣、头痛、畏光、全身肌肉乏力、行走不能、瞳孔扩大、呼吸困难、颜面青紫、口唇发绀等,病情严重者可出现昏迷、抽搐、呼吸中枢麻痹,甚至死亡。

此外,龙葵素具有腐蚀性、溶血性、生殖毒性和神经毒性等作用,还可引发精神症状、破坏红细胞引起急性溶血等,中毒症状与摄入的龙葵素剂量成正比。

(四) 判断标准

1. 诊断

(1) 食用发芽马铃薯史。

(2) 临床症状和体征与龙葵素中毒特征相符。

(3) 实验室检查:从可疑食品、病例胃内容物或呕吐物中检出龙葵素可确定;符合流行病学特点及临床表现,从病例胃内容物或呕吐物中检测出龙葵素可确定;符合流行病学特点及临床表现,从病例食用剩余的可疑食品中检测出龙葵素,经换算摄入的龙葵素不少于200mg可确定。

2. 鉴别诊断 龙葵素中毒症状以消化道与神经肌肉系统为主,临床须与消化系统疾病与神经肌肉系统疾病相鉴别。

(1) 胃肠炎主要诊断要点为饮食不洁史,食用后30分钟~6小时发病,如为病毒性感染,则可能有发热、流涕等前驱表现,后出现腹痛、腹泻、恶心、呕吐等症状,病程1周,多为自限性疾病;如为细菌性感染,多在早期出现腹痛、恶心、呕吐等消化道症状,经抗感染治疗可迅速好转;而龙葵素中毒病例消化道症状重,腹痛、恶心、呕吐等持续时间较长,多数需要治疗3~5天病情才逐渐缓解。

(2) 脑出血或脑梗死多为急性起病,见于中老年人,多继发于脑动脉病变或高血压,可出现"三偏"典型临床表现,神经系统检查常有定位体征,头颅CT多可确诊;而龙葵素中毒病例神经系统检查无定位体征,头颅CT检查无病理改变。此外,根据病例实际发病环境与基础病史,临床须与肌无力、药物中毒、中枢性或周围性眩晕相鉴别。

(五) 急救与治疗

发芽马铃薯中毒目前尚无特效疗法,能否尽早排出毒素对预后有很大影响。

1. 食用马铃薯菜肴时,如果感到舌头异常发麻,说明可能摄入了较多的龙葵素,应立即停止食用可疑食品,并妥善保留剩余可疑食品,以备检验。必要时对病例进行催吐、洗胃、清肠,以清除胃肠道尚未吸收的毒物。

2. 对症治疗,纠正脱水和电解质紊乱。有呼吸困难者,予吸氧,注射呼吸兴奋剂。呼吸中枢麻痹者使用呼吸机。出现肠源性发绀,可用亚甲蓝。

(六) 预防措施

1. 加大宣传力度,尤其在农村和马铃薯生产基地普及和加强马铃薯保存的知识,防止马铃薯发芽是预防中毒的根本保证。马铃薯应保存于干燥通风、低温、无阳光直射处。有试验表明,马铃薯与苹果或香蕉放在一起,可抑制块茎发芽。

2. 家庭食用马铃薯前,应将生芽及周围部位削去,将削好的马铃薯放于冷水中浸泡 30 分钟以上,使残余毒素溶于水。生芽过多或皮肉已青紫的马铃薯,不能再食用。因龙葵素加热可被破坏、遇醋分解,下锅炒马铃薯时应放一点醋,宜红烧、炖和煮。

3. 及时将马铃薯中毒个案通过当地新闻媒体向社会公布,教育群众不要购买和食用发芽的马铃薯。

(刘凯燕)

第二十八节   乌头碱中毒

2022 年 5 月 27 日,广西壮族自治区贵港市人民医院收治了 17 例因误服川乌泡制的药酒而中毒的病例,经广西壮族自治区疾病预防控制中心调查确认为乌头碱中毒。病例主要表现口舌、四肢或全身麻木,头晕、多汗、恶心、呕吐、胸闷、心悸、呼吸困难等症状,其中轻度中毒 7 例,中度中毒 6 例,重度中毒 4 例,经全力救治后出院。

(一)乌头碱简介

乌头碱类生物碱(aconitum alkaloid)是指存在于川乌、草乌、附子等毛茛科乌头属植物中的一类生物碱(主要包括乌头碱、新乌头碱、次乌头碱等,毒性最强的是乌头碱)。我国含有乌头碱类生物碱的植物分布广泛,集中分布于四川、陕西、云南和贵州等地。含有乌头碱类生物碱的成药在风湿性关节炎、关节痛、肿瘤等疾病中均有应用。然而,乌头碱类生物碱治疗安全窗窄,加工处理不当、过量服用易致急性中毒,导致严重心律失常和心源性休克,病死率达 15.1%。乌头碱类生物碱具有高度脂溶性,口服 0.2mg 即可产生中毒症状,对人的致死剂量为 2~4mg。乌头的叶和花可参见附图 4-20 和附图 4-21。

(二)流行病学

秋冬季节是乌头碱中毒的高发季节。部分群众认为秋冬季食用乌头类植物能够驱寒、预防感冒和强身健体,因而自行采挖或购买乌头,炖煮后邀请亲友一起食用,由于加工不当难以破坏其毒性,中毒和死亡风险极高。还有部分群众因误饮含乌头碱的外用药酒而中毒。中毒事件多发生于家庭。

(三)临床表现

乌头碱中毒起病急,病情进展迅速,主要有神经系统、心血管系统、消化系统三大类症状。多数病例首发症状为口周及面部麻木、恶心呕吐、腹痛腹泻、心慌心悸等。严重中毒者可表现出昏迷、心律失常以及循环衰竭、呼吸衰竭,甚至死亡。

1. 神经系统   轻度中毒者表现为口周及面部的感觉异常和麻木,部分病例可出现头晕耳鸣、出汗;重度中毒者可表现为全身发麻、肢体僵硬、烦躁、视物模糊、头痛、抽搐,甚至出现昏迷。

2. 心血管系统   心悸和胸闷极为常见。出现血压下降和休克时,则可表现为面色苍白、肢端湿冷、大汗淋漓。乌头碱中毒可出现各种心律失常,造成心源性休克、心搏骤停。

3. 消化系统   恶心、呕吐、腹痛和腹泻等症状。

4. 其他　轻度中毒者可出现气促、咳嗽等表现,严重者则会出现呼吸困难和呼吸衰竭等。

(四) 判定标准

诊断依据主要为:①乌头类中草药及其制品的服用史或接触史;②有紊乱性心律失常表现;③毒物检测。同时满足①和②即可作出急性乌头碱中毒的临床诊断,有条件者可进行毒物检测,为确诊提供依据。如仅满足②且无其他病因,可作出疑似诊断,须仔细询问病史。如仅满足③,须结合病史特点及临床症状判断是否中毒。

紊乱性心律失常是乌头碱中毒的重要特点,但须与毒蘑菇、洋地黄、夹竹桃、博落回等其他植物中毒所致心律失常相鉴别。

(五) 急救与治疗

乌头碱中毒无特效解毒药,尽早启动血液灌流治疗是救治成功的关键。

1. 应尽早洗胃和催吐,并采取输液、导泻和利尿等辅助措施减少毒物吸收,部分摄入毒物量大和中毒严重者应在评估病情、权衡利弊的基础上延长洗胃时间窗。

2. 对于拟诊乌头碱中毒的病例,入院后应立即予心电监护,并在首次医疗接触后尽快完成心电图检查。

3. 抗心律失常是乌头碱中毒治疗的重要措施,应根据心律失常类型合理选择药物。如血流动力学不稳定或药物不能控制,可考虑使用电复律或心脏起搏治疗。

4. 对于心搏骤停,应根据临床实际,延长心肺复苏时间。

5. 对于生命体征不稳定或有紊乱性心律失常的乌头碱中毒病例,应尽早进行血液灌流治疗。

(六) 预防措施

1. 向群众广泛宣传含有乌头碱植物的药性和毒性,提高居民健康素养。

2. 不邀约、不参与食用含有乌头、附子(片)等毒性中药材的食物和泡酒。

3. 确因病情需要服用此类药物,应先到正规的医疗机构就诊,在医师或药师指导下服用。谨遵医嘱,禁用生品,杜绝自行加量,避免与酒同服或作为药酒服用。

4. 加强监管,严厉查处各类餐饮服务单位使用含有乌头碱植物加工食品的违法行为。

5. 加强草乌、附子(片)等毒性中药材的管理,做好标签标识,并妥善保管,防止误用误食。

(罗 赟)

第二十九节　甲　醇　中　毒

2020 年 12 月 5 日,重庆市南川区某镇村民办婚宴酒席,帮忙人员误将醇基燃料当白酒倒给宾客饮用,造成多人中毒,4 人死亡。抽样的醇基燃料经重庆市计量质量检测研究院检测,醇含量>70%。

(一) 甲醇简介

甲醇(methanol)又称木醇、木精,为无色易挥发的液体,略有醇香味,易溶于水或有机溶剂,广泛用作工业溶剂和化工原料。甲醇可通过消化道、呼吸道和皮肤黏膜进入人体,甲醇中毒多见于饮用甲醇兑制的白酒、黄酒等酒类;饮用工业酒精兑制的白酒、黄酒等酒类;因酿酒原料或工艺不当致蒸馏酒中甲醇量超标或职业接触中毒。甲醇及其代谢产物甲醛、甲酸均可对机体产生严重的毒性作用,引起中枢神经系统损害、眼部损害以及代谢性酸中毒,甚至危及生命。

(二) 临床表现

甲醇中毒的潜伏期一般为 2~24 小时,偶尔长达 48~72 小时。口服纯甲醇中毒的潜伏期最短仅 40 分钟,若同时饮酒或摄入乙醇,潜伏期可延长。

临床表现以中枢神经系统损害、眼部损害、代谢性酸中毒为主要特征。轻者出现头痛、头晕、乏力、视物模糊,可伴有恶心、呕吐。重者可出现意识障碍、嗜睡、烦躁、昏迷,或视力急剧下降、永久性视神经损伤、失明,甚至死亡。

(三) 判定标准

短期内有甲醇暴露史,符合主要临床表现,结合实验室检查结果(血液采样量 ≥ 10ml,尿液采样量 ≥ 50ml),综合分析排除可致类似症状的其他原因,可诊断为急性甲醇中毒。

1. 轻度中毒　出现头痛、头晕、视物模糊等症状,且具备以下任何一项者:①轻度、中度意识障碍;②轻度代谢性酸中毒;③视乳头及视网膜充血、水肿,视网膜静脉充盈,或视野检查有中心或旁中心暗点,或图像视觉诱发电位异常。

2. 重度中毒　具备以下任何一项者:①重度意识障碍;②中度、重度代谢性酸中毒;③视乳头及视网膜充血、水肿并有视力急剧下降,或伴有闪光视觉诱发电位异常。

(四) 急救与治疗

急性甲醇中毒除采用眼罩或软纱布遮盖双眼,采取催吐、洗胃、导泻等急救措施,终止毒物吸收、纠正代谢性酸中毒等外,临床上主要应用血液透析清除毒物、使用解毒剂乙醇或甲吡唑(因需求量小、价格昂贵,尚未在国内上市)解毒。此外,中毒早期足量、短程使用糖皮质激素可减轻视乳头或视网膜病变,改善视觉障碍。

(五) 预防措施

1. 广泛宣传教育,引导群众增强对甲醇毒性的认识,自觉遵守和落实各种防止中毒的措施,通过正规途径购买合格白酒,提高自我保护意识。

2. 加强酒类的监督检测,严格监管散装白酒的生产和销售,严防把甲醇及非饮用酒精当作饮料或掺入饮用酒类出售。

3. 严格管理甲醇的生产、保管、运输、销售和使用的各个环节,制定严格的规章制度,并经常监督检查。

(罗　赟　范鹏辉)

第三十节　亚硝酸盐中毒

亚硝酸盐中毒是我国最常见的化学性食源性疾病,事件数和发病人数均占一半左右,每年都有发生。2022 年,我国 16 个省(自治区、直辖市)共报告亚硝酸盐引起的中毒事件 46 起,发病 205 人,死亡 2 人。

(一) 亚硝酸盐简介

亚硝酸盐是含有亚硝酸根的盐类,为白色微粒晶体或粉末,是一种工业用盐,也常用于食品加工,如肉类制品加工中允许其作为发色剂、防腐剂限量使用。正常饮食情况下,人体摄入的亚硝酸盐超过 70% 是食物和饮水中的硝酸盐在口腔及胃中细菌的作用下转化而来的。除此之外,细菌也能让蔬菜中的硝酸盐转化为亚硝酸盐,如酱腌菜。许多传统加工肉类中也会添加硝酸盐、亚硝酸盐防腐。

亚硝酸盐具有很强的毒性,其生物半衰期为 24 小时,摄入 0.3~0.5g 就可引起中毒,1~3g 可致人死亡。2017 年国际癌症研究机构(International Agency for Research on Cancer,IARC)将硝酸盐、亚硝酸盐列入 2A 类致癌物名单。其作用机制是摄入过量会使血红蛋白中的 Fe^{2+} 氧化为 Fe^{3+},使正常血红蛋白转化为高铁血红蛋白,失去携氧能力,从而导致组织缺氧,即为亚硝酸盐中毒,又称肠原性发绀。

(二) 流行病学

我国亚硝酸盐中毒发生频率较高,多发生于农村或集体食堂。常见原因有四类:一是由于亚硝酸盐的味道、外观都与食盐相似,因此误将亚硝酸盐当作食盐使用或食用;二是由于我国很多地区有家庭自制加工肉制品的习惯,如果食用含亚硝酸盐过量的肉制品也会引起中毒;三是亚硝酸盐广泛存在于全麦粉、豆类、蔬菜、肉类等食物中,正常食用一般不会引起中毒,但如果蔬菜腌制或腐烂变质后,亚硝酸盐含量会增高,若食用过多,就有可能引起亚硝酸盐中毒;四是个别地区的井水含硝酸盐较多(称为"苦井水"),用这种水煮的饭如存放过久,硝酸盐在细菌作用下可被还原成亚硝酸盐而导致中毒。

(三) 临床表现

亚硝酸盐中毒的特点是以高铁血红蛋白症为主的全身性疾病,起病急,潜伏期短,一般为 1~3 小时,短者 10 分钟,中毒的严重程度以及发病的时间与食用亚硝酸盐的量有关,有较明显的剂量反应关系。轻度中毒可出现头晕、嗜睡、头痛、乏力、心慌、胸闷、恶心、呕吐,口唇、耳廓、指(趾)甲轻度发绀等,血液高铁血红蛋白含量在 10%~30%。中度中毒可出现皮肤黏膜明显发绀,有心悸、呼吸困难、视物模糊等症状,血液高铁血红蛋白含量在 30%~50%。重度中毒可出现皮肤黏膜发绀,口唇、指(趾)甲、结膜、眼眶和耳朵等部位青紫明显,心悸、心律失常、呼吸困难、惊厥、休克、昏迷,血液高铁血红蛋白含量可超过 50%。重症病例可发生呼吸衰竭,甚至死亡。

(四) 判定标准

1. 诊断

(1)饮食史:曾进食过腐烂变质的蔬菜、腌制不久的咸菜或存放过久的熟菜,过量的亚硝酸盐腌肉,或误将亚硝酸盐当作食盐烹调的食物。

(2)临床诊断:血液高铁血红蛋白含量在 10%~30%,有头晕、头痛、乏力、胸闷、恶心、呕吐,口唇、耳廓、指(趾)甲轻度发绀等症状;血液高铁血红蛋白含量在 30%~50%,皮肤黏膜明显发绀,有心悸、呼吸困难、视物模糊等症状;血液高铁血红蛋白含量超过 50%,可有皮肤黏膜明显发绀、心悸、呼吸困难,甚至心律失常、惊厥、休克、昏迷等症状。

(3)实验室诊断:测定血液中高铁血红蛋白含量超过 10%,剩余食物、呕吐物、胃内容物中亚硝酸盐按 GB 5009.33—2016《食品安全国家标准 食品中亚硝酸盐与硝酸盐的测定》测定,含量超标,可确诊。

2. 鉴别诊断　对于病史不清者,须与高还原血红蛋白及硫化血红蛋白血症相鉴别。还应注意排除苯的氨基和硝基化合物,农药杀虫脒、氯酸钠、除草醚等引起高铁血红蛋白化合物中毒。

(1)杀虫脒中毒:有尿频、尿急、尿痛、血尿等出血性膀胱炎症状,有杀虫脒接触史。

(2)过敏性紫癜:皮下出现紫癜斑块,并非口唇、指端等发绀,未进食新腌制咸菜等。

(3)雷公藤中毒:有雷公藤误食史,腹痛剧烈。

(4)其他可引起高铁血红蛋白症的中毒:苯胺和硝基苯中毒,苯佐卡因药物中毒等。

(五)急救与治疗

1. 使用特效解毒药 1%亚甲蓝1~2mg/kg加5%~10%葡萄糖液500ml静脉滴注。

2. 立即给予高流量氧气吸入,保持呼吸道通畅。

3. 对病例进行催吐、洗胃和导泻,彻底清除胃肠道内未吸收的毒物。

4. 对症处理 对于心肺功能受到影响的病例还应对症处理,如使用呼吸兴奋剂、纠正心律失常等,同时监测病例生命体征。

5. 营养支持 适当给予能量合剂、维生素C等。

6. 心理支持 做好病人和家属的思想工作,给予心理支持,消除思想负担,配合抢救工作。

(六)预防措施

1. 加强蔬菜运输、贮存过程的卫生管理。贮存过久或腐烂的蔬菜、煮熟后放置过久的蔬菜等,硝酸盐或亚硝酸盐含量会升高,故蔬菜应妥善保存,防止腐烂,且应不吃腐烂的蔬菜,高温下长时间存放的剩菜勿再食用。

2. 勿大量进食腌制不久的菜,腌菜腌制15天以上再食用;现泡现吃,勿存放过久,腌菜时选用新鲜蔬菜。

3. 肉制品中硝酸盐和亚硝酸盐用量要严格按国家标准规定添加,不可超量;苦井水(硝酸盐含量较多的井水)勿用于煮粥,尤其勿存放过夜。

4. 应将亚硝酸盐和食盐、苏打等分开贮存,防止将亚硝酸盐当作食盐或苏打误用。

(刘凯燕 范鹏辉)

第三十一节 有机磷农药中毒

有机磷农药在我国农业生产中应用较为广泛,急性有机磷农药中毒的发生率在急性农药中毒中仍排首位。有机磷农药毒性较大,中毒病例如不及时救治,可危及生命。

(一)有机磷农药简介

有机磷农药属于有机磷酸酯或硫化磷酸酯类化合物,根据化学结构不同可分为7类,其理化性质也不完全一致,目前品种已有100多种。有机磷农药的毒性按大鼠急性经口进入体内的半数致死剂量可分为4类,即剧毒类(LD_{50}<10mg/kg,如甲拌磷、内吸磷、对硫磷等)、高毒类(10mg/kg≤LD_{50}<100mg/kg,如甲基对硫磷、甲胺磷、氧乐果、敌敌畏等)、中毒类(100mg/kg≤LD_{50}<1 000mg/kg,如乐果、乙硫磷、敌百虫、二嗪农、毒死蜱等)、低毒类(1 000mg/kg≤LD_{50}<5 000mg/kg,如马拉硫磷、辛硫磷、氯硫磷等)。

有机磷农药中毒是指有机磷农药,如甲拌磷(又名3911)、内吸磷(又名1059)、对硫磷(又名1605)、敌敌畏、乐果、敌百虫、马拉硫磷(又名4049)等被误服误用、经呼吸道吸入或直接皮肤接触等途径进入体内,造成以神经系统损害为主的一系列表现。

有机磷农药引起中毒的机制是抑制体内胆碱酯酶的活性。胆碱酯酶的生理功能主要是迅速水解完成生理作用后的乙酰胆碱,使其失效,以利于其所支配的器官组织接受连续神经冲动。当有机磷农药进入体内时,可与胆碱酯酶结合,形成化学性质稳定的磷酰化胆碱酯酶,使胆碱酯酶分解乙酰胆碱的活性受到抑制,造成乙酰胆碱蓄积,以乙酰胆碱为神经介质的胆碱能神经系统发生生理功能紊乱,产生以神经系统损害为主的一系列临床表现。

(二) 流行病学

有机磷农药中毒原因主要包括自杀、误服、进食残留农药的果蔬或谷物、误食被毒杀的禽畜等。有机磷农药中毒多发生在农村,女性病例多于男性,且大多集中在 20~40 岁的中青年女性,中毒人群呈现低文化程度的特点。发生在城市的有机磷农药中毒则以误食被有机磷农药污染的蔬菜为主,主要发生于夏、秋季。

由于农药的广泛使用,害虫产生了耐药性,低毒农药不易控制病虫害,因此尽管自 2007 年起,甲胺磷、对硫磷、甲基对硫磷、久效磷和磷胺 5 种高毒有机磷农药已被全面禁止在国内销售和使用,由甲胺磷引发的中毒事件也确实明显减少,但仍有一些不良商贩使用甲胺磷等高毒农药防治病虫害,甲胺磷等高毒农药的残留期长达 5~6 天,且不易被分解破坏,导致空心菜等易生害虫叶类菜高残留而引发中毒。

目前我国有机磷农药中毒常见的农药品种主要有甲拌磷、敌敌畏、毒死蜱、乐果、敌百虫、甲胺磷、特丁硫磷、对硫磷等。

(三) 临床表现

根据《急性有机磷农药中毒诊治临床专家共识(2016)》,急性有机磷农药中毒的发病时间与毒物种类、剂量、侵入途径及机体状态等密切相关。中毒潜伏期一般在 10 分钟~2 小时,临床表现主要包括以下几方面。

1. 胆碱能危象　包括毒蕈碱样症状、烟碱样症状、中枢神经系统症状。

(1)毒蕈碱样症状:出现最早,表现为平滑肌痉挛和腺体分泌增加,即瞳孔缩小、胸闷、气短、呼吸困难,恶心、呕吐、腹痛、腹泻、大小便失禁,大汗、流泪和流涎、咳嗽、咳痰、双肺啰音,严重者肺水肿。

(2)烟碱样症状:牙关紧闭、抽搐、全身紧束压迫感,严重者发生肌力减退和瘫痪,甚至呼吸肌麻痹。

(3)中枢神经系统症状:头晕头痛、共济失调、烦躁、谵妄等。

2. 中间综合征　一般发生在急性中毒 24~96 小时内,以呼吸肌麻痹为主。

3. 有机磷中毒迟发性神经病　常出现在急性中毒后 1 月左右,主要表现为肢体末端烧灼、疼痛、麻木,以及下肢无力、瘫痪、四肢肌肉萎缩等。

4. 反跳　急性中毒经积极治疗好转后数天至一周内病情突然急剧恶化,再次出现胆碱能危象。

5. 多脏器损害　包括心脏、肺部、肝肾、血液系统损害和局部损害等。

(四) 判定标准

1. 诊断

(1)流行病学史:参考 WS/T 85—1996《食源性急性有机磷农药中毒诊断标准及处理原则》进行判断,进食了超过农药最大残留量的粮、菜、果、油等食物;或食用了运输、贮藏过程中受到有机磷农药污染的食物;或误把有机磷农药当作食用油、酱油等油料烹调的食物。

(2)临床表现:短期内(一般4小时以内)因全血胆碱酯酶活性下降而出现以毒蕈碱样、烟碱样和中枢神经系统症状为主的全身性疾病。

(3)实验室检验:中毒者剩余食物中检出超过最大残留量的有机磷农药,全血胆碱酯酶活性低于70%,或在病例呕吐物/胃内容物检测出有机磷农药(GB/T 5009.20—2003《食品中有机磷农药残留量的测定》),并排除其他途径摄入有机磷农药的可能性,即可诊断为食源性有机磷农药中毒。

2. 鉴别诊断

(1)急性有机磷农药中毒应与中暑、急性胃肠炎或脑炎、脑血管意外、阿片类中毒等鉴别,因其与细菌性肠胃炎、中暑等均多发于夏季,应注意鉴别。对这些病例应仔细询问病史,特别是以肠胃炎就诊的病例,是否有蔬菜摄入等。同时,应仔细进行体格检查,看有无多汗、瞳孔缩小,有无肺部啰音、肌颤搐、心率降低等。对疑似病例应及时测定血清胆碱酯酶活性,亦可同时辅以阿托品试验,一般多数可作出明确的诊断。若肠胃炎病例经充分的抗炎补液治疗,腹痛、腹泻、恶心、呕吐仍未得到缓解,应高度怀疑误食中毒。需要注意的是,误食中毒时血清胆碱酯酶活性往往只是轻度降低。

(2)与氨基甲酸酯类农药、沙蚕毒素类农药、毒蘑菇等中毒鉴别。氨基甲酸酯类农药与急性有机磷农药中毒的临床症状相似,胆碱酯酶活性也明显下降,但其作用快、恢复快,依据毒物接触史、毒物检测结果可明确诊断。沙蚕毒素类农药中毒的临床表现与急性有机磷农药中毒相似,可伴轻度胆碱酯酶活性抑制,解毒剂阿托品的用量较急性有机磷农药中毒要小得多,通过毒物接触史及胆碱酯酶活性正常或轻度下降、毒物分析一般可以鉴别。毒蘑菇中毒一般无典型的胆碱能危象表现,胆碱酯酶活性正常,可鉴别。

(3)注意合并症的鉴别诊断,如吸入性肺炎、外伤或合并其他毒物中毒等。

(五)急救与治疗

1. 阻止毒物吸收   尽早予以洗胃、催吐、吸附、导泻等肠道去污措施。可以温清水、2%碳酸氢钠(敌百虫禁用)或1:5 000高锰酸钾溶液(对硫磷禁用)洗胃。洗胃后给予活性炭吸附,或碳酸氢钠、硫酸镁、20%甘露醇、复方聚乙二醇电解质散等导泻。

2. 应用特效解毒药   解毒药的应用遵循早期、联合、足量、重复,以复能剂为主,抗胆碱能药为辅助的原则。复能剂临床上首选氯解磷定。抗胆碱能药可选择阿托品、盐酸戊乙奎醚。具体推荐用法可参照T/CADERM 5019—2023《急性有机磷农药中毒诊治要求》。

3. 对症治疗   应予以血液净化治疗、脏器功能支持、对症治疗等救治措施。

(六)预防措施

1. 严格农药生产经营管理,切实执行农药安全间隔期制度。

2. 在食用空心菜等叶类蔬菜时,要遵循一洗、二浸、三烫、四炒的方式处理,降低食源性农药中毒的风险。

(刘凯燕)

第三十二节   溴敌隆中毒

我国早在2003年明令禁止生产和使用剧毒灭鼠药毒鼠强,提倡使用以溴敌隆为代表的第二代长效抗凝血杀鼠剂,从而带来溴敌隆在林业、农业、畜牧业的广泛使用,但随之而来的溴敌隆中毒、自杀案例也时有发生。由于中毒的隐蔽性及临床表现的非特异性、复杂性,中毒者往往因未能及时得到明确诊治而死亡。

(一) 抗凝血类杀鼠剂溴敌隆简介

抗凝血类杀鼠剂主要包括香豆素类和茚满二酮类两大类。溴敌隆(bromadiolone),又名"乐万通",属二代香豆素类长效抗凝血杀鼠剂。其价格低廉、灭鼠效果好,是我国目前常用的杀鼠剂之一。

溴敌隆一般经消化道进入机体,经呼吸道和皮肤接触也可引起中毒,其中误食引起的中毒占大多数。有研究在以鼠类为食物的狐狸体内检出溴敌隆,提示溴敌隆可能会导致二次中毒。溴敌隆的大鼠急性经口进入体内的 LD_{50} 为 1.1mg/kg。溴敌隆在人体内的半衰期为 60 小时,中毒潜伏期长,中毒症状至少在 12~24 小时后出现,3~5 天达高峰期。毒性机制是抑制维生素 K_1 发挥作用,降低环氧化物还原酶活性,从而抑制凝血酶原和凝血因子 Ⅱ、Ⅶ、Ⅸ、Ⅹ 的生物合成,导致凝血障碍;其体内代谢产物亚苄基丙酮还可损害毛细血管壁,使其通透性增强,血液易渗出,导致中毒者大出血。由于有出血倾向,溴敌隆中毒在临床上容易被误诊为出血性疾病而致使未对患者采取洗胃、催吐、导泻等排毒措施,以致延误病情或导致中毒者死亡。

(二) 流行病学

溴敌隆中毒多发生在农村,城市少见。一般为误食或他人投毒,误食者多为儿童或智力低下者,他人投毒多为群体性发病,亦可个体发病。中毒后都有低热、腹痛、牙龈出血等症状;较重者可见双下肢或全身皮肤出现出血点及瘀斑,甚至尿血症状;特别严重可发生休克、昏迷,甚至死亡。由于溴敌隆中毒潜伏期长,所以群体性溴敌隆中毒不一定会聚集性发病,并且临床表现依性别、年龄、体质以及毒物摄入量等不同而不同,但是一般都有出血倾向,皮肤黏膜出血呈斑块状或片状,凝血酶原时间延长。

(三) 临床表现

溴敌隆中毒是指短期内误服抗凝血类杀鼠剂溴敌隆后引起的以凝血功能障碍为主的全身性疾病。视中毒剂量、摄入方式的不同(一次摄入还是多次小剂量摄入),溴敌隆中毒的潜伏期变化较大,一般在服药 1~7 天后出现临床症状,大剂量暴露可在数小时内发病。早期主要表现为创伤部位出血、皮下紫斑,溃疡面针刺部位及刷牙后的牙龈面渗血。随着病情的发展,可出现自发性出血,如皮肤紫癜、受压部位青紫或血肿、鼻出血、齿龈或口咽部出血、月经延长等。也可出现咯血、呕血、黑便、血尿,以及子宫、阴道等内出血。部分病例有咽喉痛、胸腹痛、关节痛、低热和肌无力。实验室检查可发现凝血酶原时间、活化部分凝血酶时间及凝血酶时间延长,凝血因子 Ⅱ、Ⅶ、Ⅸ、Ⅹ 减少。

病例一般死于颅内出血或胃肠道出血性休克,尸表可见皮肤广泛出血,表现为皮肤的瘀斑、出血点,以四肢为主,损伤处皮下出血更为严重。尸体解剖可见肺、胃、肠、膀胱等内脏器官明显出血,脑室、胸腔、腹腔可有不同程度积血。病理学检验可见肺泡腔内弥漫性出血,心、脑、肝、肾等组织均有不同程度出血。

(四) 判定标准

1. 诊断

(1)流行病学史:当农村群体性发病有出血倾向时,可重点询问病例相关毒物接触史,辅以实验室检查。个体发病后有出血倾向的,视年龄和智力状况,也应详细询问相关毒物接触史。

（2）临床症状：既往无出血性疾病病史，突发皮肤、黏膜、内脏的广泛出血，部分病例有咽喉痛、胸腹痛、关节痛、低热和肌无力。注意与其他血液系统疾病鉴别诊断。

（3）实验室检验：采集可疑食物、病例胃内容物、血液以及肝组织等进行检测，检出溴敌隆或其代谢物。需要注意的是，因溴敌隆极少从尿液中排出，故尿液不作为常规检材提取。

2. 鉴别诊断

（1）出血性疾病中的再生障碍性贫血、白血病、血小板减少性紫癜（原发性、继发性、特发性、血栓性）、血小板增多症（原发性、反应性）、巨大血小板病、血小板无力症等都可以通过血小板检验可与溴敌隆中毒相区分。

（2）凝血酶原缺乏症、凝血因子XI缺乏症、低纤维蛋白原血症以及血友病等为先天性疾病，自幼出血，询问既往史可与溴敌隆中毒相区分。

（3）过敏性紫癜有过敏史，并且皮肤呈点状出血，可伴有皮疹和荨麻疹，与溴敌隆中毒的斑片状出血不同。

（4）肝脏疾病、维生素缺乏症、感染等引起的出血为获得性疾病，有原发疾病，出血是伴发症状，所以以治疗原发病为主，原发病治愈，出血也就停止，容易与溴敌隆中毒相区分。

为明确出血原因，必须将临床及实验室资料综合进行分析，了解病例既往史，并结合现在的出血情况，方能得出正确的诊断结论。溴敌隆中毒在临床上除需要在症状上加以区分外，还要重点询问毒物接触史，有条件地对血液或呕吐物进行检验。

（五）急救与治疗

1. 清除毒物　对急性经口摄入中毒的病例，实施催吐、洗胃、导泻，促使其将毒物排出以减少吸收。对经呼吸道吸入中毒的病例，则须尽快帮助其脱离有毒环境。对经皮肤污染的病例，脱去污染的衣服，协助清洗污染的皮肤。

2. 特效药　维生素 K_1 通过促进人体内相关凝血因子合成来治疗溴敌隆中毒，是特效解毒药，使用剂量为 10~20mg，静脉注射或肌内注射，每日 3 次。严重病例可稀释后缓慢静脉注射或静脉滴注，每日总量 80~120mg，直至出血停止，凝血酶原时间恢复正常。

3. 早期应用糖皮质激素、足量维生素 C。

4. 输入血浆　对于出血症状严重者，可输入新鲜血浆、新鲜血液、凝血酶原复合物等血液制品，帮助迅速止血。

5. 对症治疗。

（六）预防措施

1. 严格鼠药生产经营管理，减少误食误服事件发生。

2. 提高民众对长效抗凝血杀鼠剂危害的认识。

（刘凯燕）

第三十三节　广州管圆线虫病

（一）病原学

广州管圆线虫病是我国较常见的一种蠕虫寄生虫病，病原体为广州管圆线虫

(*Angiostrongylus cantonensis*),在我国的自然疫源地主要分布于浙江、江西、福建、湖南、广东、广西、海南等地。广州管圆线虫成虫为细长线状,体表分布有环状横纹。其生活史经历成虫、卵、幼虫 3 个阶段,中间宿主包括螺类、蛞蝓、蜗牛,终宿主为鼠类,淡水鱼虾、蟹也可带虫。成虫寄生于鼠的肺动脉并在此产卵,虫卵孵化后,幼虫进入肺毛细血管,进而进入肺泡,沿呼吸道上行至咽,再被宿主吞入消化道,随后随粪便排出。幼虫在体外潮湿或有水的环境中可存活 3 周。幼虫被吞入或主动侵入螺类 / 蛞蝓体内后,可进入宿主的肺等内脏或肌肉处,经二次蜕皮成为感染期幼虫。鼠因吞食含有感染期幼虫的食物而受感染,幼虫经鼠胃内进入肠壁血管,随血流到达全身器官,其中多数会沿颈总动脉到达脑部,最终由脑静脉系统经右心至肺动脉定居。

(二)流行病学

广州管圆线虫病分布于热带和亚热带地区,主要流行于东南亚和太平洋岛屿。我国主要在台湾、香港、广东、浙江、福建、海南、天津、黑龙江、辽宁、上海、湖南、北京和云南等地流行。2006 年北京曾暴发群体性广州管圆线虫病,原因食品为福寿螺肉,确诊 160 例。2007—2008 年云南大理同样暴发该病,确诊 30 多例。

我国广东、海南、云南、浙江、台湾和香港等地发现的广州管圆线虫中间宿主主要是福寿螺、褐云玛瑙螺和蛞蝓。据调查,我国大陆福寿螺广州管圆线虫幼虫的感染率为18.6%~69.4%,褐云玛瑙螺感染率为 12.7%~55.89%,蛞蝓感染率为 4%~9.2%。

人感染广州管圆线虫病的主要方式为生食或半生食携带感染期幼虫的淡水螺类(褐云玛瑙螺、福寿螺)、蟾蜍、蛙、蔬菜等,以及饮用含虫生水。此外,在庭院、花园、草地等潮湿地带,此虫的幼虫可随宿主黏液散布于环境中,婴幼儿甚至成人也可因在地上爬玩而感染。

(三)临床表现

广州管圆线虫病能引起肠、肝、肺、脑等多个器官损伤,最明显的症状为急性剧烈头痛、颈项强直等脑膜脑炎表现,可伴有颈部运动疼痛、恶心、呕吐、低度或中度发热。该病引发的头痛通常无法忍受,开始为间歇发作,后来逐渐频繁,疼痛部位多在额部和枕颞部,严重者可出现神经系统异常症状、视力障碍。部分病例可出现昏迷,提示病情凶险。随侵犯部位不同,该病还可引发咳嗽、腹泻、便秘,以及肝肿大。

据福建省 58 例广州管圆线虫病病例临床分析结果,潜伏期 2~20 天,平均为 7 天。主要症状有头痛(100%)、颈强直(56.9%)、发热(29.3%,体温最高 40℃)、恶心呕吐(53.4%)、颅内压增高(46.6%)、皮肤针刺样疼痛(36.2%)。此外,还有鼻部、眼部及肺部等因广州管圆线虫病受累的报道。

(四)判定标准

诊断关键为询问流行病学史,病例近期是否有淡水螺肉、鱼虾、蔬菜等的生食史或生水饮用史。同时,要结合神经系统异常等临床表现、实验室检查中白细胞总数和嗜酸性粒细胞增多、免疫学、影像学和病原学检出幼虫或成虫等进行诊断。

(五)治疗

阿苯达唑对本病有良好疗效,及时治疗后预后效果好。但须注意,伴随眼部症状、颅内高压者,应先进行相应对症治疗。同时注意联合抗炎治疗,以防虫体在病例体内死亡崩解引发严重炎症反应。

（六）预防措施

预防本病需要开展卫生宣教，增强群众不吃生或半生螺类和鱼虾、不生吃未洗净的蔬菜、不饮生水的卫生意识；同时注重对淡水螺类的监测，注意螺肉加工从业人员的职业保护。其次是改善环境卫生与积极灭鼠。

（尤怡然　范鹏辉）

第三十四节　华支睾吸虫病

（一）病原学

华支睾吸虫病的病原体为华支睾吸虫（*Clonorchis sinensis*）。成虫体形狭长，前端稍窄，后端钝圆，形状像葵花子。虫卵形状如同芝麻，呈淡褐色。

华支睾吸虫终末宿主为人及肉食性哺乳动物（如狗、猫等），第一中间宿主为淡水螺类如豆螺、沼螺、涵螺等，第二中间宿主为淡水鱼、虾。作为华支睾吸虫第一中间宿主的淡水螺可归类为4科6属12个种，最常见的有纹沼螺、赤豆螺、长角涵螺。这些螺均为坑塘、沟渠中的小型螺类，环境适应能力强。其成虫寄生于人和肉食性哺乳动物的肝、胆管内，寄生虫体数量较多时可移居至大胆管、胆总管或胆囊内，胰管内也偶尔可见成虫。成虫在宿主体内产出虫卵后，虫卵随胆汁进入体消化道，并随粪便排出，排出时虫卵内通常已有活动的毛蚴存在。虫卵在进入水中后被淡水螺类吞食，随后在螺类的消化道内孵化。幼虫（毛蚴）可穿过螺类肠壁并在螺体内逐步发育成为尾蚴，成熟的尾蚴从螺体逸出，在水中遇到合适的第二中间宿主淡水鱼、虾，然后侵入其肌肉等组织。尾蚴经过20~35天的发育成为囊蚴，囊蚴在淡水鱼、虾体内可存活3个月到1年的时间。囊蚴被终末宿主（人、狗、猫等）吞食后，在消化液的作用下，幼虫于十二指肠部位破囊。脱囊后的幼虫进入胆总管，经由胆汁逆流移动，在几小时内部分幼虫可到达肝内胆管。囊蚴从进入终宿主体内到发育为成虫并在粪中检出虫卵所需的时间因宿主种类而异，人约1个月，狗、猫约20天，鼠平均21天。其成虫在宿主体内寿命可长达20~30年。

（二）流行病学

华支睾吸虫病是一种食源性寄生虫病，主要分布在亚洲，如中国、日本、朝鲜、越南等国家。在我国，有27个省（自治区、直辖市）均有发现华支睾吸虫病病例。

华支睾吸虫病的流行，除需要含有虫卵的粪便被排入水中，水中有适宜的第一、第二中间宿主及终宿主外，还与当地居民饮食习惯等诸多因素密切相关。

能排出华支睾吸虫虫卵的病人、感染者、受感染的家畜和野生动物均可作为污染源。此外，华支睾吸虫还有着广泛的储存宿主（某些寄生虫既可寄生于人体，也可寄生于某些脊椎动物，在一定条件下再传播给人，在流行病学上，称这些作为人体寄生虫病传染源的脊椎动物为储存宿主或保虫宿主），其感染率多比人体高，对人群具有潜在的威胁性，主要为猫、狗和猪，据报道牛、鼠、水貂、狐狸、野猫等30余种哺乳动物也可作为华支睾吸虫的储存宿主。

人群通常经生食或半生食中间宿主（主要是淡水鱼、虾）罹患华支睾吸虫病。在华支睾吸虫的中间宿主中，起传播作用的主要是常见的经济鱼类和野生鱼类，如草鱼、青鱼、鲢鱼、鳙鱼、鲮鱼、鲤鱼、鳊鱼和鲫鱼等。华支睾吸虫幼虫侵犯淡水鱼后,形成的囊蚴可分布在鱼体的各个位置,如肌肉、皮、头、鳃、鳍及鳞等,一般以肌肉部位最多,尤其是鱼体背部和尾部分布较多。除淡水鱼外,淡水虾如细足米虾、巨掌沼虾、中华小长臂虾和鳌虾等也可有囊蚴寄生。

华支睾吸虫的感染无性别、年龄和种族之分,人群普遍易感。流行的关键因素是当地人群是否有生食和半生食鱼肉的习惯。在烧、烤、烫或蒸鱼时,若温度不够或时间不足,未能杀死全部囊蚴,也会造成食源性感染。譬如在广东、香港、台湾等地,人群主要通过食用"鱼生""鱼生粥"或生烫鱼片而感染。此外,东北地区部分居民也存在因活吞小鱼、生鱼下酒等饮食习惯而感染的情况。

(三) 临床表现

华支睾吸虫病的危害主要是造成病例的肝脏损伤,病变主要发生于肝脏的次级胆管。成虫在胆管内会破坏胆管上皮细胞及黏膜下血管,而成虫在胆管寄生时产生的分泌物、代谢产物和物理性刺激又可引起胆管内膜及胆管周围的变态反应及炎症反应,诱发胆管局限性扩张及胆管上皮增生,甚至导致胆管癌。感染严重时,在病例门脉区周围可出现纤维组织增生和肝细胞的萎缩,甚至导致胆汁性肝硬化。胆管管壁的增厚、管腔狭窄以及虫体的堵塞,还可能引起胆汁流通不畅,而且易合并细菌感染,造成胆管炎、胆囊炎、阻塞性黄疸或胆管肝炎。部分寄生于胰管内的成虫会引起胰腺炎。

华支睾吸虫病的潜伏期为 1~2 个月。轻度感染时,病例常无明显临床症状。重度感染时,病例在急性期主要表现为过敏反应和消化道不适,如发热、胃痛、腹胀、食欲减退、四肢无力、肝区疼痛,血象检查可见嗜酸性粒细胞明显增多。临床上出现的病例多表现为慢性症状,症状甚至经过几年才逐渐出现,一般以乏力、恶心、厌食、腹痛、腹泻等消化系统症状为主。肝肿大为常见体征,多在左叶,质软,伴有轻度压痛。严重感染者会出现头晕、消瘦、水肿和贫血等,在晚期可发展成肝硬化、腹水、胆管癌,甚至死亡。值得注意的是,儿童和青少年罹患华支睾吸虫病后,临床症状往往较重,死亡率较高。

(四) 判定标准

主要诊断依据为在流行病学暴露史方面有生食或半生食鱼虾史。此外,肝损伤相关的临床症状也有重要指向意义。在实验室检查方面,粪检找到华支睾吸虫卵是确诊的重要根据,一般在病例感染后 1 个月可在大便中检出虫卵,常用的方法有涂片法、集卵法、十二指肠引流胆汁检查等。免疫学方法在华支睾吸虫病的诊断上也有重要意义,如 ELISA、间接血凝试验和间接荧光抗体技术等。影像学方面,超声检查对于华支睾吸虫的筛查具有重要的临床价值,CT 检查中肝边缘部小胆管细枝状、小囊状扩张是华支睾吸虫感染的特异性征象。

(五) 治疗

治疗药物目前较常用的是吡喹酮与阿苯达唑。

(六) 预防

1. 控制污染源 规范治疗病人、感染者以及粪检发现虫卵阳性的家养宠物。

2. 切断传播途径 加强粪便管理,不让未经无害化处理的粪便排入鱼塘。结合农业生产清理塘泥,用药物杀灭螺类,减少活囊蚴污染食物的机会。

3. 保护易感人群 做好健康教育,使群众了解本病的危害性及其传播途径,自觉不吃生的及未煮熟的鱼或虾,改进烹调方法和饮食习惯,注意生、熟食的厨具要分开使用。同时,也不要用未经煮熟的鱼、虾喂养宠物,以免引起感染。此外,应加强淡水鱼虾等农产品的风险监测工作。

(尤怡然)

第三十五节   旋 毛 虫 病

旋毛虫病是由旋毛形线虫寄生于人体引起的一种蠕虫病。旋毛形线虫(*Trichinella spiralis*),简称旋毛虫,其成虫和幼虫分别寄生于同一宿主的小肠和肌纤维内。人和多种哺乳动物均可作为旋毛虫的宿主,旋毛虫病是重要的食源性人畜共患寄生虫病,严重时可致死。

(一) 寄生虫病原学

旋毛虫成虫为细线状,主要寄生在宿主的十二指肠和空肠上段,而幼虫寄生在同一宿主的骨骼肌细胞内,在骨骼肌内形成具有感染性的幼虫囊包。被旋毛虫寄生的宿主既是终末宿主也是中间宿主,虽然旋毛虫的生活史全程可在同一宿主体内进行,但必须转换宿主才能继续下一代的生活史。宿主在进食被幼虫囊包污染的肉类后,幼虫可在胃中从囊包逸出,钻入十二指肠及空肠上段的肠黏膜内,经发育成熟后再返回肠腔。产于肠黏膜内的幼虫还可侵入淋巴管或小静脉,随淋巴和血液循环到达各组织、器官或体腔,但只有侵入骨骼肌的幼虫才能进一步发育,其中以膈肌、舌肌、喉肌、胸肌和腓肠肌等血供丰富、活动频繁的部位多见。幼虫侵入骨骼肌后会刺激肌细胞,诱发炎性细胞浸润,引起周围纤维组织增生,并在感染后一个月内形成幼虫囊包。该类囊包如果没有机会进入新的宿主,多在半年后钙化,少数钙化囊包内的幼虫仍可存活数年。旋毛虫雌虫于感染后 5~7 天可开始产卵。每条雌虫一生可产幼虫 1 500~2 000 条,而产幼虫期可持续 4~16 周或更长。雌虫寿命一般为 1~2 个月,长者达 3~4 个月。

(二) 流行病学

旋毛虫病的流行具有地方性、群体性和食源性等特点。地域分布方面,根据流行病学分析,1964—2011 年,我国云南、广西、西藏、四川、河南、湖北、辽宁、吉林、黑龙江、天津、山东、北京、河北、江西和内蒙古共 15 个省(自治区、直辖市)累计报告人旋毛虫病 38 797 例,病例主要集中于云南、湖北、河南,其次为四川、西藏、广西、黑龙江,其余 8 省(自治区、直辖市)少见或罕见,报告死亡病例全部发生在云南、西藏、四川和广西。

旋毛虫病是一种动物源性寄生虫病。目前已知猪、狗、鼠等 150 多种动物均可自然感染旋毛虫,可在这些动物食物链内传播。我国除海南省以外均有动物感染旋毛虫的报道,其中西南、中原及东北地区猪的旋毛虫感染率较高。人感染旋毛虫病主要是因为生食或半生食含有幼虫囊包的猪肉及肉制品。此外,随着近年来我国居民饮食习惯改变,食用肉类种类增多,已发生多起因食用马肉、犬肉及野猪肉等引起的本病暴发。

(三) 临床表现

1. 侵入期   又称肠道期,在病例食入旋毛虫幼虫囊包后,幼虫在小肠黏膜内脱囊发育为成虫,诱发肠黏膜炎症反应,侵入时间持续约 1 周。病例主要病变部位在十二指肠和空肠上段,出现肠黏膜充血、水肿、出血,甚至形成浅表溃疡。病例可出现恶心、呕吐、腹痛、腹泻等急性胃肠道症状,同时可出现厌食、乏力、低热等全身性反应。由于症状缺乏特异性,此期病例临床表现容易与其他胃肠道疾病相混淆。

2. 移行期 又称肠外期,新生幼虫随淋巴、血液循环到达全身器官,以及侵入骨骼肌后的发育阶段。移行过程引发宿主血管炎和肌炎,病程 2~3 周。由于该期主要病变部位在骨骼肌内,故又称肌肉期。病例的典型临床表现为发热、眼部或面部水肿、皮肤变态反应症状、肌肉疼痛等。外周血血常规检验提示,病例感染后第 2 周嗜酸性粒细胞开始增多,3~4 周时达到峰值。幼虫侵入骨骼肌后,可引起肌纤维变性肿胀、肌细胞坏死、肌间质轻度水肿,并有炎性细胞浸润。病例可感全身肌肉酸痛、压痛,其中以腓肠肌、肱二头肌、肱三头肌疼痛最为明显。当咽喉部肌肉遭幼虫侵犯后,病例可出现吞咽困难和语言障碍等症状。

如果幼虫移行至肺,可导致肺部出血、肺炎、支气管炎及胸膜炎等。若移行至心脏,可诱发心肌炎。若幼虫侵犯中枢神经系统,还可导致病例出现非化脓性脑膜炎和颅内高压症状。值得注意的是,重症病例可因心肌炎、肺炎或脑炎等而死亡。

3. 囊包形成期 又称恢复期,受损肌细胞修复的过程,历时约 4~16 周。随着骨骼肌内幼虫长大,寄生部位的肌细胞逐渐膨大,呈纺锤状包绕幼虫,同时急性炎症逐渐消退,病例全身症状也相应减轻,但仍有肌痛。

(四) 判定标准

旋毛虫病的临床表现复杂,常常难以根据临床表现及时、准确诊断。因此,诊断过程中的流行病学调查和病史询问相当重要。在流行病学暴露史方面,病例常有生食或半生食肉类史。在本病暴发时,同批病例常能追溯到共同就餐史。病例肌活检发现幼虫囊包即可确诊。但是,由于取样的范围及数量限制,肌活检的检出率仅为 50% 左右,所以即使活检阴性,也不能直接排除患旋毛虫病的可能。对于中枢神经系统受累的病例,偶尔可在其脑脊液中发现幼虫。对病例所食剩余肉类进行镜检,也有助于确诊。

对早期或轻度感染者,采用血清学方法检测病例血清中的特异性抗体或抗原可作为诊断该病的重要辅助手段。常用方法有间接荧光抗体技术、ELISA,以及免疫印迹等。

(五) 治疗

治疗旋毛虫病的首选药物为阿苯达唑,该药疗效佳,既可驱除肠内早期脱囊幼虫和成虫并抑制雌虫产卵,又能杀死移行期幼虫和肌肉中的幼虫。其次为甲苯达唑,在欧美国家目前仍普遍应用。

(六) 预防

预防该病的关键首先在于开展健康教育,改变不良的饮食习惯,不生食或半生食猪肉或其他动物肉类及肉制品,以杜绝感染;其次是严格进行肉类检疫,未经检疫的肉类严禁上市;此外,改善养猪方法,提倡圈养、保持猪舍清洁、加强饲料管理以防猪的感染,也是重要的预防手段。

(尤怡然 范鹏辉)

第三十六节 片形吸虫病

(一) 寄生虫病原学

片形吸虫病是由肝片吸虫(*Fasciola hapatica*)、大片吸虫(*Fasciola gigantica*)等片形吸

虫感染引起的一类人畜共患寄生虫病。

片形吸虫成虫为椭圆形,背腹扁平。其终宿主为牛、羊等哺乳动物以及人(成虫寄生于宿主的肝、胆管),而中间宿主为椎实螺。片形吸虫的尾蚴可在水草等水生植物上形成囊蚴,牛、羊等牲畜食入含有囊蚴的植物后,片形吸虫幼虫可穿过宿主肠壁,然后经腹腔抵达肝、胆管寄生,有时也可通过肠系膜静脉或淋巴系统侵入胆管。成虫产卵后,虫卵又可经牛、羊等的粪便污染环境。片形吸虫幼虫在宿主体内移行的过程中,部分幼虫可停留在肺、脑等器官,以及眼眶、皮下等处,形成异位寄生而对宿主产生损害。值得注意的是,片形吸虫在宿主体内的寄生时间很长,譬如其在绵羊体内寄生的最长纪录为 11 年,而在人体内可长达 12~13 年。

(二)流行病学

片形吸虫病在世界范围内均有分布,有过病例报告的亚洲国家包括中国、韩国、泰国、日本、伊朗、沙特阿拉伯等。自 1921 年我国首次报告来自福建省的病例以来,我国片形吸虫病病例报告数累计 200 余例。1990 年开展的第一次全国人体寄生虫分布调查结果提示,我国大陆片形吸虫病人群感染率在 0.002%~0.171%,散在分布于甘肃、内蒙古、山东、江西、湖南、湖北、贵州、广西、广东、辽宁、吉林、四川、陕西、安徽、河南、河北共 16 个省(自治区),而其中甘肃省的感染率最高。人感染片形吸虫病的原因多是有水生植物的生食史或生水饮用史,某些地区有生食牛肝、羊肝的习惯,以及食用中间宿主椎实螺类等,这些因素均会大大增加感染片形吸虫病的风险。

(三)临床表现

片形吸虫病的临床表现主要可分为两类:一是幼虫移行对多种器官的损害,其中以对肝脏的破坏最为严重,可导致肝炎甚至脓肿,病例出现高热、恶心、腹痛、肝肿大,血常规检验提示嗜酸性粒细胞增多等;二是成虫在胆管寄生而产生的物理性及化学性刺激,可引发胆管炎、胆管上皮细胞增生,以及胆管周围组织纤维化,并可继发阻塞性黄疸,甚至进一步引发胆囊病变、肝脏坏死和肝硬化。

在临床分期上,片形吸虫病可分为急性期、潜隐期和慢性期 3 个时期。

1. 急性期　又称侵袭期,幼虫在宿主体内移行的阶段,出现在病例感染后 2~12 周。病例常突发高热和腹痛,并伴有恶心、胀气、呕吐、腹泻或便秘、肝肿大、贫血和血象嗜酸性粒细胞明显增高等表现。有些病人还可出现肺和皮肤变态反应症状,持续时间大约为 2~4 周。

2. 潜隐期　通常在病例感染后 4 个月左右。此时虫体已进入宿主胆管,病例的急性症状减退或消失,在数月或数年内无明显不适。但需要注意的是,此期病变仍在发展。

3. 慢性期　又称阻塞期,成虫在胆管内寄生引起胆管炎、胆管上皮增生以及胆管周围组织纤维化的阶段。主要表现有乏力、右上腹疼痛或胆绞痛、恶心、厌食(尤其是对油脂类食物)、贫血、黄疸和肝肿大等。

片形吸虫病还可因幼虫移行造成异位损害,又称肝外片形吸虫病。具体为幼虫移行穿入血管,随血流到达肺、胃、脑、眼以及皮下甚至咽部等处,造成病例出现相应症状。

(四)判定标准

片形吸虫病的诊断主要依据流行病学暴露史、临床表现、病原学检查以及实验室检查结果等进行。由于肝片吸虫与巨片吸虫的成虫和虫卵形态相似,病理检查难以区别,所以报告的病例不能排除有二者相混的可能。

（五）治疗

目前三氯苯达唑（Triclabendazole,TCZ）是治疗片形吸虫病的首选药物,也是世界卫生组织唯一推荐治疗片形吸虫病的药物。

（六）预防措施

片形吸虫病的预防重点在于加强卫生宣教,教育民众注意饮食卫生,不要生食水生植物及牛羊肝脏。

（尤怡然）

参｜考｜文｜献

［1］胡秀明,许红梅.2016~2021年重庆地区儿童沙门菌感染血清型及耐药性分析[D].重庆:重庆医科大学,2023.

［2］ISSENHUTH-JEANJEAN S, ROGGENTIN P, MIKOLEIT M, et al. Supplement 2008-2010 (no. 48) to the White-Kauffmann-Le Minor scheme [J]. Research in microbiology, 2014, 165 (7): 526-530.

［3］FERRARI R G, ROSARIO D K A, CUNHA-NETO A, et al. Worldwide epidemiology of *Salmonella serovars* in animal-based foods: a meta-analysis [J]. Applied and environmental microbiology, 2019, 85 (14).

［4］LI W, PIRES S M, LIU Z, et al. Surveillance of foodborne disease outbreaks in China, 2003-2017 [J]. Food Control, 2020, 118: 107359.

［5］HEYMANN D L. Control of communicable diseases manual [M]. 21st ed. DC: APHA Press, 2022.

［6］张亮,邱炜,张秋平.2015—2018年珠海市10岁及以下儿童沙门菌感染情况[J].公共卫生与预防医学,2019,30(5):99-102.

［7］郭凯,刘晓琳,王伟栋,等.2014-2018年山东省青岛市腹泻病例中沙门菌分子分型及耐药分析[J].疾病监测,2020,35(4):345-349.

［8］龙利,游旅,韦小瑜,等.贵州省2017-2018年非伤寒沙门菌临床分离株耐药及分子分型研究[J].中国人兽共患病学报,2021,37(7):603-610.

［9］郭媛媛,李娟.基于新型分子印迹膜分离技术的金黄色葡萄球菌检测方法研究[D].长春:吉林大学,2023.

［10］侯玉超,李冰,李琳,等.金黄色葡萄球菌各种毒素的研究进展[C]//第二届糖业科技与发展高峰论坛.北京:中国糖业协会,2015.

［11］YAN X, SONG Y, YU X, et al. Factors associated with *Staphylococcus aureus* nasal carriage among healthy people in Northern China [J]. Clinical Microbiology and Infection: The Official Publication of the European Society of Clinical Microbiology and Infectious Diseases, 2015, 21 (2): 157-162.

［12］王太君,甄清,王爽.2014-2018年吉林省食源性金黄色葡萄球菌污染监测情况分析[D].长春:吉林大学,2022.

［13］柴迎锦.肠外致病性大肠埃希菌毒力因子研究进展[J].动物医学进展,2020,41(2):80-84.

［14］黄涛,山珊,黄艳梅,等.大肠埃希氏菌的分型方法及其研究进展[J].微生物学通报,2020,47(3):892-902.

［15］罗魁.肠道外致病性大肠杆菌的耐药毒力相关分子特征[D].郑州:郑州大学,2020.

［16］王超,王同瑜,姜金茹,等.2015—2019年北京市食源性致泻大肠埃希氏菌感染病例流行特征分析[J].实用预防医学,2022,29(6):689-692.

［17］VÁZQUEZ-BOLAND J A, KUHN M, BERCHE P, et al. Listeria pathogenesis and molecular virulence determinants [J]. Clin Microbiol Rev, 2001, 14 (3): 584-640.

［18］ 赵强. 单增李斯特氏菌在牛羊养殖及食品链中流行与传播规律研究 [D]. 长春: 吉林大学, 2021.

［19］ DE NOORDHOUT C M, DEVLEESSCHAUWER B, ANGULO F J, et al. The global burden of liste-riosis: a systematic review and meta-analysis [J]. Lancet Infect Dis, 2014, 14 (11): 1073-1082.

［20］ Li W, Bai L, Fu P, et al. The epidemiology of *Listeria monocytogenes* in China [J]. Foodborne Pathog Dis, 2018, 15 (8): 459-466.

［21］ 宫春波, 董峰光, 张良华, 等. 副溶血性弧菌的特征、分布及其致病风险评估研究概述 [J]. 食品安全导刊, 2019 (22): 30-33.

［22］ 区金结, 李柏生, 吴衍恒, 等. 2019—2021 年中山市副溶血弧菌食物中毒分离株的病原特征分析 [J]. 公共卫生与预防医学, 2023, 34 (4): 72-76.

［23］ 张婷, 杨梦华. 副溶血弧菌的毒力基因表达调控的分子机制 [J]. 微生物学报, 2020, 60 (7): 1345-1357.

［24］ PARK S F. The physiology of Campylobacter species and its relevance to their role as foodborne patho-gens [J]. Int J Food Microbiol, 2002, 74 (3): 177-188.

［25］ 李轩, 汪淑颖, 向红. 人类弯曲菌病感染来源研究进展 [J]. 中国人兽共患病学报, 2022, 38 (3): 266-276.

［26］ 胡娟娟. 牛奶中弯曲菌分离方法的优化及养殖阶段牛奶生产中弯曲菌流行病学调查 [D]. 扬州: 扬州大学, 2022.

［27］ 汪廷彩, 雷毅, 周露, 等. 唐菖蒲伯克霍尔德氏菌 (椰毒假单胞菌酵米面亚种) 的研究进展 [J]. 食品与机械, 2021, 37 (5): 194-202.

［28］ 赵梦馨. 玉米面及其相关样品中唐菖蒲伯克霍尔德氏菌的检测、鉴定及序列分析研究 [D]. 武汉: 武汉轻工大学, 2019.

［29］ 陈晖, 傅锁洁, 王琦, 等. 2005—2020 年我国唐菖蒲伯克霍尔德氏菌中毒事件流行病学分析 [J]. 中国食品卫生杂志, 2022, 34 (6): 1336-1341.

［30］ 杨桦. 试论椰毒假单胞菌引发食物中毒的成因及防治措施: 以黑龙江省鸡西市 "酸汤子" 食物中毒事件为例 [J]. 现代食品, 2021,(16): 168-170, 175.

［31］ 严琼英, 李乐诗, 孙钰涵, 等. 1 株椰毒假单胞菌酵米面亚种在湿米粉基质中的产毒情况和酸度分析 [J]. 中国粮油学报, 2023, 38 (6): 164-168.

［32］ Centers for Disease Control and Prevention, National Center for Infectious Diseases, Division of Bacterial and Mycotic Diseases. Botulism in the United States, 1899-1996; handbook for epidemiologists, clinicians, and laboratory workers [R]. Atlanta: U. S. Dept. of Health and Human Services, 1998.

［33］ 孙宝迪, 季青峰, 俞燕露, 等. 2021 年美国 CDC 肉毒梭菌中毒临床诊疗指南解读 [J]. 中国急救复苏与灾害医学杂志, 2022, 17 (2): 145-149.

［34］ 张鹏. 肉毒杆菌食物中毒病例临床特征观察及治疗探索 [D]. 北京: 中国人民解放军军事医学科学院, 2017.

［35］ 刘成诚. 食源性蜡样芽胞杆菌风险评估及生物膜形成能力的研究 [D]. 广州: 暨南大学, 2018.

［36］ 周璐. 湿粉类食品中蜡样芽胞杆菌污染状况、毒力和菌株生长抑制研究 [D]. 广州: 南方医科大学, 2022.

［37］ HUANG Y, FLINT S H, PALMER J S. *Bacillus cereus* spores and toxins: the potential role of biofilms [J]. Food Microbiology, 2020, 90: 103493.

［38］ BERTHOLD-PLUTA A, PLUTA A, GARBOWSKA M, et al. Prevalence and toxicity characterization of *Bacillus cereus* in food products from Poland [J]. Foods (Basel, Switzerland), 2019, 8 (7): 269.

［39］ KOTLOFF K L, WINICKOFF J P, IVANOFF B, et al. Global burden of Shigella infections: implications for vaccine development and implementation of control strategies [J]. Bulletin of the World Health Organi-zation, 1999, 77 (8): 651-666.

［40］ 常志力. 我国志贺菌的流行分布与基因组进化 [D]. 北京: 北京协和医学院, 2013.

［41］ 刘康康. 国内宋内志贺菌进化与耐药特征研究 [D]. 北京: 中国人民解放军军事科学院, 2023.

［42］ 张凯悦. 产气荚膜梭菌六重 PCR 分型检测方法的建立及分离菌株的 cpe 定位 [D]. 咸阳: 西北农林科

技大学, 2022.

［43］王帝, 王欣宇, 郭伟奇, 等. 江苏和浙江地区 16 株鸡源产气荚膜梭菌的分离鉴定及生物学特性分析 [J/OL]. [2024-09-13]. https://doi. org/10. 19958/j. cnki. cn31-2031/s. 20230906. 001.

［44］陈祥杰, 古红霞, 袁伟康, 等. 珠三角地区规模化养鸡场产气荚膜梭菌分子流行病学调查研究 [J]. 广东畜牧兽医科技, 2020, 45 (5): 21-24, 47.

［45］陈佳璐. 厦门市生鲜水产品中创伤弧菌基因分型及耐药性研究 [J]. 现代食品, 2023, 29 (2): 81-85.

［46］张晗. 创伤弧菌 BO62316 及Ⅰa 型和Ⅶ型 B 族链球菌荚膜寡糖的全合成 [D]. 青岛: 山东大学, 2021.

［47］郑小庆. 创伤弧菌感染的临床研究 [D]. 杭州: 浙江大学, 2016.

［48］程俊彦, 卢中秋. 创伤弧菌感染的流行病学及临床特点 [J]. 中国急救医学, 2003 (5): 38-40.

［49］李秉煦, 吴慧珍, 卢中秋, 等. 原发性创伤弧菌感染 12 例 [J]. 中国麻风皮肤病杂志, 2001 (2): 91-94.

［50］FANKHAUSER R L, MONROE S S, NOEL J S, et al. Epidemiologic and molecular trends of "Norwalk-like viruses" associated with outbreaks of gastroenteritis in the United States [J]. J Infect Dis, 2002, 186 (1): 1-7.

［51］赵秀昌, 黄泽英. 我国诺如病毒流行及疾病负担研究进展 [J]. 内科, 2023, 18 (3): 262-265.

［52］PIRES S M, FISCHER-WALKER C L, LANATA C F, et al. Aetiology-specific estimates of the global and regional incidence and mortality of diarrhoeal diseases commonly transmitted through food [J]. PLoS One, 2015, 10 (12): e0142927.

［53］王彩霞, 史喜菊, 冯春燕, 等. 诺如病毒的流行、诊断与防控建议 [J]. 质量安全与检验检测, 2023, 33 (3): 32-38.

［54］世界卫生组织. 世卫组织关于甲型肝炎疫苗的立场文件-2022 年 10 月 [EB/OL].(2022-10-07)[2024-09-13]. https://iris. who. int/bitstream/handle/10665/363396/WER9740-chi. pdf？sequence=10.

［55］王静. 甲型肝炎病毒检测方法研究进展 [J]. 旅行医学科学, 2007 (3): 1-3.

［56］罗佳. 甲型肝炎减毒活疫苗及灭活疫苗免疫效果评价 [D]. 昆明: 昆明医科大学, 2017.

［57］陈加贵, 邓秋云, 杨仁聪, 等. 2010—2020 年广西甲型病毒性肝炎流行病学特征分析 [J]. 公共卫生与预防医学, 2022, 33 (6): 47-50.

［58］刘亿, 刘宇, 郭杨, 等. 2013—2022 年四川省甲型病毒性肝炎流行病学特征分析 [J]. 预防医学情报杂志, 2024, 40 (2): 132–138.

［59］倪文思. 宁夏甲肝流行特征分析及其防控策略研究 [D]. 银川: 宁夏医科大学, 2014.

［60］宋丽新. 江西省甲型病毒性肝炎流行病学现状及重点地区甲肝疫苗强化免疫流行病学效果分析 [D]. 南昌: 南昌大学, 2015.

［61］叶俊森. 吉林省 2004-2016 年甲型病毒性肝炎的流行特征分析及预测研究 [D]. 长春: 吉林大学, 2018.

［62］SONGTANIN B, MOLEHIN A J, BRITTAN K, et al. Hepatitis E virus infections: epidemiology, genetic diversity, and clinical considerations [J]. Viruses, 2023, 15 (6): 1389.

［63］NIMGAONKAR I, DING Q, SCHWARTZ R E, et al. Hepatitis E virus: advances and challenges [J]. Nat Rev Gastroenterol Hepatol, 2018, 15 (2): 96-110.

［64］杨心悦, 何启瑜, 王麟. 戊型肝炎的流行病学进展 [J]. 中华肝脏病杂志, 2023, 31 (5): 455-459.

［65］ASLAN A T, BALABAN H Y. Hepatitis E virus: epidemiology, diagnosis, clinical manifestations, and treatment [J]. World J Gastroenterol, 2020, 26 (37): 5543-5560.

［66］纪元. 中国养殖东方鲀养殖情况调查, 经济相关生物学特征比较及毒素含量监测 [D]. 青岛: 中国海洋大学, 2011.

［67］张永贵, 刘树威, 张宇辉, 等. 河鲀毒素 (TTX) 解毒药的研究 [J]. 脑与神经疾病杂志, 1996 (2): 105-106.

［68］王纯纯, 乔琨, 陈贝, 等. 河鲀毒素的性质及应用研究进展 [J]. 渔业研究, 2021, 43 (5): 539-548.

［69］杨双喜. 宁波市售鲜活海产品河鲀毒素 (TTX) 污染现状及评价 [D]. 杭州: 浙江大学, 2013.

［70］褚发军, 冉陆, 马莉, 等. 2008—2010 年全国突发公共卫生事件网络报告食物中毒流行病学分析 [J]. 中国食品卫生杂志, 2012, 24 (4): 387-390.

［71］孙项丽. 青皮红肉鱼中组胺变化规律及其鲜度相关性研究 [D]. 上海: 上海海洋大学, 2020.

［72］赵中辉. 水产品贮藏中生物胺的变化及组胺形成机制的研究 [D]. 青岛: 中国海洋大学, 2011.

［73］NEVADO D L, DELOS SANTOS S, BASTIAN G, et al. Detection, identification, and inactivation of histamine-forming bacteria in seafood: a mini-review [J]. J Food Prot, 2023, 86 (3): 100049.

［74］VISCIANO P, SCHIRONE M, PAPARELLA A. An overview of histamine and other biogenic amines in fish and fish products [J]. Foods, 2020, 9 (12): 1795.

［75］岳立达, 雷苏文. 贝类毒素食物中毒研究综述 [J]. 中国公共卫生管理, 2021, 37 (5): 689-691.

［76］广东省疾病预防控制中心. 贝类毒素科普 [EB/OL].(2018-10-31)[2023-11-09]. http://cdcp. gd. gov. cn/jkjy/jkzt/yyyspaq/content/post_3440370. html.

［77］国家市场监督管理总局. 关于预防贝类毒素引发中毒的风险提示 [EB/OL].(2021-10-15)[2023-11-09]. https://www. samr. gov. cn/zt/ndzt/2021n/splyyxkpzpzbpt/azspplhfcjpljqt/scp/art/2021/art_1ab3653dbc4e43fda35e6d1b8a352159. html.

［78］萧松建, 阮峰, 曾茹阳. 珠海市四个家庭雪卡毒素食物中毒调查 [J]. 中国热带医学, 2018, 18 (11): 1157-1159.

［79］赵峰, 周德庆, 李钰金. 海洋鱼类雪卡毒素的研究进展 [J]. 食品工业科技, 2015, 36 (21): 376-380.

［80］王蕊, 吴佳俊, 陈荔. 不容忽视的 "雪卡毒素" [J]. 生命世界, 2022 (3): 10-11.

［81］陈荔, 吴佳俊, 王鹏斌. 雪卡毒素及其产毒底栖甲藻的研究现状与展望 [J]. 海洋科学进展, 2022, 40 (4): 581-593.

［82］LI W, PIRES S M, LIU Z, et al. Mushroom poisoning outbreaks-China, 2010-2020 [J]. China CDC Weekly, 2021, 3 (24): 518-522.

［83］卢中秋, 洪广亮, 孙承业, 等. 中国蘑菇中毒诊治临床专家共识 [J]. 临床急诊杂志, 2019, 20 (8): 583-598.

［84］广东省卫生健康委办公室. 关于印发广东省急性毒蕈中毒诊断与救治工作指引 (2019 版) 的通知: 粤卫办医函〔2019〕7 号 [A].(2019-06-10). 广州: 广东省卫生健康委办公室.

［85］陈超杰, 何嘉莉, 韦锦彦, 等. 1 034 例钩吻中毒事件的文献分析 [J]. 梧州学院学报, 2020, 30 (3): 11-19.

［86］邱泽武, 牛文凯. 急性蓖麻毒蛋白中毒的诊断与治疗 [J]. 中华急救医学杂志, 2006, 15 (7): 669-670.

［87］徐国钧, 王强. 中草药彩色图谱 [M]. 福州: 福建科学技术出版社, 2011: 537.

［88］王婧, 何旭鑫. 一起误食蓖麻子引起的食物中毒调查分析 [J]. 世界最新医学信息文摘, 2018, 18 (55): 237.

［89］王继勋. 急性蓖麻子中毒 56 例临床分析 [J]. 中国社区医师 (医学专业), 2013. 15 (9): 205-206.

［90］VALE A, BRADBERRY S M, RICE P, et al. Chemical warfare and terrorism [J]. Medicine, 2003, 31 (9): 26-29.

［91］DERTZBAUQH M T, ROSSI C A, PADDLE B M, et al. Monoclonal antibodies to ricin: in vitro inhibition of toxicity and utility as diagnostic reagents [J]. Hybridoma (Larchmt), 2005, 24 (5): 236-243.

［92］COOK D L, DAVID J, GRIFFITHS G D. Retrospective identification of ricin in animal tissues following administration by pulmonary and oral routes [J]. Toxicology, 2006, 223 (1/2): 61-70.

［93］GUO J, SHEN B, SUN Y. A novel neutralizing monoclonal antibody against both ricin toxin A and ricin toxin B, and application of a rapid sandwich enzyme-linked immunosorbent assay [J]. Hybridoma (Larchmt), 2006, 25 (4): 225-229.

［94］JOHNSON R C, LEMIRE S W, WOOLFITT A R. Quantification of ricinine in rat and human urine: a biomarker for ricin exposure [J]. J Anal Toxicol, 2005, 29 (3): 149-155.

［95］徐爱萍, 胡丹标, 黄美林, 等. 一起误用桐油引起食物中毒的调查与思考 [J]. 中国卫生检验杂志, 2010, 20 (10): 2643-2645.

［96］中华人民共和国卫生部. 桐油食物中毒诊断标准及处理原则: WS/T 6—1996 [S]. 北京: 中国标准出版社, 1997.

［97］ 中华人民共和国卫生部, 中国国家标准化管理委员会. 食用植物油卫生标准的分析方法: GB/T 5009.
37—2003 [S]. 北京: 中国标准出版社, 2003.

［98］ 李天星, 蔡婷婷, 薛秋平. 龙葵素中毒误诊治分析 [J]. 临床误诊误治, 2019, 32 (9): 8-10.

［99］ 国家市场监督管理总局. 发芽的马铃薯还能吃吗? [EB/OL].(2022-05-05)[2023-11-29]. https://www.
samr. gov. cn/spcjs/yjjl/art/2022/art_d958ba4998c94acda15b72b195c62e4d. html.

［100］ ZHOU W, LIU H, QIU L Z, et al. Cardiac efficacy and toxicity of aconitine: a new frontier for the
ancient poison [J]. Med Res Rev, 2021, 41 (3): 1798-1811.

［101］ 张珊, 杨涵, 陈顺琴, 等. 乌头属中药的毒性及毒代动力学研究进展 [J/OL]. 中华中医药学刊.(2023-
10-17)[2024-08-27]. http://kns. cnki. net/kcms/detail/21. 1546. R. 20231013. 1702. 010. html.

［102］ NYIRIMIGABO E, XU Y Y, LI Y B, et al. A review on phytochemistry, pharmacology and toxicology
studies of Aconitum [J]. J Pharm Pharmacol, 2015, 67 (1): 1-19.

［103］ 王锐, 丁凡, 高永军, 等. 2004—2013 年全国植物性食物中毒事件流行病学分析 [J]. 中国食品卫生杂
志, 2016, 28 (5): 580-584.

［104］ 何左, 周舟, 李庆棠. 2005-2020 年大理白族自治州食物中毒事件流行特征分析 [J]. 中华灾害救援医
学, 2022, 10 (2): 79-83.

［105］ 郭卉, 林燕, 李真晖, 等. 云南省 2007—2017 年乌头中毒事件特征分析 [J]. 华南预防医学, 2018, 44
(4): 375-377.

［106］ 刘志涛, 韩兴孟, 万蓉, 等. 2010—2015 年云南省草乌中毒事件监测结果 [J]. 职业与健康, 2017, 33
(5): 631-632, 635.

［107］ CHAN T Y. Aconite poisoning [J]. Clin Toxicol (Phila), 2009, 47 (4): 279-285.

［108］ LIN C C, CHAN T Y, DENG J F. Clinical features and management of herbinduced aconitine poisoning
[J]. Ann Emerg Med, 2004, 43 (5): 574-579.

［109］ COULSON J M, CAPARROTTA T M, THOMPSON J P. The management of ventricular dysrhythmia in
aconite poisoning [J]. Clin Toxicol, 2017, 55 (5): 313-321.

［110］ TAI Y T, BUT P P, YOUNG K, et al. Cardiotoxicity after accidental herbinduced aconite poisoning [J].
Lancet, 1992, 340 (8830): 1254-1256.

［111］ 卢中秋, 赵晓东, 于学忠, 等. 急性乌头碱类生物碱中毒诊治专家共识 [J]. 中华急诊医学杂志, 2022,
31 (3): 291-296.

［112］ 廖茜茜, 黄维兰. 一起饮用泡酒致乌头碱类生物碱中毒的调查分析 [J]. 中国乡村医药, 2023, 30 (3):
60-61.

［113］ 苏玮玮, 李娟娟, 余思洋, 等. 云南省 2012—2019 年乌头类植物中毒流行特征 [J]. 中国热带医学.
2020, 20 (7): 666-669.

［114］ 冉茂霞, 李莹, 林佳如, 等. 急性甲醇中毒临床特征分析 [J]. 中国医药, 2019, 14 (9): 1361-1365.

［115］ 熊艳艳, 罗磊, 朱雪芹, 等. 基于文献计量学的职业性甲醇中毒研究现状 [J]. 中国职业医学, 2022, 49
(6): 668-672, 677.

［116］ 田永超, 孙睿甜, 张学敏, 等. 1 例临床表现为急性心肌梗死的甲醇中毒诊断分析 [J]. 山东医药,
2022, 62 (6): 59-62.

［117］ 中华人民共和国国家卫生和计划生育委员会. 职业性急性甲醇中毒的诊断: GBZ 53—2017 [S]. 北
京: 中国标准出版社, 2017.

［118］ 陈育全, 林毓嫱, 蒋文中, 等. 急性甲醇中毒致双眼失明 1 例 [J]. 中华卫生应急电子杂志, 2020, 6 (2):
127-128.

［119］ 黎敏, 李超乾, 卢中秋, 等. 急性中毒的诊断与治疗专家共识 [J]. 中华卫生应急电子杂志, 2016, 2 (6):
333-347.

［120］ 任彦霖, 陆春花, 毛叶挺, 等. 2 例职业性急性甲醇中毒报道 [J]. 职业卫生与病伤, 2023, 38 (6):
387-390.

［121］刘晓晔, 张乃友. 食品中亚硝酸盐的应用探究 [J]. 中国食品工业, 2023 (3): 60-62, 65.

［122］谢小玲. 关于亚硝酸盐中毒在急救护理中的体会 [J]. 世界最新医学信息文摘, 2019, 19 (41): 265.

［123］中国医师协会急诊医师分会. 急性有机磷农药中毒诊治临床专家共识 (2016)[J]. 中国急救医学, 2016, 36 (12): 1057-1065.

［124］中华人民共和国民政部. T/CADERM 5019—2023: 急性有机磷农药中毒诊治要求 [S]. 北京: 中国医学救援协会, 2023.

［125］蒋召彬, 龚素玲, 魏涛, 等. 急性有机磷农药中毒病例的救治与护理研究进展 [J]. 当代护士 (下旬刊), 2021, 28 (12): 32-35.

［126］蔡志斌, 张英, 徐小燕, 等. 常见杀鼠剂中毒表现及其检测方法的研究进展 [J]. 实用预防医学, 2017, 24 (8): 1021-1025.

［127］李艳艳. 86 例溴敌隆中毒病例使用维生素 K_1 常规剂量与加大剂量治疗的临床分析 [J]. 医学理论与实践, 2018, 31 (11): 1630-1631.

［128］杨永志, 彭睿. 长效抗凝血灭鼠剂中毒研究进展 [J]. 解放军预防医学杂志, 2018, 36 (8): 1088-1091.

［129］何战英, 贾蕾, 黄芳, 等. 北京市一起广州管圆线虫病暴发疫情调查 [J]. 中国公共卫生, 2007,(10): 1241-1242.

［130］陈绍荣, 吕山, 汪丽波, 等. 云南省大理州首次广州管圆线虫病疫情调查与处置 [J]. 寄生虫病与感染性疾病, 2008,(3): 137-138.

［131］张榕燕, 谢贤良, 方彦炎. 福建省 58 例广州管圆线虫病分析 [J]. 海峡预防医学杂志, 2017, 23 (1): 27-29.

［132］杨维平. 人体片形吸虫病的流行与防治 [J]. 医学综述, 2005,(11): 49-51.

［133］郑德福, 肖宁, 冯萍, 等. 1964-2011 年中国大陆人体旋毛虫病流行分析 [J]. 寄生虫病与感染性疾病, 2011, 9 (3): 119-125.

［134］姚甲凯, 戴建荣. 华支睾吸虫病的流行及治疗现状 [J]. 中国病原生物学杂志, 2020, 15 (3): 364-370.

［135］陈颖丹, 周长海, 朱慧慧, 等. 2015 年全国人体重点寄生虫病现状调查分析 [J]. 中国寄生虫学与寄生虫病杂志, 2020, 38 (1): 5-16.

［136］诸欣平, 苏川. 人体寄生虫学 [M]. 北京: 人民卫生出版社, 2018.

［137］翟亚民, 孙胜德. 常见中毒与急救 [M]. 北京: 北京科学技术出版社, 1997: 207-208.

［138］樊金. C 型产气荚膜梭菌类毒素疫苗与抗毒素血清的制备研究 [D]. 泰安: 山东农业大学, 2015.

［139］庄众, 郭云昌, 杨淑香, 等. 2002—2017 年中国食源性农药中毒事件分析 [J]. 中国食品卫生杂志, 2021, 33 (3): 373-378.

第三章

典型案例

第一节　著名的"花生酱"

(一) 背景知识

本案例是以医疗卫生机构实验室的主动监测为基础,对临床上因罹患某种疾病而就诊的病例采集临床标本,送实验室进行特定病原体检验,并基于实验室的分子分型技术发现和确认暴发,通过流行病学调查,找到致病因子和可疑食物,提出有效的控制措施。

1. 基于实验室的分子分型技术　实验室分子分型有助于确定某种细菌分离株的增加是否因同源暴发引起。亚型分型以某些细菌的生物学和／或基因特征为基础,这些特征在同种细菌的不同菌株间趋向不同,通过上述常规实验室分子分型技术对收集到的菌株进行分析并比较基因片段,就有可能发现散发病例之间某种可能存在的流行病学关联,从而尽早识别可能的暴发并迅速介入处理,争取主动权。

基于实验室分子分型技术的食源性疾病主动监测过程:医生采样→医院培养、分离出菌株→送到指定实验室,进行血清学鉴定,以及分子分型→基因片段比对→结果分析(图 3-1)。

2. PFGE 技术简介　脉冲场凝胶电泳(pulsed field gel electrophoresis,PFGE)是一种DNA 指纹亚型分型的方法。细菌的 DNA 分子被切成很多片段,这些 DNA 切片被加入琼脂糖凝胶中,在脉冲电场的作用下,DNA 切片通过凝胶孔,就像通过筛子一样,经过一段时间后,不同大小的 DNA 切片各自分开。较小的切片穿过凝胶的速度较快,较大的切片穿过凝胶的速度较慢,结果 DNA 被分离成不同的条带,不同的细菌克隆具有不同的 DNA 条带组合,就像不同的人有不同的指纹一样。通过加入染色剂,这些条带在紫外线照射下可发出荧光,便于进行肉眼观察或拍照,形成类似于条形码的 DNA 指纹。

不同的 DNA 构成将形成不同的 PFGE 带。来自相同生物体母体的细菌后代会有几乎相同的 DNA,他们的 DNA 指纹也是相同的。一组菌株具有相同的 PFGE 图谱提示它们可能来自同一克隆,且有相同来源,而这一关键点也是是否启动流行病学调查的重要依据。

3. PulseNet 简介　PulseNet 是美国一个公众健康和食品规范实验室的国家网络管理机构,由美国 CDC 协调,各州、地方的卫生部门和联邦机构是这个工作网络的组成部分。PulseNet 在各州和地方卫生部门的合作者执行标准化的食源性致病菌 PFGE 分子分型技术,各自将 PFGE 图谱以电子方式提交到本地数据库和美国 CDC 维护的国家数据库。

(二) 事件回放

2006 年 10 月,美国 A 州向 PulseNet 报告了两例田纳西沙门氏菌病,但没有病例的发病日期、住院情况或症状等其他信息。

2006 年 10 月 26 日—12 月 31 日,B 州共报告了 5 例田纳西沙门氏菌病的病例。这些病例的发病日期在 2006 年 9 月 30 日—12 月 15 日。17 名病例中有 6 人(35%)住院治疗。

美国 CDC 的 PulseNet 数据库管理员调查结果显示,来自两个州的所有病例有同一个特定的 PFGE 图谱:JNXX01.0011。PulseNet 数据库的信息显示,PFGE 图谱为 JNXX01.0011的田纳西沙门氏菌首次被报告至 PulseNet 是在 2004 年。从那之后,美国全国每月报告 1~5例病例。在随后的监测中,数据库管理员发现,2006 年 8 月直到该年年末,该型号的 PFGE图谱被报告至 PulseNet 的菌株数量显著增加。

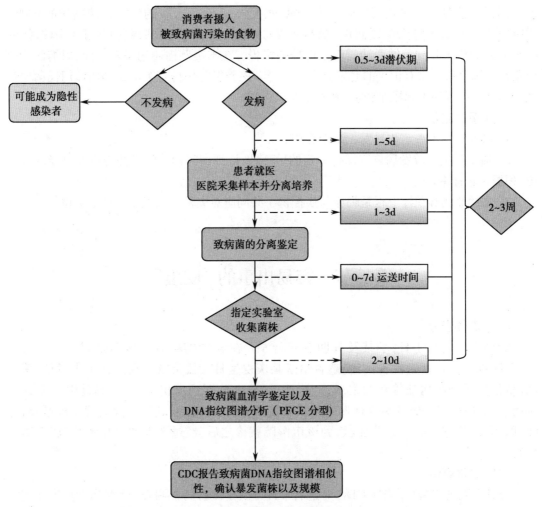

图 3-1 基于实验室分子分型技术的食源性疾病主动监测过程

（三）流行病学调查

美国 CDC 启动流行病学调查。结果显示，从 2006 年 8 月 1 日到 2007 年 4 月 23 日，经实验室确诊的田纳西沙门氏菌病有 628 例，病例年龄最小为 2 个月，最大为 95 岁，中位数为 52 岁，病例中女性占 73%，男性 27%。在这起暴发中，感染的症状包括腹泻（72%）、腹部绞痛（65%）、发热（43%），以及排尿困难（45%）。在确诊病例中，481 人发病日期明确，20% 的病例因病情较重需要住院，无死亡病例。开展实验室检测标本中，61% 是粪便标本，35% 是尿液标本，4% 是其他标本。

经过包括病例对照研究在内的一系列流行病学调查，最终锁定可疑食物是某品牌的花生酱。通过实验室分析，从病例家里吃剩的花生酱和工厂生产的样品中都分离出相同血清型的沙门氏菌——田纳西沙门氏菌，并且都与从病例粪便分离到的沙门氏菌具有相同的 PFGE 图谱，即 JNXX01.0011。

（四）田纳西沙门氏菌简介

田纳西沙门氏菌是非伤寒沙门氏菌中一种相对罕见的血清型。1995—2004 年，美国国家沙门氏菌监测系统平均每年收到 52 例病例报告,占全部报告的沙门氏菌菌株的 0.1%。WHO GSS(全球沙门氏菌监测网)数据库 2005 年收到 52 例病例报告(少于总菌株数的 0.5%),2006 年未收到田纳西沙门氏菌菌株的报告。在本案例描述的暴发之前,田纳西沙门氏菌在美国最后一次有记录的暴发是在 1993 年,该暴发与奶粉有关。田纳西沙门氏菌比其他沙门氏菌更容易引起尿路感染,其确切原因未知。

（五）事件启示

1. 散发病例不一定与暴发 / 流行无关。

2. 临床医生对散发病例应保持一定的敏感性,详细询问相关的既往史以及可能的进食史,积极采集标本。

3. 主动监测和积极上报是临床与疾控携手共同应对突发公共卫生事件的关键。

(卢玲玲)

第二节　容易出事的"皮蛋"

（一）事件回放

2015 年 11 月 11 日,李某及其朋友一行 5 人在 A 餐馆聚餐。他们是同一公司的员工,平时都在公司食堂就餐,当晚趁着给李某庆祝生日大快朵颐。在进食了水煮鱼、辣子鸡、青椒皮蛋和毛血旺等食物之后,5 人于 22 时 30 分回到出租房,又一起食用了在 B 西饼店买的生日蛋糕,方才尽兴而归。从次日凌晨 3 时 30 分起,其中 3 人陆续出现恶心、呕吐、腹泻、发热、腹痛、头晕等症状,到该市医院就诊之后,经过 3 天的对症治疗,病情逐渐好转。

（二）事件调查

接到医院的报告后,当地 CDC 对这起事件开展了流行病学调查。3 名病例从进食到发病约 7 小时,主要临床表现为恶心、呕吐、腹泻、腹痛、发热。血常规结果显示:白细胞升高,最高者达 20.67×10^9/L,淋巴细胞降低,中性粒细胞升高,细菌感染可能性高。

通过调查进食史,得知 3 名病例均进食过 11 月 10 日和 11 日公司员工食堂提供的午餐。但是,11 月 10 日和 11 日在公司食堂进食午餐的员工有千余人,通过走访公司和附近医疗机构,除这 3 名病例外,没有其他员工近期出现类似的症状;而 B 西饼店属于连锁蛋糕店,每日蛋糕销售量高且涉及的范围广,近期也未收到相关投诉,故公司食堂的午餐和 B 西饼店的蛋糕引起发病的可能性较小,晚餐引起发病的可能性较大。

对进食量进行详细调查发现,在 A 餐馆聚餐时,3 名病例均进食青椒皮蛋、水煮鱼、毛血旺、辣子鸡较多;而未发病的 2 人中,有 1 人没有进食过青椒皮蛋、水煮鱼和毛血旺,另 1 人进食少量的青椒皮蛋、水煮鱼和毛血旺。5 人均进食过生日蛋糕,且进食量差不多。对可疑食品进食情况开展病例对照研究发现,因未食用者不发病,青椒皮蛋、水煮鱼、毛血旺引起发病的可能性较大。

通过与厨师进行访谈,了解到三个可疑菜品的制作过程如下。青椒皮蛋:先将皮蛋剥壳、切瓣,辣椒过油,加入醋、酱油等调料拌匀后即可。水煮鱼:先用油将辣椒、豆瓣酱、姜、蒜等爆炒后,加水烧开,然后放入腌制好的新鲜鱼骨和鱼片,烹煮熟透后出锅。毛血旺:先用油将辣椒、豆瓣酱、姜、蒜等爆炒后,加水烧开,再放入焯过水的火腿、肥肠、猪血和油炸过的猪肉,烹煮 5 分钟后即可出锅。考虑到毛血旺和水煮鱼都经过高温烹制,而青椒皮蛋为凉拌菜,故受污染的可能性较大。另外,根据当天的销售小票统计,当天水煮鱼、毛血旺和辣子鸡的销售量都有 10 份以上,而青椒皮蛋仅销售了 2 份。

现场卫生学调查发现,A 饭店持有有效的《食品经营许可证》,使用市政供水,且近期无水管改造或修补的情况;从业人员约 30 人,近来均未出现呕吐、腹泻等症状。厨房现场卫生条件较差,厨房地面积水,散布着一些废弃瓜皮、菜叶子等垃圾;缺少盖子的垃圾桶放置于厨房中央;砧板和刀具生熟不分,冰箱里生熟食物混放。

同时,该市 CDC 采集病例和从业人员的生物标本、食品原料样品和加工环境样本进行检测。其中,3 份病例粪便中,有 2 份同时检出科瓦利斯沙门氏菌和鼠伤寒沙门氏菌。2 份病例粪便标本中检出的科瓦利斯沙门氏菌为同一血清型,沙门氏菌 PFGE 分子分型检验显示 DNA 指纹图谱的相似性为 100%。2 份病例粪便标本中检出的鼠伤寒沙门氏菌为同一血清型,DNA 指纹图谱的相似性为 100%。此外,5 份餐馆加工环境样本中有 1 份切过皮蛋的刀具棉拭子检出鼠伤寒沙门氏菌变种。

根据病例的临床表现、现场流行病学调查和实验室检验结果,依据 WS/T 13—1996《沙门氏菌食物中毒诊断标准及处理原则》,确定本事件为一起由沙门氏菌引起的食源性疾病暴发,可疑餐次为 11 月 11 日 A 餐馆的晚餐,可疑食物为青椒皮蛋。

(三) 科学劝诫

食用皮蛋要注意以下几点。

1. 高温加热 生食皮蛋有引发沙门氏菌病的风险,但沙门氏菌在中心温度 75℃ 下加热 5 分钟即可杀灭,因此建议广大消费者,尤其是老幼体弱者,尽量不生食皮蛋,要经过高温加热再食用,如可选择黄瓜皮蛋汤等食用方式。

2. 仔细清洗 剥皮蛋前应注意清洗手部和蛋壳,否则手部易沾染沙门氏菌,进而污染剥壳的皮蛋。

3. 尽快食用 加工制作的凉拌皮蛋建议在 2 小时内食用完毕,避免其受到微生物污染而变质。

(四) 事件启示

1. 临床医生的积极上报是发现食源性疾病暴发最关键和首要的环节。

2. 标本采集和实验室检验是食源性疾病暴发调查的重要内容。实验室检验在食源性疾病暴发的诊断及防控中发挥了不可替代的重要作用。实验室检验结果有助于确认致病因子、查找污染来源和途径、及时救治病例。

(李娟娟)

第三节　夺魂的钩吻泡酒

(一) 事件回放

2023 年 3 月 15 日 12 时 20 分许,在香某家中有 10 人共进午餐,其间 1 名茶商林某表示胃不舒服,香某将家中的自制外用泡酒(称有治疗胃病的作用)拿出来与 3 名茶商一同饮用。12时40分许,香某与3名茶商陆续感觉身体不适,分别被亲友送至县人民医院就诊。

云南省某县CDC于2023年3月15日14时20分接到县人民医院报告,该院急诊科13时50分开始陆续接诊头晕、恶心、呕吐、烦躁等病例4人。经调查,该起事件涉及10人,发病4人,死亡1人,治愈3人。经州公安局刑科所检测,在剩余泡酒和死者胃内容物中,均检测出钩吻碱。结合流行病学调查、临床表现和实验室检测结果,判定为一起家庭误食外用泡酒引起钩吻中毒的死亡事件。根据《国家突发公共卫生事件相关信息报告管理工作规范(试行)》,达到较大(Ⅲ级)突发公共卫生事件报告标准。

(二) 事件调查

1. 流行病学调查　2023年3月15日12时20分许,共10人在云南省某村民香某家中吃午餐,席间香某与3名茶商一起喝酒,其余人员未喝酒。刚开始喝自烤酒(每人饮用约50ml),其间1名茶商林某表示胃不舒服,香某称家中有治胃病的泡酒,就拿出来与3名茶商一同饮用。饮用外用泡酒情况:香某(约100ml)、张某(约65ml)、邱某(约50ml)、林某(约50ml)。12时40分许,香某与3名茶商陆续感觉身体不适。家中老人外出返家后发现4人误食外用泡酒,并立刻告知泡酒中有钩吻(俗称"断肠草"),4人立即停止饮用,分别由亲友送至县人民医院就诊。

病例1:香某,男,35岁,3月15日12时20分左右饮用"药酒(主要成分钩吻)"后出现头晕、恶心、呕吐、烦躁等症状,13时20分许到达县人民医院,13时50分经抢救无效死亡。

病例2:邱某,男,45岁,3月15日12时20分左右饮用"药酒(主要成分钩吻)"后出现头晕、恶心,呕吐胃内容物2次,感气促、乏力,无发热、昏迷、腹痛、呕血、黑便。13时45分到达县人民医院,13时53分予静脉输液,吸氧,完善相关辅助检查,14时25分突发抽搐、呼吸骤停,急予"心肺复苏术、气管插管术、静脉注射肾上腺素"等对症治疗,门诊医师行相关辅助检查后以"药酒中毒"收住急诊科。起病以来精神极差,3月18日解除病危,转出重症病房。临床诊断:药酒中毒(钩吻中毒);心搏骤停(复苏成功);呼吸衰竭;代谢性酸中毒;凝血功能异常;血小板减少;高乳酸血症;电解质紊乱;中毒性休克;脂肪肝。

病例3:张某,男,44岁,3月15日12时20分左右饮用"药酒(主要成分钩吻)",后出现头晕、恶心、呕吐,呕吐物为胃内容物,在家未予特殊处理,继之出现呼吸困难。13时50分到达县人民医院,予静脉输液、吸氧,14时19分病例呼吸、心搏骤停,行胸外按压、肾上腺素静脉注射、阿托品微量泵入,气管插管,呼吸机辅助呼吸,14时25分病例呼吸、心跳恢复,以"药酒中毒"收住急诊科。自发病以来,精神、饮食、睡眠差,大小便失禁。3月17日停用镇静药后呼之能应,可遵嘱运动,腹胀较前有所缓解。神志清楚,精神欠佳,对答切题,饮食、睡眠尚可。3月18日转普通病房继续治疗。临床诊断:药酒中毒(钩吻中毒);心搏骤停(复苏成功);呼吸衰竭;代谢性酸中毒;电解质紊乱。

病例4:林某,男,57岁,3月15日12时20分左右,饮用"药酒(主要成分钩吻)"后出现头晕、恶心,呕吐胃内容物3次,感气促、乏力,无发热、昏迷、腹痛、呕血、黑便,就诊县人民医院。门诊医师予洗胃、气管插管术后,行相关辅助检查后以"药酒中毒"收住急诊科。起病以来精神极差。3月17日,意识清醒,配合度可。3月18日,停用镇静镇痛药物,解除病危,转出重症病房,减少输液量。临床诊断:药酒中毒(钩吻中毒);呼吸衰竭;凝血功能异常;血小板减少;高乳酸血症;乙肝小三阳;脂肪肝;右肝囊肿;胆囊息肉;左肾囊肿;前列腺钙化。

经省、州、县三级专家全力救治,3 名茶商于 3 月 21 日治愈出院,香某因抢救无效死亡。

2. 卫生学调查

(1) 食谱调查:就餐食物由云南省某县一饭店外送。就餐食谱:炒面瓜尖、炒火林菜、炒白花、炒四季豆、炒粉肠、炒猪肚、腌菜炒肉、凉拌黄瓜折耳根、红豆腌菜汤。

(2) 外用泡酒调查:香某的爷爷于 2023 年 2 月 18 日泡制,主要成分为自烤酒和钩吻,其爷爷泡制该药酒目的为外用,治疗跌打损伤,平时将该药酒放于厨房内自己休息的床边,未告知过香某该药酒有毒,只能外用,不能饮用。

3. 实验室检测结果　经州公安局刑科所检验鉴定,送检的药酒、香某胃内容物等检材中均检测出钩吻碱。

(三) 科学宣传与事件启示

钩吻有剧毒,常被误认为金银花(附图 4-15、附图 4-16)或穿山龙(附图 4-17、附图 4-18),因误食而发生中毒,严重时可致人死亡。为防止类似事件的发生,建议做好以下工作。

1. 充分利用媒体对群众进行卫生宣传教育,不要乱进食和去山上采摘不认识的野生植物,以免引起中毒事件。一旦发生食物中毒,应尽快把中毒者送到医院抢救治疗,并教会群众一般的中毒自救常识。

2. 中草药种类繁多,非专业人士难以辨别,应谨慎使用中草药煮水或泡制药酒。

3. 各医疗机构应加强食源性疾病监测、诊断和培训,保障人民群众的身体健康和生命安全。

(李红秋)

第四节　祸起配餐"红豆糕"

(一) 事件回放

2006 年 10 月 11 日下午,某大学附属小学 50 名学生和 2 名教师相继出现呕吐、腹泻、发热等症状,前往学校医院就诊。病例症状以呕吐、腹痛、头晕、发热为主,较严重者出现手脚麻木。校医院对前来就诊的病例予注射头孢氨苄、头孢拉定等抗生素治疗,但因校医院条件和设备有限,而病例数量逐渐增多,一时无法处理,遂安排病例转送附近医院进行治疗。

自 11 日傍晚 6 时开始,陆续有患病学生从学校医院被送到该大学附属第二医院。当晚共有 34 名病例被送往该院治疗,其中 33 名为学生,1 名为教师。3 名病例出现高热症状,大多数病例症状以发热和呕吐为主。经实验室血常规检查发现,病例白细胞计数增高,初步判断为细菌感染。医院对病例主要采取口服和静脉补液治疗。

12 日上午,又陆续有多名自觉身体不适或出现相关症状的学生由老师和家长送往该医院就诊。为及时应对和救治,医院对部门设置和就诊程序进行了临时调整:将药房和检验室搬到门诊大厅;就诊手续一再简化,类似病例就诊无须先挂号付费,而是先抽血和采集呕吐物或粪便标本进行检验,后进行诊断和治疗。

一名送患病学生入院就诊的家长指出,自己的孩子中午就已出现不适,当时以为是由感冒引起,未给予注意,下午孩子情况加重,出现呕吐、腹痛、腹泻,并有发热,这名家长将孩子送到该校医院治疗时发现很多孩子也都出现了类似症状。另有家长透露,学校各个年级的学生都出现了腹痛、呕吐等症状。陪学生前来就诊的一位老师透露,11 日早上 9 时 15 分,该小学学生及老师和往常一样每人吃了一份课间餐,当日餐品为一杯豆浆和一块红豆糕,上午 10 时左右,便开始有学生出现腹痛和呕吐,下午上课后,类似情况越来越严重,各年级每个班都有出现呕吐症状的学生。多名患病入院治疗的学生均表示有进食 11 日的课间餐,有学生指出喝豆浆时发现有异味,也有学生表示"红豆糕看上去没熟"。

相关信息和初步的检查与治疗情况提示,该事件可能为一起细菌性食物中毒,该小学于 11 日 15 时 30 分报告了属地卫生监督所。

(二) 事件调查

接报后,区卫生监督所立即将情况报告区卫生局并上报至市卫生局,同时通报市 CDC,区卫生局食物中毒处理小组立即赶赴现场进行调查核实并采取相关措施。16 时,市 CDC 食物中毒调查小组立刻前往医院、学校及可疑致病食品加工厂进一步调查核实。当晚,市、区 CDC 联合对 104 名学生进行了个案调查,采集病例肛拭子、食品、工用具等样品共 155 宗送检。与此同时,市和区卫生监督所联合展开现场卫生学调查,对供餐公司食品加工场、可疑食品制作工艺、食品制作从业人员健康情况和某大学附属小学配餐间现场等调查取证。根据现场流行病学和卫生学调查情况,结合医院临床用药后病例转归情况,初步认为这是一起细菌性食物中毒事件,估计由 11 日课间餐供应的红豆糕和豆浆引起食物中毒的可能性较大,而该小学的课间餐自 2005 年 9 月起由某食品公司配送。

截至 10 月 27 日,市级和区级 CDC 共采集病例肛拭子、呕吐物、学校及某食品公司的食品、工用具等 210 宗样品进行致病菌检测,18 宗检出金黄色葡萄球菌阳性(其中 8 宗为肠毒素阳性)。

根据现场流行病学和卫生学调查结果,结合病例的潜伏期和临床表现及实验室检测结果,依据 WS/T 80—1996《葡萄球菌食物中毒诊断标准及处理原则》,确认该事件是一起由金黄色葡萄球菌肠毒素引起的食物中毒暴发事件,符合确诊病例定义的中毒人数 185 名;引起中毒的餐次为 11 日课间餐;引起中毒的食品为红豆糕,主要原因是金黄色葡萄球菌通过未按规定进行严格清洗消毒的工用具污染食品,被污染的食品在常温下存放时间过长,产生肠毒素。

截至 10 月 12 日 12 时,共有 237 名学生因呕吐、腹痛、腹泻、发热等症状到医院就诊,病例均病情稳定,无重症病例。12 时后无新发病例报告。

(三) 事件启示

1. 病例及周围人群对进食史与疾病关联有较清晰的认识,可主动透露食物相关信息。
2. 医疗机构适时调整救治程序,以应对短时间内大量食物中毒病例就诊。
3. 信息联通、联防联控机制是事故有效应对和处置的重要保证。

(卢玲玲)

第五节 豆芽引发的"血"案

(一) 事件回放

2011 年 5 月 19 日,德国公共卫生部门收到汉堡大学埃彭多夫医学中心一天出现 3 例儿童溶血性尿毒综合征(haemolytic-uraemic syndrome,HUS)聚集性病例的报告。5月20日,德国公共卫生部门开展流行病学调查发现:病例中不仅有儿童,还有成人,主要集中在德国北部5个州,病例数还在持续增加。HUS病例数高峰出现在5月21日,腹泻病例数高峰出现在5月22日和5月23日。7月4日,德国罗伯特·科赫研究所(Robert Koch Institute,RKI)指出,各种流行病学的统计参数显示,历时近两个月的德国大肠埃希氏菌感染暴发疫情已接近尾声,并指出这是德国迄今最严重的一次肠出血性大肠埃希氏菌(enterohemorrhagic *Escherichia coli*,EHEC,即 STEC/VTEC)疫情,也是世界范围内造成 HUS 重症病例最多的一次致泻性大肠埃希氏菌暴发。截至7月5日,欧盟地区报告897例 HUS 病例,死亡33例;3 134例非 HUS 感染病例,死亡16例。

(二)事件调查

除德国外,还有13个欧洲国家也累计出现了100多例感染病例,美国和加拿大也有少数病例。这些国外病例绝大多数曾在德国逗留或在德国与感染上病菌的人有过密切接触。此次暴发的特殊之处在于疾病发展十分迅速,且不同于该病以往以儿童和老年人为高危人群的特征,此次暴发中的大部分病例为成年人(18岁以上),女性占2/3,学龄儿童也有病例报告。

早期的流行病学调查提示,德国北部的生蔬菜、沙拉可能是引起感染的源头。后来,进一步调查提示下萨克森州农场的有机豆芽菜可能是感染源。6月10日,德国食品安全部门联合声明,建议禁食豆芽菜。

(三)临床特征与诊断治疗

德国汉堡大学埃彭多夫医学中心对病例进行分析,估计这起暴发的潜伏期中位数为8天,出现 EHEC 感染症状到诊断为 HUS 的时间间隔为5天。成人最常见临床症状是血便伴有腹痛。成人血便的病例数较多,而儿童呕吐的病例数较多。腹泻病例中女性比例较高(59%)。

德国发展为 HUS 的病例中有89%为成人。总的来说,HUS 发病病例的年龄中位数为43岁,HUS 死亡病例的年龄中位数为74岁。HUS 最高发病率集中在30~34岁女性和25~29岁男性。女性病例数占 HUS 病例总数的68%。

欧盟对本次暴发 EHEC 流行株所致腹泻和溶血性尿毒综合征病例定义如下。

(1)腹泻定义:急性的腹泻或血性腹泻,并至少满足下列实验室条件中的一项:①分离出产生志贺毒素2型(Shiga toxin 2,Stx2)或检测出含有 Stx2 基因的大肠埃希氏菌菌株;②无细菌分离株的情况下直接从粪便中检测出 Stx2 基因。

(2)溶血性尿毒综合征定义:急性肾衰竭,并至少满足下列一项临床指征者:①微血管病性溶血性贫血;②血小板减少。

有文献报道,血小板计数、肌酐水平、乳酸脱氢酶水平这些实验室指标比病例自述的症状和体格检查更加敏感。有些病例自觉他们已经从血便的症状中恢复过来,然而这时却出现了 HUS 的症状。在治疗产志贺毒素大肠埃希氏菌急性感染的病例时,不提倡给予抗生素、抗动力药、麻醉剂和非甾体抗炎药。HUS 的治疗主要采用支持疗法。

关于暴发菌株耐药情况,德国监测网文献报道,菌株对所有青霉素类抗生素、所有头孢菌素类抗生素、复方磺胺甲噁唑耐药;对碳青霉烯类抗生素(厄他培南、亚胺培南、美罗培南)、氟喹诺酮类(环丙沙星)、氨基糖苷类(庆大霉素、妥布霉素)敏感。德国传染病学会建议：可考虑在某些条件下使用碳青霉烯类抗生素、利福平和大环内酯类抗生素。

（四）O104:H4 肠出血性大肠埃希氏菌简介

大肠埃希氏菌是一种在人和恒温动物肠道内常见的细菌,大多数型别大肠埃希氏菌无害。然而,一些菌株,例如 EHEC 可引起严重的食源性疾病。RKI 发现引起此次暴发的是血清型为 O104:H4 的大肠埃希氏菌,具有以下特性:产 2 型志贺毒素基因阳性(Stx2+),黏附素基因阴性(eae-),肠溶血毒素基因阴性(hly-),产超广谱 β- 内酰胺酶,肠集聚性大肠埃希氏菌质粒(EAggEC)毒力基因 *aatA*、*aggR*、*aap* 阳性,更确切的菌株分型应为产志贺毒素肠集聚性大肠埃希氏菌。血清型为 O104 的 EHEC 曾经造成腹泻和 HUS 的散发病例或暴发,但之前在德国未出现过类似暴发。EAggEC 是一种常见的导致旅行者腹泻和卫生条件较差的乡村中婴幼儿长期腹泻的病原体。EHEC 有动物宿主,主要是反刍动物;而 EAggEC 有人类宿主。目前对同时具备 EAggEC 和 STEC/VTEC 特征的大肠埃希氏菌引起感染的病例报道较少,仅在欧洲地区有报告散发病例,其发病机制和流行病学特征的研究也较有限。

图 3-2 展示了肠出血性大肠埃希氏菌(EHEC)感染的疾病发展流程。

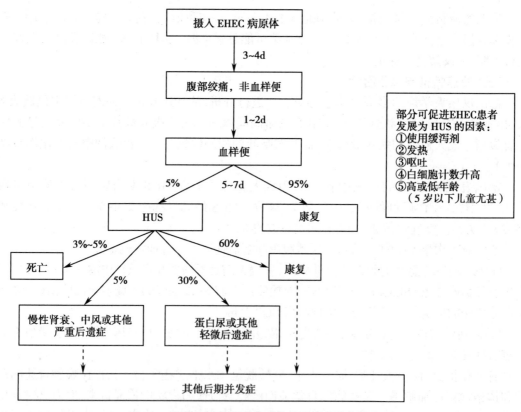

图 3-2   肠出血性大肠埃希氏菌感染疾病的发展流程

（五）事件启示

1. 临床医生积极报告病例是发现聚集性事件的首要环节,建立感染性疾病的监测体系是主动发现暴发的重要途径。

2. 食源性疾病暴发调查影响因素较多,在未找到明确致病菌前适当扩大控制措施也是有必要和可以理解的。

（黄　熙　卢玲玲）

第六节　香瓜不"香"的背后

（一）事件简介

2011 年 9 月 12—27 日,美国 CDC 网站上连续报道了一起由单核细胞增生李斯特氏菌(以下简称"单增李斯特氏菌")引起的食源性疾病暴发。从 2011 年 7 月 31 日出现首例报告病例至 9 月 26 日上午 11 时(美国东部时间),共报告病例 72 例,死亡 13 例,这是过去十多年以来美国发生的最严重的一起食源性疾病暴发事件。此次暴发共涉及美国 18 个州,病例分布较多的有科罗拉多州、得克萨斯州,新墨西哥州、俄克拉何马州、内布拉斯加州、堪萨斯州、威斯康星州,分别是 15、14、10、8、6、5 和 2 例;有 1 例病例的有印第安纳州、西弗吉尼亚州、加利福尼亚州、伊利诺伊州、蒙大拿州、佛罗里达州、马里兰州、密苏里州、北达科他州、弗吉尼亚州和怀俄明州。13 例死亡病例分布在新墨西哥州 4 例,科罗拉多州和得克萨斯州各 2 例,堪萨斯州、马里兰州、密苏里州、内布拉斯加州、俄克拉何马州各 1 例。

（二）事件调查

美国有关州、地区和联邦公共卫生管理部门启动联合调查,调查中对所有病例标本进行单增李斯特氏菌分离检测并分析 DNA 指纹图谱,用以搜索属于本次暴发的病例。DNA 分子分型采用了脉冲场凝胶电泳技术。调查数据来源于美国州、地方公共卫生实验室和联邦食品公共管理实验室建立的食源性疾病分子分型监测网络 PulseNet。病例年龄分布在 35~96 岁之间,中位数为 78 岁,大多数病例年龄超过 60 岁或者为免疫功能低下者。58% 的病例是女性。67 例可调查到的病例中 66 例(99%)均为住院病例。

大部分(96%)可提供进食史信息的病例报告进食了香瓜。调查人员在调查中要求病例回忆患病前一个月的饮食史,并将本次暴发的病例与 CDC 主动监测到的非暴发谱型李斯特氏菌感染者的进食史进行比较分析。本次暴发中的一些病例回忆起他们食用的香瓜是洛基福特香瓜,这种瓜生长在科罗拉多州东南部的洛基福特地区。对病例食用的香瓜进行溯源发现,这些瓜来自科罗拉多州的 Jensen 农场,8 月和 9 月为收获季节,后广泛分销至美国各州,本次暴发期间,在一些零售店里仍然可购买到。

科罗拉多州的公共卫生和环境相关部门对零售店和病例家庭中的香瓜进行检测,结果发现香瓜上携带的单增李斯特氏菌与本次暴发病例标本发现的单增李斯特氏菌有相同的 DNA 指纹图谱。产品追溯信息也显示,这些香瓜来自 Jensen 农场。美国食品药品管理局与 CDC、公司、国家公共卫生部门联合追查污染的原因,认为病例的感染与进食受单增李斯特氏菌污染的香瓜有关。

2011 年 9 月 14 日,美国食品药品管理局发表新闻稿声明,Jensen 农场自愿召回洛基福特香瓜,因为香瓜可能被单增李斯特氏菌污染,并可能与一起多州单增李斯特氏菌食源性疾病暴发事件有关。

美国 CDC 建议:对于单增李斯特氏菌感染的高危人群,如老年人、免疫功能低下者、孕妇,不提倡食用 Jensen 农场种植的洛基福特香瓜。其他想要降低感染单增李斯特氏菌风险的消费者,也应该避免食用这种香瓜。虽然有些香瓜食用后并没出现感染症状,但仍建议丢弃剩下的部分。在室温或冰箱储存的香瓜中,单增李斯特氏菌是能够繁殖的。

（三）事件启示

1. 至 9 月 26 日,本次暴发涉及的 18 个州中有 11 个州的病例数都是 1 例,按照传统的监测方式,可认为他们属于散发病例,不构成暴发,但调查人员通过 PulseNet 把全美各州的病例集中起来,利用 PFGE 分析致病菌 DNA 指纹图谱,结合流行病学调查,确认这是一起食源性疾病暴发。

2. 临床医生对散发病例保持一定的警惕性,尽量让病例提供生物标本进行检测,医院实验室及时向 CDC 提供最新的病原体信息,是临床携手疾控共同应对食源性疾病暴发的关键。

（卢玲玲）

第七节　冰箱杀手:单核细胞增生李斯特氏菌

（一）案例 1

2019 年 3 月 21 日,北京儿童医院接诊一名 2 岁男童,临检实验室从其脑脊液中分离出单核细胞增生李斯特氏菌(以下简称"单增李斯特氏菌"),确诊为单增李斯特氏菌引起的化脓性脑膜炎。接到医院报告后,区 CDC 对病例开展了调查,发现该男童喜欢吃雪糕,于是在其家中冰箱共采集了 11 份雪糕样品,均未检出单增李斯特氏菌。但是,将该病例标本中分离的单增李斯特氏菌的 PFGE 谱型与数据库中所有单增李斯特氏菌进行比对后发现,该病例谱型与 2019 年 2 月采样的某品牌雪糕中分离的单增李斯特氏菌谱型一致,因此开展了对该品牌多个批次雪糕样品的采样,并进行全基因组测序,以确保溯源结果精准可靠。基于核心基因组多位点序列分型(core genome multilocus sequence typing,cgMLST)溯源分析,发现从病例与 7 个批次的雪糕中分离的单增李斯特氏菌等位基因差异数最大仅 13,流行病学调查发现该品牌雪糕曾在病例所住村中批发售卖,流行病学资料及实验室检测结果均支持该病例病因可能为食用该品牌雪糕导致的中枢神经系统感染。

随后,北京市 CDC 开展小微品牌雪糕的食品安全风险监测,最终在 11 个批次的雪糕样品中分离到同源的单增李斯特氏菌,生产日期最早为 2018 年 7 月,最晚为 2019 年 6 月。随后,在全国食品安全风险监测样品中进行检索,发现湖北省采集过 2018 年 2 月和 3 月批次的雪糕,同样检出单增李斯特氏菌,说明该菌至少在 2018 年 2 月就污染了生产线,由于消毒不彻底,导致后续生产的雪糕污染,这是一次典型的生产线持续性污染造成的单增李斯特氏菌污染事件。

（二）案例 2

2021 年 8 月 4 日,北京大学人民医院报告了一名 36 岁淋巴细胞白血病病例复查病例单增李斯特氏菌检测阳性。该病例于 2021 年 7 月 19 日入院,8 月 1 日出现发热,体温 38.9℃,采集血液标本进行血培养,8 月 4 日鉴定为单增李斯特氏菌。接到报告后,西城区 CDC 流行病学调查人员到医院进行问卷调查,发现该病例就医期间仅食用医院餐和附近大型连锁超市的即食食品,采集熟肉制品、凉拌菜和腌制食品等高风险食品开展检测,在病人所食用的同一厂家生产的同类型不同批次口水鸡等预包装即食熟肉制品中分离到单增李斯特氏菌,与病例血液中分离到的菌株等位基因差异数为0,病例单增李斯特氏菌感染来源明确。

(三) 案例3

2021年9月27日,江西省妇幼保健院报告1例单增李斯特氏菌感染孕妇病例。该名孕妇既往顺产2次、流产2次,本次妊娠30周+4天,发热2天,阴道见红4天,阴道流液3小时,于9月25日入院,当日采集宫腔分泌物及阴道分泌物,并行剖宫产术。9月26日两份分泌物标本均检测出单增李斯特氏菌。江西省CDC进行流行病学调查发现,该病例喜欢在家附近农贸市场的凉拌菜卤肉店购买凉拌菜,用餐频率1次/周。9月27日,流调人员从该病例家中采集砧板、刀具、冰箱等7份环境涂抹样,在农贸市场凉拌菜卤肉店采集2份食品样品,结果显示,凉拌菜中检出单增李斯特氏菌。经全基因组测序分析发现,从病例和中式凉拌菜中分离的单增李斯特氏菌等位基因差异数为0,最终确定该孕妇李斯特氏菌感染与食用农贸市场中被污染的中式凉拌菜高度相关。

(四) 事件启示

1. 李斯特氏菌病是一种重要的侵袭性食源性疾病,潜伏期长,主要通过摄入被污染的即食食品感染,常引起血液感染、中枢神经系统感染,以及流产、早产、死产等妊娠相关不良结局,住院率和病死率高。

2. 我国李斯特氏菌病感染高危人群主要为孕产妇和新生儿,其次为老年人、儿童和免疫功能低下人群。单增李斯特氏菌对头孢类抗生素天然耐药,经验用药会延误治疗。因此,提高临床接诊医生的意识,尽量及时采样进行实验室诊断,对该病的治疗和转归具有重要意义。

3. 基于全基因组测序技术的高分辨溯源方法如cgMLST等在李斯特氏菌病的早溯源、早预防、早控制中发挥重要作用。

(李薇薇)

第八节　带"毒"的凉拌菜

(一) 事件回放

2011年11月17日10时45分,某市CDC收到某大学门诊部医生的电话报告:从16日开始,陆续有呕吐、腹泻的学生到该门诊部就诊,截至电话报告时,已发现20余人,怀疑为食物中毒。接报后,市CDC工作人员立即赶赴该大学进行调查。

与此同时,该学校学生在微博上给予此事高度关注。2011年11月16日晚7时许,网上的一条微博引起了该校学生的注意。微博中称,"该死的学三!我两个同学在那吃了,现在一个拉肚子,一个食物中毒!!!某医院门诊的护士说,这两天都有在学三吃坏肚子的学生来看病!求彻查学三食物质量。"随后,关于在该校学三食堂就餐发生食物中毒的微博越来越多,一名网友在微博中说:"本以为只是一年一度的肠胃炎发作,去到医院才发现食物中毒的孩子成群……"

(二) 流行病学调查

市CDC在校方有关人员的协助下,联系到了19名患病学生,对齐进行面对面的流行病学问卷调查。病例最早发病的时间为 11 月 15 日 4 时,高峰在 16 日。就诊学生的主要症状为恶心、呕吐和腹泻,多为轻症病例,未发现住院和重症病例。学生经过治疗后,症状均明显缓解或痊愈。由于门诊部条件所限,未能采集学生血样检测。

病例中各种临床症状发生的比例为:恶心 95%、呕吐 79%、腹泻 79%。调查人员主要考虑诺如病毒、金黄色葡萄球菌、呕吐型蜡样芽孢杆菌。据推算,本次暴发的潜伏期应大于 1 天,而金黄色葡萄球菌和呕吐型蜡样芽孢杆菌中毒潜伏期均在 6 小时内,故不重点考虑这两种细菌。

17 日,市 CDC 共采集 20 份样本,其中病例肛拭子标本 13 份、厨师(工)肛拭子标本 4 份、食堂留样 3 份,送实验室检测诺如病毒核酸、金黄色葡萄球菌以及蜡样芽孢杆菌,结果显示 13 份病例肛拭子诺如病毒核酸阳性,其余阴性。

市 CDC 及时开展病例对照研究,发现超市凉拌菜是危险因素,特别是 14 日和 15 日的凉拌菜。超市内只有一个凉菜专柜,有 2 名工作人员,每天在学校外出租房加工好熟食后在超市现场加调料拌制后卖给学生。品种包括凉面、蔬菜、豆制品、海带类等约 30 种。凉菜加工点卫生条件差,2 名厨工说经常食用自己售卖的凉菜,未曾出现过不适。

市 CDC 采集学生肛拭子标本 15 份,其中 14 份诺如病毒阳性;采集超市熟食凉菜档 2 名厨工肛拭子标本,诺如病毒均为阳性。另外,采集食堂厨工肛拭子标本 24 份、食堂留样样品 3 份、超市凉菜档 5 份剩余凉菜、加工场所环境样 4 份(砧板 + 加工盆等)进行检测,诺如病毒均为阴性。

本次暴发考虑凉拌菜污染可能是通过加工者污染造成的,也可能是凉拌菜加工者进食凉拌菜而感染。由于未能采集到 14 和 15 日的凉拌菜样品,无法验证这些假设。

(三) 事件启示

1. 关注舆情在了解事件信息的过程中起到一定的作用,但部分网络言论容易扰乱调查员的视线,因此调查员应保持头脑清晰和独立判断,避免先入为主。

2. 掌握当地发病基线水平对判断事件暴发有重要的意义。

3. 及时开展病例和对照的饮食史回顾调查对追溯病因食品有重要意义。

4. 熟悉不同致病因子的潜伏期和临床症状对于流调人员和临床医生都很重要,可以尽早锁定病因,指导治疗。

(卢玲玲)

第九节 吃螺吃出的脑病

(一) 事件回放

2006 年 6 月 24 日,3 人因头痛、发热、恶心、呕吐、颈部僵硬,偶伴皮肤感觉异常等症状,到北京友谊医院门诊就诊。经查血液、脑脊液发现,嗜酸性粒细胞明显增高。

6 月 26 日,北京友谊医院将 3 人收治入院。经详细询问进食史,发现病例均曾在 5 月 20—22 日到某川菜酒楼就餐,食用过福寿螺等食物。接诊医生因而对此餐馆的食物产生怀疑,两次前往某川菜酒楼采集以福寿螺为原料的两道菜,作为样品送回实验室分析。结合病例的临床表现和所采样品的实验室检测结果,医生考虑 3 名病例可能因进食含寄生虫的福寿螺致病,初步诊断为嗜酸性粒细胞增多性脑膜炎。

7月3日,友谊医院向北京市 CDC 报告 3 例嗜酸性粒细胞增多性脑膜炎临床诊断病例,已采取抗虫治疗。为进一步查找病因,北京市西城区卫生监督所前往某川菜酒楼其中一家分店采集 10 个福寿螺样品,北京热带医学研究所(北京友谊医院)检出其中 2 个福寿螺肉内含三期广州管圆线虫幼虫。

北京市西城区卫生监督所及时将情况向北京市卫生监督所报告。经市、区两级卫生监督所与宣武区 CDC 开展流行病学调查和病例搜索,核实友谊医院的 14 名嗜酸性粒细胞增多性脑膜炎临床诊断病例系感染广州管圆线虫。8月15日晚,北京市卫生监督所将该信息报告北京市卫生局。

至8月22日,北京市累计诊断 70 例广州管圆线虫病病例,病例大多起病较急,以发热、剧烈头痛、颈项强直等症状为主,可伴有恶心、呕吐,有皮肤感觉异常或其他神经系统症状。据调查,病例发病前均曾在北京某川菜酒楼两个区的两家分店食用福寿螺。

(二) 事件调查

此次群体性感染广州管圆线虫在北京为首次发生,在接到有关医疗机构的报告后,北京市卫生局立即组织调查研究。随着报告病例数量增多,市卫生局组织市疾控中心和市卫生监督所有关专家成立专案组,对涉案酒楼两家分店监督执法,展开流行病学调查。

经专案组调查,发现所有病例均曾在北京某川菜酒楼西城区和朝阳区两家分店就餐,均主要进食了以福寿螺为原料制作的食物。通过对病例临床表现及进餐史的综合分析,卫生部门认为,极大可能是因为福寿螺中含广州管圆线虫,且酒楼在烹调加工过程中未能将寄生虫杀灭,导致进食者感染广州管圆线虫病。

通过调查,专案组发现,2006 年 5 月 20 日,北京某川菜酒楼推出两道新菜——"凉拌螺肉"和"香香麻辣嘴螺肉"。最初,这两道菜以一种被称为"角螺"的海螺为原料,客人食用以角螺制作的两道菜并未发病;后来改用属淡水螺的福寿螺代替海螺,造成了群体性感染广州管圆线虫病事件的发生。

专案组进而深入调查酒楼原料的进货渠道和制作工艺。酒楼的福寿螺自集贸市场采购。在加工过程中,厨师仅用开水灼几分钟,捞出来晾干放凉,备制作凉菜用。有顾客点这道菜,厨师用水再灼一下即盛盘上桌。这样的制作工序不能有效杀灭福寿螺内含的寄生虫。

市 CDC 联合卫生监督部门对酒楼使用的原料福寿螺采样和实验室检测,结果表明福寿螺中含有广州管圆线虫幼虫,与北京热带医学研究所(北京友谊医院)的检测结果一致。据此,广州管圆线虫病群体性发病的罪魁祸首得到初步核实。

(三) 临床救护

食用福寿螺导致感染广州管圆线虫病事件引起有关卫生部门的高度重视。北京市卫生局立即部署和组织开展全面的调查工作,同时指导和协助医院积极救治病患。

前期感染广州管圆线虫的病例由北京友谊医院、航空工业中心医院、北大医院和中国人民解放军第三〇九医院等多家医院收治。随后,北京市卫生局指定北京友谊医院为定点治疗医院。同时,组织开展广州管圆线虫病症状监测,主动搜索病例;加强发热门诊、呼吸内科、神经内科等医师对有"三高"(高热、嗜酸性粒细胞高、高颅压)和"三痛"(头痛、肌痛、皮肤刺痛)症状病例进行医学检查,及时做出鉴别诊断,并在北京所有医疗机构对广州管圆线虫病实行每日报告制度。

8月19日,北京市卫生局向18个区县卫生局及其属地医疗卫生机构和市卫生局直属单位下发《广州管圆线虫病临床诊疗规范》,要求各级各类医疗卫生机构认真落实执行,按照规范要求开展广州管圆线虫病的诊治工作。此外,北京市卫生局还成立了专家组,负责对本市医务人员进行诊断和治疗培训、提供咨询服务和会诊、组织开展临床医学研究等。

在整个事件中,北京市有关医院累计诊断广州管圆线虫病病例160人,卫生监督机构调查确认病例138例,尽管曾出现数例重症病例,所幸无死亡病例。至2006年9月29日,全部病例均已治愈。

(四) 事件处置

在查明事件的罪魁祸首后,北京市卫生局当即组织协调市、区卫生监督部门,明令北京某川菜酒楼两家分店停售以福寿螺作为原料的菜式。8月18日,北京市卫生局下发紧急通知,明确要求餐饮单位立即停止出售生吃、半生吃淡水螺类食品。

北京市卫生局组织有关专家迅速开展临床医学、病原学、流行病学研究,配合卫生部研究制定国家广州管圆线虫病诊断标准、福寿螺卫生标准和福寿螺中广州管圆线虫检验方法,进一步落实诊疗和防控工作。

卫生监督部门对市售福寿螺进行大规模监督检查,以川、粤、湘、鄂等菜系为重点,对餐饮业进行全面监督,检查各类餐馆近2 000家;教育食品加工人员严格执行餐饮加工卫生规范;要求餐饮企业建立水产品购进和销售可追溯制度;对淡水螺类食品要求烧熟烧透后再出售;不得制作、销售已死亡的螺类。

8月18日、8月21日、9月3日、9月29日,北京市卫生局组织媒体沟通会,及时向社会公众和餐饮企业发出广州管圆线虫病预警。

市卫生局及时掌握发病情况,确保公开透明,以正确引导舆论宣传,使生食或半生食过福寿螺的人员能够及时得到正确诊断和有效治疗。

8月22日,北京市食品安全办发出全市暂停购进、销售福寿螺的市场控制指令。从指令发布之日起,全市各类食品经营者除一律暂停购进、销售和加工福寿螺外,还将严格落实水产品市场准入制度、进货检查验收制度和索证索票制度。针对夏季较火爆的露天餐饮,加强对社区周边、繁华街区和集体用餐单位的监控,取缔非法经营行为。

(五) 事件启示

1. 因首诊北京友谊医院具有的热带病研究专业优势,对疑似病例深入调查分析,提出合理假设,及时向CDC报告病例,对事件原因的及时明确和防止更多病例发生起到了积极作用。

2. 医院在收治出现脑部及神经系统症状的病例入院时,如怀疑存在食源性暴露的可能性,应详细询问食物暴露史。

3. 行政与技术措施并举对事件及时控制效果显著,利用大众媒体,及时发布警示;集中收治病例,便于监测;流行病学调查与卫生监督执法形成防控合力,彻查彻治源头。

（黄　熙　陈子慧）

第十节 生食鱼腥草引来的肝病

(一) 事件回放

2012年1月初,网上一则关于云南大理疫情蔓延的帖子引起广泛关注。网帖称,自2011年11月以来,云南省大理白族自治州宾川县发生怪病疫情。以宾川县州城镇为中心,先后有数十名重症病例住进州、省医院,甚至自费去北京就诊。病例年龄不等,从小学生至五六十岁老者皆有,而且有男有女,所从事的职业也是各行各业。病例发病初期多为肝部疼痛,后扩展至全身,且持续发热。各地医生均表示从未遇到过这种病,无法确诊病因。

2012年1月5日,大理市CDC接到大理学院附属医院的电话报告,该院近日来收治了5例以发热、头痛、肝损伤、嗜酸性粒细胞升高为主要特点的病例,怀疑为虫媒传播的疾病,治疗效果不佳。大理市CDC组织人员调查,发现还有不少类似病例住在其他的医疗机构,由于病因不清,治疗效果不佳,大理市CDC向云南省卫生厅报告。

(二) 事件调查

2012年1月13日和1月31日,云南省卫生厅先后两次组织临床、疾病预防控制、寄生虫病防治专家组赴大理市开展调查。经流行病学调查和实验室检测,共发现26例以发热、肝损伤、嗜酸性粒细胞升高为主要症状的病例,最早的病例出现在2011年3月。专家组怀疑为食源性寄生虫病暴发,倾向为肝片吸虫感染,但临床医生使用吡喹酮、阿苯达唑、甲苯咪唑、左旋咪唑以及蒿甲醚等驱虫药治疗,效果均不明显。

2012年2月2日,按照卫生部要求,中国CDC组织专家组,携带紧急制备的大片形吸虫抗原和世界卫生组织推荐治疗片形吸虫病特效药物三氯苯达唑赶赴大理市开展调查和治疗指导。中国CDC寄生虫病所副所长许学年介绍:"虽然当时未经病原学确诊,但根据病例症状及前期药物治疗效果,考虑有片形吸虫感染的可能性,专家组确定了先行试治疗的处理方案。"专家组经研讨后决定对5例危重病例进行三氯苯达唑的试治疗。3天后,4位病例体温降至正常范围,自觉症状好转。这一结果极大鼓舞了专家组,他们扩大了治疗范围。截至2月21日,23例病例接受治疗,病情好转后治愈出院。

在试治疗结果支持大片形吸虫感染假设的情况下,专家组查明病因的工作也同时开展。片形吸虫感染的病原学确诊依据为粪便中检出片形吸虫虫卵。2月14日,1例女性病例粪便中检出虫卵,对虫卵进行分子生物学特异性鉴定(聚合酶链反应),结果证实为大片形吸虫。免疫学辅助诊断显示,26个病例血清中,大片形吸虫抗体阳性率为100%。

在现场流行病学调查中,专家在牛羊粪便中查见大片形吸虫虫卵,在水沟环境中查见椎实螺,在其体内查见大片形吸虫幼虫,证实当地为大片形吸虫病自然疫源地。当地居民普遍存在食用凉拌鱼腥草的习惯,佐料为香菜、大葱。部分农户在沟壑中种植鱼腥草,并在鱼腥草水田中使用牛羊粪便施肥,水田中滋生大量椎实螺,且香菜、大葱在收获前也常生长在有椎实螺滋生的水洼中。因此,当地存在完整的大片形吸虫病的传播链条。

片形吸虫病属于食源性人畜共患寄生虫病,包括大片形吸虫病和肝片吸虫病两种。我国自1921年福建省报道首例片形吸虫感染以来,有记载的确诊病例只有百余例,且多为肝片吸虫感染。此次宾川县确诊26例大片形吸虫感染,人数之多,在国内外均属罕见。

（三）事件启示

1. 食源性寄生虫病的病因多为生食或进食了未煮熟的食物,食物煮熟煮透是避免感染此类疾病的关键措施。

2. 收治聚集性病例的医院及时向 CDC 报告是启动事件调查的关键,尽快查明病因并对症下药是控制暴发的关键。

(卢玲玲)

第十一节 藏在牙鲆中的"虫"

（一）事件回放

由于鱼类富含蛋白质、必需脂肪酸和矿物质,全球鱼类的消费量不断增加。联合国粮农组织报告,1950 年全球渔场养殖销售量为 2 000 万吨,至 2006 年已达 1.44 亿吨。随着鱼类消费量的增加,其烹调方式也在不断变化。进食鱼生的习俗原多流行于日本,如今全球都在销售和消费寿司、生鱼片等食品,因进食鱼生引发的食源性疾病数量也在不断上升。

2003 年以来,日本发生因进食鱼生引起的不明原因食源性疾病暴发不断增多,每年平均超过 100 起,至 2010 年已上升至 158 起。人们进食鱼生后 2~20 小时内出现短暂而强烈的腹泻和呕吐。重要的是,尽管日本卫生部门多方努力,仍找不出致病因子。好在这种疾病是自限性的,病例基本预后良好。

（二）事件调查

2008—2010 年,日本卫生部门收到了 200 例进食海产品相关的致病因子不明疾病报告。2010 年报告的 158 个病例中有 135 个病例生食了褐牙鲆(85%),调查结果表明,生食褐牙鲆是高危因素。

接报后当地卫生部门及时收集检测了病例进食的可疑食品并开展流行病学调查分析。通过对 24 起暴发事件的病例进行综合分析发现:平均潜伏期为 3.4~16.3 小时,73.3% 的病例出现腹泻、55.2% 出现恶心、43.9% 出现呕吐、44.1% 出现腹痛。其中 4 起暴发事件病例的胃肠炎症状与生食褐牙鲆量显著相关。通过核苷酸序列分析等检测发现,孢子虫是高度可疑的病原体。对 2009—2010 年 35 起食源性疾病暴发剩余的褐牙鲆样品和 16 份对照样品进行显微观察发现,大部分暴发剩余食品中可观察到孢子(中位数为 2.4×10^6 个/克),然而在对照样品中未观察到孢子(检出限为 5×10^4 个/克)。同时,病例的呕吐物标本中也能检测到库道虫 DNA,这些都为暴发溯源调查提供了有力证据。

七星库道虫(Kudoa septempunctata)是一种寄生于褐牙鲆的黏孢子虫库道虫属的新虫种。在毒理学实验中,七星库道虫可以引起仔鼠腹泻,同时可引起臭鼩呕吐,这些症状与人类感染后的症状相似。

（三）事件启示

七星库道虫引起人类食源性疾病是首次被报道。由于全球水产业贸易的发展,七星库道虫引起的食源性疾病可能会在我国出现,如韩国进口的褐牙鲆中已检出七星库道虫。加强鱼类感染七星库道虫风险评估,提高医务人员对新发食源性疾病的诊断敏感性,对降低疾病暴发风险十分重要。

(卢玲玲)

第十二节 "龙虾门"疑云

(一)事件回放

2010年8月18日晚,张某和几位朋友在南京一家他平时常去吃小龙虾的酒楼聚会,就是为了享用小龙虾。当晚,他吃了十余只后便和朋友们尽兴而归。

第二天早上,张某觉得背部异常酸痛。"我以为是自己平时缺少运动,感冒了。"张某说。为了缓解疼痛,中午他便去了一家按摩店做推拿。"还是没有效果,睡觉也不能平躺,侧着睡会觉得胸闷。"为此,张某去了医院。

"又来了一个。"听了张某对自己不适症状的描述后,医生如此感叹。通过检测,张某的血清肌酸激酶(creatine kinase,CK)高达640U/L,已远远超出正常值范围。在此之前,就已经有类似病例入院检查,CK高达几千U/L。8月23日,南京《扬子晚报》刊发报道《南京多人疑因食用小龙虾致肌肉溶解》。在这篇最早的相关媒体报道中,披露的病例症状几乎与张某无异,只是程度有差别,南京市鼓楼医院诊断为横纹肌溶解综合征。

2010年7月21日—9月7日,江苏省人民医院、南京市鼓楼医院等陆续收治横纹肌溶解综合征病例23例。此外,武汉、南昌、福州等地亦陆续发现类似病例,病例间最主要的共同暴露史是发病前进食了小龙虾。

2016年全国共报告1 414例小龙虾相关横纹肌溶解综合征病例,95%集中在安徽、江苏等地,从6月底开始出现病例,7月8日开始明显增加,7月15日后持续保持高峰期。

2020年全国小龙虾相关横纹肌溶解综合征病例报告数量再次呈现明显增多趋势,16省(市)共报告770例,住院282例,主要发生在安徽、广东、湖北、湖南、江西、江苏等省份,数量虽低于2016年同期水平,但高于2017年、2018年和2019年。

(二)事件调查

2010年南京小龙虾横纹肌溶解综合征事件调查结果显示,病例发病距最近一次进食小龙虾的时间约为4~13小时,发病当天进食小龙虾在10~30只之间,平均食用17.2只。病例临床表现类似,例如乏力、全身肌肉酸痛并且活动加剧,严重者为刺痛,少数四肢或肩背肌肉疼痛,无发热及关节疼痛,无神经麻痹。实验室检查血清CK进行性升高,最高为37 100U/L,平均可达到8 380.9U/L,部分病例出现酱油色尿,大多数有肾功能损伤。

2016年中国CDC组织的调查发现,病例以青壮年为主,进食小龙虾数量较多,小龙虾加工以家庭制作为主,且主要临床表现与既往报道一致,病例主要集中在长江中下游沿岸的湖北、安徽、江苏等省。病例的发病和食用小龙虾存在因果关联性。主要支持证据如下。

(1)时间关联的顺序:所有病例均在食用小龙虾后24小时内发病,与国内外既往研究结果类似。

(2)关联的强度:59起聚餐相关人员的回顾性队列研究结果显示,食用小龙虾和/或虾黄者与发病存在统计学关联,与国内外既往研究结果类似,而发病与可疑餐次的其他食物、饮酒、服药等因素均无统计学关联。

（3）剂量反应关系：食用小龙虾、虾黄的数量多者，发病风险明显增加，具有明显的剂量反应关系，与国内外研究一致。

（4）关联的一致性：不同地区报告病例的临床表现和发病的潜伏期等特征较为相似，均以肌肉酸痛伴肌无力、CK值异常升高等横纹肌溶解综合征表现为主。

（5）关联的特异性：除食用小龙虾外，病例间无其他相同食品进食史，且仅少数病例有服药、剧烈运动等暴露史。

（6）终止效应：随着野外捕捞和市场售卖小龙虾数量的减少，报告病例数量也同时逐渐降低。

2020年国家食品安全风险评估中心组织专家到安徽省开展流行病学调查，调研组基于小龙虾相关横纹肌溶解综合征病例发病危险因素分析发现：①进食野生小龙虾后发生横纹肌溶解综合征的风险较高；②横纹肌溶解综合征病例相关的虾源地主要分布于长江中下游及其支流；③横纹肌溶解综合征高发期与汛期洪涝灾害期关联；④食用量与食用部位是发病相关的危险因素；⑤及时有效的风险预警和交流可降低发病风险。

2016年和2020年两次小龙虾相关横纹肌溶解综合征暴发调查结果均提示：①进食野外捕捞小龙虾的致发病风险较高；②进食小龙虾量与部位与发病风险相关，食用虾黄是危险因素；③小龙虾相关横纹肌溶解综合征高发与汛期洪涝灾害相关。

（三）小龙虾和哈夫病简介

小龙虾学名克氏原螯虾，也称红螯虾或淡水小龙虾，蛋白质含量较高，占16%~20%左右，脂肪含量不到0.2%，虾肉内锌、碘、硒等微量元素的含量高于其他食品。小龙虾的生存能力特别强，摄食范围包括水草、藻类、水生昆虫、动物尸体等，能忍受长达四个月的枯水期，也能适应河口淡咸水交汇的微盐环境。近年来，小龙虾在中国是一种很受欢迎的风味食品，已经成为重要的经济水产养殖品种，在欧洲、非洲、澳大利亚、加拿大、新西兰和美国都有人食用，也是一种世界性的美食。

据文献报道，其他国家也有因食用水产品导致横纹肌溶解综合征的病例。1924年，国际上首次报道了因食用水产品导致不明原因横纹肌溶解综合征的病例，因发生在波罗的海沿岸哈夫地区，故称为哈夫病。哈夫病的典型临床表现为横纹肌溶解的突然发作，伴随肌肉触痛、僵硬、酱油色尿等。该病发生可能与大量食用水产品及个体因素有关，多数病例迅速恢复正常，仅个别严重者死亡。在此后9年内，同一季节和同一地区发现了大约1 000例病例，并发现这些病例发病均与进食鱼类有关，鱼的品种包括淡水鳕鱼、鳝鱼和梭子鱼。

从1934年开始类似哈夫病的病例报道还出现在瑞典和苏联等国家，但1940年以后就突然消失了。直到1984年，才又在美国得克萨斯州有报道。

1997年3—8月，美国发生了6例食用大口胭脂鱼后发生肌肉酸痛等严重不适的病例。FDA和当地卫生、环境部门参与了调查研究，将事件锁定为哈夫病暴发。

2000年美国的Buchholz总结了6例进食水牛鱼导致的哈夫病病例，撰写了《哈夫病：从波罗的海到美国海岸》，文章中详细记述了当时的调查过程与判断标准。这篇文章至今仍是哈夫病研究中极其重要的参考文献，使科研人员对哈夫病有了更深入的了解，对此病的临床诊断也有了比较清晰的标准。

2001年，美国路易斯安那州方圆30英里（约48千米）内的地区，在7天内发生了9起食用小龙虾后发生横纹肌溶解综合征的事件(潜伏期 3~16 小时)。医生迅速根据此前的研究结果判断为哈夫病,并迅速给予了对症治疗。

(四) 哈夫病病因探索

从 1924 年首例哈夫病报道以来,各国对该病的原因进行了探讨,均未发现确切的致病因子。2009 年 10 月,广东省清远市连州市报告一起由于食用淡水鲳鱼导致的哈夫病暴发,涉及 41 例病例,同其他报道一样,致病因子未明。2010 年江苏等地发生小龙虾相关横纹肌溶解综合征后,中国 CDC 营养与食品安全所、北京市 CDC 和江苏省 CDC 对采自南京市场的小龙虾及病例的血液和尿液标本中开展了 900 多种化学物质筛查,包括 6 种聚醚类抗生素、10 种大环内酯抗生素、23 种 β- 受体激动剂、15 种镇静剂、3 种苯胺和硝基苯胺类化合物、2 种重金属等项目,未发现存在已知可致横纹肌溶解综合征的化学物质。

2016 年,广东省 CDC 基于人群流行病学调查和溯源调查找到可能存在问题的小龙虾样品,并在小鼠体内成功诱发出小龙虾相关横纹肌溶解综合征。结果表明,动物试验能否重现人群的小龙虾相关横纹肌溶解综合征与小龙虾批次和给样量相关。这一结论与人群流行病学调查结果基本一致,即人群中小龙虾相关横纹肌溶解综合征发病风险与小龙虾的养殖年份、个体进食量、个体体质差异有关。同一批问题样品的虾肝胰腺和虾肉均能在小鼠体内触发横纹肌溶解综合征。

(五) 科学劝诫

1. 要从正规渠道购买新鲜小龙虾。通过具备合法经营资质的农贸市场、超市和电商等正规渠道购买新鲜小龙虾,不食用、不购买、不捕捞来历不明或野生的小龙虾。

2. 根据自身身体情况,不贪食。痛风病例、过敏性体质人群谨慎食用小龙虾。一旦吃过小龙虾后有腰背酸痛的症状,要及时到正规医院做进一步检查治疗。

3. 小龙虾加工前建议先清水净养 24~36 小时,洗净或剪除两鳃,刷洗干净虾壳,剪除容易藏污纳垢的细虾爪根。高温烹煮,烧熟煮透。避免生食或半生食小龙虾,避免过量食用,建议尽量少食用虾头。

(六) 事件启示

1. 临床医生的高度责任心是追查病因的关键因素(详细询问饮食史和疾病史,对饮食情况和食品来源进行详细的询问和记录,及时向 CDC 报告病例)。

2. 尽管哈夫病病因目前尚不明确,但找到比较明确的相关危险因素后及时采取控制措施也是应该和可行的。

(李世聪)

第十三节　守宫木:美丽的错误

(一) 事件回放

1994 年 8 月 23 日,中国台湾某相关机构接到来自高雄长庚医院医师的电话咨询"一名有无症状高血压病史的 55 岁女性因老花眼食用'沙巴里素'(一种减肥菜,每天食用 100g),与出现尖端扭转型室性心动过速,乃至致命性心律不齐及昏厥之间的关联性"。据该名女性自述,在她开始服用这种叫"沙巴里素"的果汁第一天起,就出现失眠、食欲缺乏和疲劳,随之又出现心律不齐和呼吸困难。在尚未能判断疾病与进食该植物的关联性时，医院对其予10日支持性治疗并建议停食该植物。

1995年5月2日，台湾大学医学院附设医院医师向相关机构致电询问，一名51岁女性出现失眠、焦虑、疲劳和呼吸困难症状与进食某种果汁的关联性。医院给予其保守治疗。

6月26日，毒物药物咨询中心接到一年轻男士来电，称其母亲48岁，于6月24日突然晕倒、口吐白沫，随后送至医院急诊处时，即被宣告死亡。据称其母有高血压病史，但在药物控制下一直保持稳定，近期其开始食用一种叫"减肥菜"的蔬菜（每天食用150g），共进食了45天，体重减轻13kg。该男士询问其母亲突然死亡是否与进食这种蔬菜有关。

其后，又有高雄荣民总医院和高雄长庚医院的医师来电询问，有多位年纪20~40岁的病例，因呼吸困难而至医院胸内科就诊，且均无法以一般疾病对这些病患进行诊断。

7月19日，一名47岁女性到一家医院急诊就诊，称自己出现头晕、眩晕和心悸等症状。起初医院推断其为"梅尼埃病"，但其突发的心悸、晕厥和口周发绀，推翻了这一猜测。心电图检查其表现为尖端扭转型室性心动过速，除低钾血症外，没有其他异常症状。

7月24日，一名42岁的建筑工程师（女性，体重53kg，身高153cm）到医院就诊，主诉持续四个月的进行性呼吸困难，病史包括便秘、体重增加，以及曾接受过痔疮、尿失禁的治疗手术，否认吸烟、糖尿病、高血压、肝肾损伤、结核、哮喘及药物或食物过敏。在病史询问过程中，她透露自己在1994年12月—1995年5月一直食用一种叫"减肥菜"的蔬菜，以治疗便秘和减重。

至1995年8月25日，相关咨询机构又收到了中国台湾多位临床医生收治类似病例的报告，44名病例初期被误诊为阻塞性细支气管炎伴机化性肺炎，病程从暂时性的失眠、食欲缺乏，发展成进行性呼吸困难。

至1995年11月，仅台中荣民总医院就收治了100多名出现呼吸困难和严重肺功能障碍的病例，此后仍陆续有类似病例报告。高雄荣民总医院、高雄长庚医院和成大医院都接诊了类似病例，中国台湾总病例数接近300例。大多数病例由医院胸内科医师发现，病例大多为年龄20~55岁的女性，素来健康，不抽烟喝酒，无肺功能障碍病史，却出现亚急性阻塞性肺疾病的表现，且均无法以支气管哮喘、肺栓塞、慢性阻塞性肺疾病、化学物质吸入、呼吸神经与肌肉功能障碍或其他细菌性或病毒性感染来解释，即无法按照一般呼吸系统疾病来诊断。

（二）事件调查

当出现第一例呼吸窘迫病例时，医院医生就已详细询问病史，获取病例"曾进食一种叫'守宫木'的蔬菜"这一重要线索，报告并咨询相关机构，但因缺少足够的资料证明发病与食用守宫木间的关联，所以直到同样症状的病例相继大量出现，才引起足够的重视和怀疑。

这起突发的进行性呼吸窘迫暴发事件瞬间成为焦点，成为一起明显具有"公众健康危害"倾向的事件，大众媒体也对这一情况进行了深度报道。接下来的数月中，台湾，尤其是台湾南部仍陆续发现类似病例。1995年8月初，台湾"卫生署"敦促民众，在流行病学和/或动物研究证实其安全性以前，应停止进食守宫木及相关食物。

经详细追问受害者病史，结合详细的临床体格检查，医疗机构发现，由医院报告至毒药物咨询中心的病例中大部分具有至少4个共同特征：一是均无慢性呼吸系统疾病史，二是近期均有进食守宫木，三是肺功能试验均显示对支气管扩张剂无反应的通气障碍，四是高分辨率计算机断层扫描显示双侧肺支气管扩张症和肺实质马赛克灌注的片状低密度。特征一、三、四均与压缩型阻塞性细支气管炎症状一致。

病例中的4人接受了开胸肺组织活检,病理学检查发现:肺部组织病理学改变从轻微的细支气管炎和纤维化到明显的黏膜下纤维化,压缩型阻塞性细支气管炎诊断明确。

阻塞性细支气管炎是一种临床病理症状,表现为终末和呼吸性细支气管炎损伤的气道阻塞,且以部分或完全的管腔炎性或纤维组织阻塞为特征,预后不良。阻塞性细支气管炎有多种原因,包括病毒或支原体感染、毒物或烟雾暴露、结缔组织病、骨髓及心肺移植、药物反应和较少见的先天性阻塞性细支气管炎。

对病例的进一步实验室检查发现,免疫学检查结果均正常(包括嗜伊红细胞指数、类风湿性关节炎因子和抗核抗体),且血清补体试验未见肺炎支原体、腺病毒、呼吸道合胞病毒及流感病毒滴度升高。临床和组织学研究结果也排除了微生物感染的可能。

进食“守宫木”成为出现阻塞性细支气管炎病例的共同点。医疗机构开始怀疑这是一起由进食守宫木导致的中毒事件,而有关进食守宫木与肺部疾患、偶发性严重性心脏危害之间的关联亟待研究。

为进一步了解中毒事件的前因后果,毒物药物咨询中心通过回溯法,以电话访问的方式,对1995年8月25日以前报告的44个病例所进食食物的来源、食用时间、食用量、食用方式、添加辅料、发病时间与状况等进行调查,收集流行病学数据进行分析。其中3个病例因有哮喘病史未纳入调查。

41个病例数据显示,平均每日食用守宫木131g,平均食用35天,平均累积食用量为4 100g。守宫木的产地、食用方式、食用部位、冷藏与否、过滤与否、辅料添加与否都和病例是否发病无关。呼吸困难是病例出现的主要症状,在食用守宫木期间或停止服食守宫木后的一段时间都有可能发生。对12例病例开展的肺功能检测结果都提示出现阻塞性肺部病变。其他伴随症状包括失眠、食欲缺乏和/或兴奋等。有些病例还会有皮疹或心律不齐等体征。但是,不论是否停食守宫木,这些伴随症状或体征大部分会逐渐消失。令病例长期困扰的主要是造成呼吸困难的阻塞性肺部病变。

守宫木(*Sauropus androgynus*)别名“天绿香”,也叫减肥菜、树仔菜、越南菜、沙巴菜等,为大戟科植物,主要在马来西亚、印度、印度尼西亚、菲律宾、越南等地种植,当地人将其作为药膳植物食用,从这一角度看,守宫木属于可食性植物。据马来西亚文献报告,其热量中等,且含有胡萝卜素、维生素、叶酸、脂肪、粗蛋白、钙和铁等营养成分,是颇富营养价值的作物。据记载,我国云南、四川等地也有野生守宫木分布。

1993—1994年,守宫木开始引进中国台湾,最初被餐厅作为上等菜肴销售,后以自然食物为卖点进行宣传。许多商家将守宫木推广成“具有神奇减肥效果”的“健康食品”,称其能控制高血压、解除便秘、养颜美容、缓解痛风及妇科疾病,更有商家在销售守宫木时号称“吃几斤减几斤”,守宫木因此红极一时,不少人趋之若鹜,当地随之大量引进。

在中国台湾销售的守宫木有来自马来西亚、印度、印度尼西亚、澳大利亚、泰国等地的,也有中国台湾本地种植的。销售时有只卖嫩叶的,有连茎一起卖的,也有榨成汁贩卖的,甚至还有制成浓缩液的,售价多不菲。打成汁贩卖或者自己打成汁饮用者,会添加苹果、石榴、菠萝、哈密瓜、西瓜、牛奶、蜂蜜、蒜、姜、柠檬、小麦草或茶等混合服用。

此前未曾有过进食守宫木导致阻塞性细支气管炎的报道,包括马来西亚、印度尼西亚等有多年守宫木食用历史的地区,均未发生过类似的中毒事件。临床和实验室研究均提示病例所患阻塞性细支气管炎未显示与既往病史和职业暴露史等因素的关联,但却提示与进食守宫木汁液相关。

守宫木在其他东南亚地区未引起中毒事件,而在中国台湾地区部分人群中引起中毒,中国台湾卫生机构及医疗机构结合相关研究结果,推测原因可能在于个人代谢差异、误食有毒亚种、剂量效应,以及守宫木本身有未知有毒成分。据了解,一些马来西亚人一周食用守宫木 100~200g,而将守宫木作为减肥蔬菜的食用者为求速效,听信了商家"吃几斤减几斤"的宣传,一天用量几乎是马来西亚人一周的用量,极可能因为食用过量导致中毒。

1997 年,Ger LP 等发表的流行病学研究表明,较大量规律地摄入守宫木、生食和食用商贩自制的守宫木是引起阻塞性细支气管炎的三大主要危险因素。结合相关的研究结果,中国台湾"卫生署"做出禁止以任何方式和形式售卖守宫木及其相关食物的决定。

(三) 遗害人间

在这些食用守宫木而损害健康的个案中,住院的严重病患大都接受药物治疗,可是病情恢复到某种程度后即告停顿,此时即使再增加用药剂量,病情也多无大改善。成大医院急诊部医师指出,临床研究发现,食用守宫木可能造成肺部不可逆的损伤,即在停止食用守宫木后,肺功能也无法改善,也无有效的药物可逆转,大剂量的类固醇治疗并不能改善病变引起的通气障碍,甚至有病例肺功能大幅下降至正常值的 40% 以下。

尽管守宫木热潮已随"卫生署"的禁令而降温,但该起事件中大部分受害者目前仍承受着盲目食用守宫木带来的后遗症的痛苦。大部分病例需要终日使用呼吸机,除不能从事一般休闲活动外,连最基本的说话、走路都会受限;由于担心罹患感冒、呼吸道感染等疾病,平常只得尽量少出入公共场合,生活质量极低。

在治疗无果的情况下,肺移植则成了病例们获得重生的唯一选择,但许多病例因负担不起肺移植的庞大费用,而且认为自己还年轻,不愿意冒险,导致病情一拖再拖。数百名因食用守宫木导致健康损害的病例中,近 3 成罹患阻塞性细支气管炎,其中 7 人接受肺移植治疗,3 人存活。

1999 年,Luh S P 等对 5 例守宫木阻塞性细支气管炎终期综合征病例进行肺移植手术。结果表明:无早期死亡,一例 5 个月后死于移植后淋巴细胞增生性疾病,一例 3 个多月后死于支气管炎症,其余 3 例总体状况和肺功能得到改善,至发文时已跟踪 29~34 个月。该研究认为,对于守宫木阻塞性细支气管炎终期综合征病例,肺移植是唯一有效的治疗手段。

(四) 波澜又起

在中国台湾曾轰动一时的守宫木风波,已渐渐被人遗忘,没想到 10 年后,守宫木竟然在日本以"健康食品"之名重出江湖。据报道,日本鹿儿岛县内有一名四十多岁女性,从 2003 年年底到 2004 年 4 月,以一天 4 次、每次 8g 的方式,食用以守宫木为原料制成的粉状保健食品,自 2004 年 2 月开始出现呼吸困难、咳嗽不止等症状,自主呼吸困难,诊断为肺功能障碍。

日本随后出现阻塞性细支气管炎聚集性发病事件。尽管未对病例进行肺组织活检,但基于以下检查情况,可诊断为阻塞性细支气管炎:①所有病例在肺功能检查中都表现出影响呼吸功能的严重肺阻塞;②病例胸部薄层扫描表现为呼气相肺实质图像衰减的变异,肺通气显像表现为片状缺陷,都与阻塞性细支气管炎表现一致;③对所有病例使用皮质类固醇和支气管扩张剂治疗,均未见症状改善(其中一例并发哮喘)。考虑到所有病例都进食了达到致病剂量的守宫木,且除进食守宫木外无任何其他已知可引发阻塞性细支气管炎的相关病因,故可诊断为守宫木相关的阻塞性细支气管炎,该起事件则被确认为守宫木相关的阻塞性细支气管炎暴发。

(五) 科学劝诫

病例普遍以吃药的方式来食用守宫木,显示出民众习惯自我诊断、迷信偏方的心理。其实,无论是减重或治疗疾病,都无快捷方式可循,这种舍正规医疗而偏信偏方的行为,无异于拿自己的生命做实验,可能付出巨大的健康代价。首先不能盲目追求减重,只有特定人群需要减重,因健康需求想要进行减重减肥的朋友,也不应盲目追求速瘦秘方,务必请医师、营养师等专家规划减重计划,才能达到既瘦身又健康的目的。

(六) 事件启示

1. 临床医生主动询问病例饮食史,并报告事件和咨询专业建议对早期发现暴发具有重要作用。
2. 相关专业咨询机构对罕见疾病的关联和及时调查对明确病因和控制暴发甚是关键。
3. 媒体的披露与宣传有利于事件及时控制。

(陈子慧　黄 熙)

第十四节　三聚氰胺触倒多米诺骨牌

(一) 事件回放

2008年6月28日,位于甘肃省兰州市的中国人民解放军第一医院收治了一例患"肾结石"的婴儿,其后陆续有相同病症的婴幼儿前来就医。9月8日,解放军第一医院再接收1名来自甘肃省定西市岷县仅8月龄的婴儿,被诊断为"双肾多发性结石"和"输尿管结石"。至此,该院已在2个多月内收治14名患相同疾病、不满周岁的婴儿。解放军第一医院医生发现,病儿入院时病症基本上都到了中晚期,有的甚至有生命危险。他们都是不满周岁的婴儿,大多来自甘肃农村,且症状均表现为双肾多发性结石,刚入院时都已是急性肾衰竭。兰州大学第二医院近期也收治了类似病例。

除甘肃省外,全国多个省份,包括陕西、宁夏、湖南、湖北、山东、安徽、江西、江苏等地都有类似的婴幼儿疾患报告。2008年上半年,全国至少有8个地方的医院分别收治了3~20例患结石的婴儿,病情基本相同:双肾结石并积水、双输尿管结石,有的已肾功能衰竭,均只能靠导入输尿管来维持排泄功能。西安市儿童医院自6月起先后收治了10名肾结石患儿;南京市儿童医院收治20位婴幼儿结石病例;上海市全市医疗机构9月12日报告,共收治肾结石患儿22例;湖南省儿童医院则在半年时间内接诊30多例双侧输尿管结石的患儿,大部分孩子不满1岁;9月1日,湖北省华中科技大学同济医学院附属同济医院小儿科也接收了3名分别来自河南、江西和湖北的患肾病的婴儿,到9月12日,该医院共收治了7名患泌尿系结石的婴幼儿。

(二) 紧急救治,病因初探

这批突如其来的结石患儿成了医生们的"挑战性"工作,他们首先考虑的是如何治疗。许多临床经验丰富的泌尿外科医生都很困惑,上海交通大学医学院附属新华医院的专家表示,肾结石常见于成年人,罕见于婴儿,通常情况下几年都不见一例。而且,这些婴儿来诊时疾病状况都很凶险,基本上都下了病危通知。

更出乎医生们意料的是,这批患儿的结石表现与以往所见婴幼儿结石大相径庭:结石遍布肾和输尿管,有医生觉得像泥沙一样;也有医生认为像絮状物,一捏就碎;医生们试图从尿液中沉淀出结石标本,但结石却已完全溶解在尿液里。有专家表示,导致结石最多见的原因是尿路畸形、排尿异常,但患儿都不存在尿路畸形,原因很是奇怪。

武汉儿童医院泌尿外科医生表示,以前医院收治的患泌尿系结石的儿童都是十多岁,通常一开始采用打针、扩大输尿管的办法,如果不行就通过手术解决。但这些办法对目前的结石宝宝效果均不明显,因为这些婴幼儿身上所见泥沙状结石较多,在输尿管已经形成了梗阻。武汉儿童医院专家慢慢摸索出治疗办法,借鉴成人泌尿外科治疗经验,用导入输尿管的方式进行疏通、冲洗,如同冲刷泥沙一样,发现效果还不错,后来对其他的患儿都予同样方法处理。据了解,大部分收治泌尿系结石婴幼儿的医院都采用这种办法治疗,患儿也能在短时间内出院。但是否完全康复还不得而知,医院要求患儿3~4个月后复诊。

肾结石患儿数量直线上升,一系列相似事件陆续浮出水面:两个月间,陕西、甘肃、宁夏、江苏等各地出现多名患双肾多发性结石和输尿管结石的婴儿;从2008年3月起,南京市鼓楼医院泌尿外科陆续接到了南京市儿童医院送来的10例泌尿系结石标本。并且,有多名患儿家长反映自己的孩子长期食用三鹿奶粉。

解放军第一医院最初收治的14例患儿家长均反映孩子出生后一直食用三鹿奶粉;9月1日,湖北省华中科技大学同济医学院附属同济医院小儿科接收的3名肾病患儿分别来自河南、江西和湖北,家长们也反映婴儿食用的是三鹿牌奶粉;带孩子在南京市儿童医院就诊的家长发现,同一病区里5名患儿都曾食用同一品牌奶粉,且均出现肾结石等相关病症;西安交通大学医学院第一附属医院指出,自7月以来,也有6名来自陕西、甘肃、宁夏的婴儿集中出现"双肾多发性结石"和"输尿管结石",通过询问喂养史得知,因母亲奶水不足等原因,除有1个患儿母乳喂养到5月龄后予人工喂养外,其余5个患儿都是全程人工喂养,而且使用的都是同一品牌的奶粉;同济医院、武汉儿童医院等武汉市各大医院收治的泌尿系结石患儿家长都反映孩子曾吃过三鹿奶粉。在媒体对同济医院病例进行报道后,北京儿童医院某患儿家长意识到自己的孩子所患的可能是同种疾病,而且可能由同种因素导致,遂致电在同济医院就诊的患儿家长,询问患儿的喂养史、疾病情况及治疗效果等。

联想起2003年安徽阜阳劣质奶粉致"大头娃娃"的事件,家长开始猜测奶粉致肾结石的可能性。

治疗之余,医生们对病因也很困惑,但婴幼儿集中出现泌尿系结石,只是统计学意义上人数累计,尚无科学证据。

武汉一位医生将结石送检,试图了解患儿结石病因,但无果。他还咨询了美国、德国的专家,希望能获得国外的信息帮助,得到的反馈是国外无类似病例。一名营养学专家建议应对奶粉做一些比较细致的检测,不仅仅是按照国家标准进行检测,还要有毒理学等方面的检验。

据一些医生介绍,当时北京儿童医院、上海交通大学医学院附属新华医院拟对此类患儿开展相关课题研究。

在进行病因分析时,在南京地区收治儿童病例较多的南京大学医学院第二附属医院专家指出,医院没有收治过因为单一食物引起肾结石的患儿。该专家认为,这些年来,肾结石患儿的确比往年增多,但是导致孩子患上肾结石的往往有综合因素,比如先天性的或排钙渠道不畅造成的等。

南京鼓楼医院泌尿外科专家认为,引起婴幼儿患肾结石的原因很多,有的孩子存在先天缺陷,比如先天是高钙尿;也可能与饮水有关,患儿多来自农村,与长期饮用当地水质偏硬的井水也可能有一定的关系。

武汉儿童医院泌尿外科医生在接触到第二个婴幼儿泌尿系结石病例时,便开始怀疑婴幼儿患结石是否与补钙有关系。医生留心询问了患儿家长孩子的喂养史,在得知大部分患儿都曾吃三鹿奶粉之后,便向家属建议更换其他牌子的奶粉。

江西省儿童医院医生在接诊及询问病史时均发现,大部分双肾结石的患儿都采用人工喂养(或混合喂养),大部分也一直食用三鹿奶粉。但医院方面表示,因尚无证据证明食用三鹿奶粉与婴幼儿患结石之间的关系,只能尽力去救治。

江苏一名医生曾被三鹿公司当地经销商"特别关照",经销商方面希望医生不要再跟家属提及三鹿奶粉。该医生则认为必要时仍须提及,尽管不会向病例说确定是某种原因,但需要提醒病例避免一切可能的原因。

新华医院医生指出,该院收治的患儿主要来自贫穷地区,大部分都食用三鹿奶粉,但医院尚不能确定该品牌奶粉与疾病之间的关联。

大部分接收泌尿系结石婴幼儿的医院医生无一例外地建议患儿家长调整孩子的饮食结构。

(三) 事件报告

2008 年 7 月 16 日,兰州大学第二附属医院致电甘肃省卫生厅,报告当年该院收治的患肾结石的婴儿病例明显增多,数月已达十几例。接报后,甘肃省卫生厅立即抽调有关单位骨干组成流行病学调查组,于当日下午对有关情况进行了初步调查。据医院介绍,2008 年上半年,该院共收治肾结石患儿 16 例(不包括门诊治疗病儿),大部分为农村患儿,月龄大多为 5~11 个月,患儿病情重,部分已发展成肾功能不全。据医生反映,以前患肾结石多为成人,儿童尤其是婴儿患此病较少。

在了解到初步调查情况后,甘肃省卫生厅立即向省委、省政府和卫生部做了汇报,随后,解放军第一医院也通过有关途径将相关情况向国务院和卫生部进行报告。省委、省政府和卫生部要求甘肃省开展深入的流行病学调查,尽快查明原因。

(四) 搜索筛查

在卫生部的指导下,甘肃向全省医疗卫生机构发出全力救治患儿的电报。省卫生厅组织开展流行病学调查,对婴儿泌尿系结石病因进行分析,对病例较集中的甘肃省武威市共计 8 个乡镇 164 名 6~18 个月的婴儿进行 B 超筛查和个案调查。

针对此情况,甘肃卫生厅安排全省市级以上医疗机构对 2006—2008 年的病例进行检索筛查,要求每半天上报一次病例。截至 9 月 13 日 22 时,共上报病例 102 例,住院 34 例,死亡 2 例。患儿主要分布在 10 个市和 24 个县区,武威市和定西市居多,大部分为农村患儿,男女比例是 3∶1,年龄都在 3 岁以下,大部分为 1 岁以下,5~11 月龄者相对较多。在 34 名住院患儿中,有 31 名为解放军第一医院收治。据该院医师介绍,重症病例均出现急性肾功能衰竭。9 月 15 日,2 例 9 月龄婴儿不治身亡,死因均为急性肾功能衰竭。

根据部分患儿家长反映的情况,甘肃省卫生厅同时安排卫生监督员对患儿使用的三鹿牌奶粉和酒泉市好牛乳业食品有限公司生产的三鹿配方奶粉进行突击抽查,并送往中国CDC进行检验。为防止假冒产品影响,同时对其来源进行追溯。

(五)"真凶"披露

婴幼儿患泌尿系结石的矛头指向三鹿牌婴幼儿配方奶粉。据称早在2008年7月,就已有多名患泌尿系结石婴儿的家长投诉三鹿奶粉。而三鹿集团有关负责人称,患儿食用的是价格在18元价位系列奶粉;2008年由于原材料价格上涨等因素,三鹿公司18元价位系列奶粉已经于7月底停产,之后三鹿公司的奶粉最低零售价都在25~30元。在甘肃省报告因食用三鹿牌婴幼儿配方奶粉患肾结石的婴幼儿病例明显增多时,三鹿集团有关人员则声称已将本公司生产企业生产的婴幼儿奶粉等产品送样检测,结果表明无违禁物超标,产品都是合格而安全的。

9月11日晚,卫生部指出,甘肃等地报告多例婴幼儿泌尿系结石病例,调查发现患儿多有食用三鹿奶粉的历史。经相关部门调查,高度怀疑石家庄三鹿集团股份有限公司生产的婴幼儿配方奶粉受到三聚氰胺污染。卫生部专家指出,三聚氰胺是化工原料,可导致人体泌尿系统产生结石。同日晚,三鹿集团股份有限公司发布产品召回声明,称经公司自检,发现2008年8月6日前出厂的部分批次三鹿婴幼儿配方奶粉受到三聚氰胺污染,市场上大约有700吨。三鹿集团公司表示:为对消费者负责,立即全部召回2008年8月6日以前生产的三鹿婴幼儿奶粉。

至此,婴幼儿因食用奶粉导致泌尿系结石的根源基本有了定论。经查,除三鹿奶粉外,全国有22家婴幼儿奶粉生产企业69批次产品检出含量不等的三聚氰胺。据不完全统计,受三聚氰胺污染的奶粉在全国范围内造成6名婴儿死亡、近30万名婴幼儿患病的严重后果。

(六)启动国家重大食品安全事故响应

1. 最高层总体部署 婴幼儿食用奶粉导致泌尿系统结石事件引起国务院相关部门高度重视。9月10日以来,中央领导连续做出指示批示,中央政治局常委会和国务院多次召开会议,对事件处置工作进行研究部署。

2. 各方行动 在9月8日接到石家庄市政府怀疑三鹿奶粉受三聚氰胺污染且造成婴幼儿泌尿系结石的报告后,河北省委、省政府高度重视,省政府连续四次召开会议部署采取一系列紧急措施,并迅速启动重大食品安全事故Ⅱ级响应机制。根据中央指示,省委、省政府加快事件调查处置,严肃处理不法分子和有关责任人,全力救助患病婴幼儿,把对消费者的损害程度降到最低。

9月12日,卫生部发出通知,要求各地立即统计辖区内医疗机构接诊的患病婴幼儿有关情况,并于9月12日17时前上报。14日,原卫生部部长陈竺带领卫生部有关司局领导及专家飞抵兰州,对甘肃省有关三鹿奶粉事件的应急处置工作展开专题调研。

13日,国家质检总局全面启动应急管理机制,紧急通知各级质检部门进入应急状态,全力以赴做好处置工作。

13日,卫生部召开关于"三鹿牌婴幼儿配方奶粉"重大安全事故处置工作情况的发布会,指出该起事故是重大食品安全事故。三鹿牌部分批次婴幼儿配方奶粉中含有三聚氰胺,是不法分子为增加原料奶或奶粉的蛋白含量而人为加入的。事件涉及省份众多,且涵盖养殖、生产加工、包装、仓储、运输、流通和消费等多个环节。

同日,党中央、国务院对严肃处理三鹿牌婴幼儿奶粉事件做出部署,立即启动国家重大食品安全事故Ⅰ级响应机制,成立应急处置领导小组,由卫生部牵头,国家质检总局、工商总局、农业部、公安部、食品药品监管局等部门和河北省人民政府共同做好三鹿牌婴幼儿配方奶粉重大安全事故处置。

14日,国家质检总局应急管理领导小组派工作组赴石家庄三鹿奶粉生产企业调查事故原因;赴河北、广东、黑龙江和内蒙古四省(自治区)督促检查事故应急处置;并在全国范围内对同类产品进行专项检查。工商总局加强了对市场上婴幼儿配方奶粉的监督检查。卫生部组织联合调查组开展该事件的调查处理,并在全国范围内对可能由三聚氰胺污染奶粉造成婴幼儿患病的情况进行全面调查,紧急组织专家研究制定诊疗方案。

15日下午,河北省政府举行新闻发布会,石家庄三鹿集团副总裁在会上宣读《石家庄三鹿集团股份有限公司致社会各界的公开信》,就奶粉事故向社会各界人士及广大消费者表示最诚挚的道歉,声明全部收回三鹿集团8月6日以前生产的产品,并指出消费者如对8月6日以后的产品有异议、不放心,也将收回。同时,三鹿集团将不惜代价积极做好患病婴幼儿的救治工作。

3. 免费医疗救治　9月11日—15日,卫生部组织制定并下发四个医疗救治相关文件,对因服用奶粉而患结石病的患儿实行免费治疗,并要求各医疗机构对接诊情况实行日报告和零报告制度。全国展开婴幼儿结石病例大筛查。12日,卫生部会同中华医学会组织专家制定《与食用受污染三鹿牌婴幼儿配方奶粉相关的婴幼儿泌尿系统结石诊疗方案》,供临床诊疗参考使用。

16日,卫生部派出由儿科、小儿肾内科、超声科、放射科等专科专家组成的首批指导组分赴河北、山西、江西、江苏、山东、河南、甘肃,帮助和指导各地做好患儿的筛查诊断和医疗救治。17日,卫生部再派出工作组,奔赴全国各地进行指导检查,并通过视频会议对全国各地医务人员进行统一培训,以进一步提高医疗机构和医务人员对食用含三聚氰胺奶粉婴幼儿的筛查、诊断和治疗能力。同日,卫生部发出通知,要求进一步做好食用含三聚氰胺奶粉婴幼儿的医疗救治,做到筛查、诊断、治疗和宣传全覆盖,确保尽早发现、救治患儿,减少并发症发生和重症患儿出现,力争不发生新的死亡病例。

4. 加强宣传　为做好消费者对问题奶粉事件的健康咨询和解答对患儿就医治疗的疑问,卫生部将北京市和上海市的公共卫生公益服务电话12320作为全国公众服务热线,并要求已开通12320电话的其他省区市也要做好相关答疑解惑工作。

5. 专项清查　9月15日,农业部先后派出6个督导组,分赴北京、河北、内蒙古、黑龙江、河南和新疆6个牛奶生产重点省(自治区、直辖市)开展奶业生产调研督导工作。

16日,国家质检总局公布全国婴幼儿配方奶粉三聚氰胺专项检查阶段性检查结果,全国109家婴幼儿奶粉生产企业491批次婴幼儿奶粉检验结果显示,22家企业69批次检出含量不同的三聚氰胺,其中包括不少家喻户晓、覆盖面极广的产品,部分产品出口其他国家。

为保证乳制品安全,国家质检总局对检出三聚氰胺的产品立即予下架、封存、召回、销毁,并对有关企业立即进行全面调查,查清原因,追究责任,依法严肃处理。同时,质检部门派员驻厂监管所有乳制品生产企业,对原料奶和各环节进行严格监督检查,对出厂成品分批严格检验,确保生产的乳制品质量安全。

17 日,国家工商总局要求各地认真开展含三聚氰胺婴幼儿配方奶粉市场清查,一旦发现市场上销售含三聚氰胺的婴幼儿配方奶粉,应立即责令经营者停止销售,下架退市。

18 日,国家质检总局发布公告,决定停止所有食品类生产企业获得的国家免检产品资格,相关企业要立即停止其国家免检资格的相关宣传活动,其生产的产品和印制在包装上的已使用的国家免检标志不再有效。

21 日,时任国务院总理温家宝在北京看望"奶粉事件"患病儿童并考察奶制品市场,表示"我们要对人民负责"。26 日,国家质检总局再次抽检 47 个品牌液态奶的 296 批次产品中,均未检出三聚氰胺。

(七) 三聚氰胺简介

三聚氰胺(melamine)是一种三嗪类含氮杂环有机化合物,重要的有机化工原料,为纯白色单斜晶体,无味,微溶于冷水,溶于热水。三聚氰胺最主要的用途是作为生产三聚氰胺甲醛树脂的原料,还可以作阻燃剂、减水剂、甲醛清洁剂等。

三聚氰胺在体内代谢迅速、无蓄积,大鼠经口 LD_{50} 为 3.16g/kg(体重),急性经口毒性(LD_{50})剂量分级为低毒级。对眼睛和皮肤无刺激性、无致敏性、无生殖发育毒性、无遗传毒性和致畸性,毒作用靶器官为膀胱和肾脏,主要引起膀胱炎、膀胱或肾结石、膀胱上皮细胞增生和肾脏炎症。尽管两年慢性毒性试验发现可引起雄性大鼠膀胱肿瘤,但与结石对膀胱上皮的反复刺激密切相关,因此认为三聚氰胺是间接非遗传性致癌物,国际癌症研究机构(IARC)将其致癌性列入 3 类,即"现有的证据不能对人类致癌性进行分类"。

(八) 不法分子为何要往婴幼儿奶粉中添加三聚氰胺?

食品工业中常需要检测蛋白质含量,婴幼儿奶粉作为婴幼儿主食更是需要以其蛋白质含量来判断其营养价值。直接测量蛋白质含量技术较复杂,成本也较高,因而大范围使用"凯氏定氮法(Kjeldahl method)",即通过测定食品中氮含量间接计算蛋白质含量,食品中氮含量越高,则认为蛋白质含量越高。

蛋白质主要由氨基酸组成,其含氮量比较恒定,一般不超过 30%。三聚氰胺含氮量达 66%,往奶中添加三聚氰胺,可通过凯氏定氮法检测出高氮量,即提示奶中的"高蛋白含量"。三聚氰胺含氮量高而成本低,估算表明,使蛋白质含量增加一个百分点,所用三聚氰胺的成本仅为真实蛋白质原料的 1/5。三聚氰胺无特殊气味和味道,在水中溶解度为 3.1g/L(20℃),在奶中少量掺入后不易被发现,又可提高蛋白质含量指标,遂使不法分子趋之若鹜。

(九) 事件启示

1. 临床医生主动关注罕见病病因,询问居住地、喂养史、可疑食物史等并及时报告对聚集性事件的早期识别至关重要。

2. 消费者投诉维权意识和媒体报道宣传对跨地区发生事件关联性的及时识别有促进作用。

3. 多部门合作与沟通是事件快速有效响应的重要保障。

(黄 熙 陈子慧)

第十五节　夺命的甲醇假酒

(一) 事件回放

2004 年 5 月 11 日,广州市白云区钟落潭镇梅田村东盛西街的一名农民在喝了其妻从钟落潭镇钟生农贸市场购买的散装白酒后自觉不适,入院治疗后不治身亡。死者家属将其饮剩的白酒送往中国广州分析测试中心进行检测,发现该酒甲醇含量高达 29.3%。同日,一名湖南籍外来务工人员也因饮用劣质散装白酒身亡。12 日,广州白云区太和镇又有 2 人因饮用白酒致甲醇中毒死亡。13 日,白云区竹料镇与钟落潭镇分别报告 2 人和 1 人因饮用白酒死于家中。至 14 日,因饮用白酒致甲醇中毒死亡人数已升至 8 人,另有 18 名中毒者入院治疗,部分重度中毒者病情严重。15 日,收治甲醇中毒者的广州市第十二人民医院透露,因中毒入院治疗者数量仍有增加。16 日,该医院接收的甲醇中毒病例增至 39 人,其中 1 人生命垂危。截至 5 月 17 日,因饮用白酒中毒人数逾 50 人,死亡 11 人。5 月 26 日,治疗白酒中毒病例的医院发现,住院病例中 18 人出现不同程度视力损伤,病情严重的 8 人有失明的可能。

(二) 事件调查

为进一步了解中毒事件的前因后果,接诊饮用白酒中毒病例的医院通过卫生部门食物中毒报告系统,将该事件作为疑似食物中毒事件上报。卫生行政部门接报后,按照相关规定,在继续上报同级人民政府、上级卫生行政部门以及卫生部的同时,及时采取应对措施:一是组织医疗卫生机构对中毒病例进行救治;二是组织调查小组开展现场卫生学和流行病学调查,对可疑食物等进行抽样检验分析;三是控制可疑食物(散装白酒),并开始追踪可疑食物来源及去向。检验结果表明,病例饮用的散装白酒样本甲醇含量严重超标,相关信息和初步的检查与治疗情况提示,该事件为一起由假酒(甲醇)引起的中毒事件。

疾病预防控制机构开展了中毒事件的流行病学调查,包括病例一般情况、饮酒时间、饮酒量、发病时间、主要症状、入院时间、购酒地点等内容。5 月 11—23 日,广州市共报告有毒散装白酒引起的急性甲醇中毒病例 75 人,经个案调查核实确诊病例 55 人。饮用白酒者出现中毒症状最短为 4 小时,最长为 7 天(168 小时);中毒病例最小 22 岁,最大 83 岁;男性为主;中毒事件发生在广州市 3 个区,以白云区中毒人数最多,天河区和花都区各 1 人;病例均为低收入人群,其中外来务工人员占 75%,主要来自湖南省。中毒者所饮白酒多数购自白云区多个散装白酒销售点,分布在太和镇、钟落潭镇、人和镇和竹料镇,其次为天河区。

调查中采集到剩余白酒样品 38 份,经实验室检测,发现甲醇含量 ≥ 0.04g/100ml 的样品有 34 份,最高为 36g/100ml,最低为 0.53g/100ml,平均甲醇含量为 10.95g/100ml。按照 GB 2757—1981《蒸馏酒及配置酒卫生标准》(现已更新为 GB 2757—2012)甲醇含量 ≤ 0.04g/100ml,该批白酒甲醇含量严重超标。此外,抽取病例血液标本 58 份,检测甲醇含量 ≥ 0.015 6mmol/L 的有 45 份,含量最高达 32.2mmol/L,平均 3.3mmol/L。

经调查,此次事件系工业酒精(实为甲醇和工业酒精混合液)被易装作为食用酒精用于勾兑白酒出售,最终造成饮酒者甲醇中毒,多人死伤。病例的病情与饮酒量相关,饮用量多则症状较重。死亡病例平均饮酒量为1 038ml,确诊病例平均饮酒量为897.7ml。

尽管及时启动了突发公共卫生事件应急响应机制,多部门也密切配合迅速追回了涉案白酒,但饮用白酒致甲醇中毒事件仍造成了十分严重的后果,最终导致14人死亡、10人重伤、15人轻伤、16人轻微伤。饮用白酒中毒者主要表现为视力下降,其中6人双目失明,还有头痛、头晕、恶心、呕吐、乏力、腹痛、意识障碍、瞳孔扩大或不等大、烦躁、胸闷、呼吸加快等症状。

(三) 为什么白酒中含有高浓度的甲醇?

酒精一般分为工业酒精与食用酒精,工业酒精只能用于工业,不得食用。工业酒精主要成分是乙醇,含量约为95%。制造工业酒精的方法有化学合成法和发酵法。化学合成法是以炼焦炭、裂解石油的废气为原料,经化学合成反应而制成酒精。此法合成的酒精含较多杂质,如甲醇、高级醇、醛、酸和水等,其甲醇含量较高,价格便宜。发酵法是利用淀粉质原料或糖质原料,在微生物的作用下生成酒精,其含甲醇量低于0.01%,价格较贵。食用酒精制造要求原料必须是谷物、薯类、废糖蜜,生产工艺是液态发酵法。生产工艺较工业酒精严格,甲醇含量控制要求较高,其乙醇浓度较工业酒精低,价格较工业酒精高。这使得一些不法商人因此看到"商机",大量使用廉价的工业酒精勾兑各类酒产品,导致假酒中毒事件屡禁不止。

(四) 科学劝诫

甲醇的外观、气味、滋味、密度与酒精非常近似,有时有丰富经验的检验人员也很难凭感官将它们区分,稍不注意还会发生错判。因此,普通消费者、使用者很容易误将甲醇当作酒精使用,引发甲醇中毒。液态和气态甲醇都有毒,应避免接触皮肤和吸入蒸汽,如果溅到皮肤和眼睛里,应迅速用大量清水冲洗。甲醇对神经系统有刺激性,当吸入人体内时,可引起失明和中毒。

甲醇中毒危害性大,不容忽视,但也是可以预防的。为防止甲醇中毒的发生,要采取综合性的预防措施,应从以下几方面做好预防工作。对甲醇的生产、保管、运输、销售和使用的各个环节,要严加管理,制定严格的规章制度,并经常监督检查。认真整顿酒类的生产和销售部门,加强酒类的监督检测。有关部门要对散装白酒的生产、销售严加监管,严防把甲醇及非饮用酒精当作饮料或掺入饮用酒类出售。加强宣传教育,大力普及卫生知识,使广大人民群众对甲醇的毒性都有明确的认识,自觉遵守和落实各种防止中毒的措施,提高自我保护意识。

(五) 事件启示

1. 当发现以消化道、中枢神经系统和眼部损害为主的病例,临床医生应注意询问饮酒史,若有饮酒史,应尽快测定血液中甲醇含量确定是否为甲醇中毒,并同时进行抢救。

2. 临床医生应参照中华人民共和国国家职业卫生标准GBZ 53—2017《职业性急性甲醇中毒的诊断标准》和相关资料,对病例的不同病情进行分级,积极救治病例;行政部门、医疗机构和CDC的合作缺一不可。

3. 向公众告知甲醇中毒严重危害,加强不购买伪劣、无安全保障散酒的宣传。

(黄 熙 陈子慧)

第十六节　"蘑界"毒王：致命鹅膏

（一）事件回放

2019年6月12日凌晨2:05,云南省某县CDC接到县人民医院急诊科电话报告,该科收治了4名野生蘑菇中毒病例,症状较重且病情进展较快。接报后,县CDC立即组织专业人员前往进行调查。4名病例因病情未见好转于次日转至州人民医院救治。1名病例在转院途中死亡,其余3名病例虽经省、州两级临床专家积极抢救,仍因病情较重而相继死亡。至此,本次事件中进食野生蘑菇的一家4口全部死亡。

（二）事件调查

经询问,6月11日上午,这家女主人在村寨附近山头采摘两种野生蘑菇约400g,自述为"马菌"和"牛肚菌",一种长于树上,一种长于地上,分别为黑色和白色,并于当日上午10:30在家中炒制后食用。用餐食谱包括：炒蘑菇、煮茴香、凉拌莴笋。共同进餐的还有其丈夫、女儿、孙子,一共4人。饭后11:00左右,夫妻俩到甘蔗地打农药(草甘膦)。

15:00,女主人出现恶心、呕吐症状,晚饭过后再次出现呕吐,当时病例自觉是打农药引起的不适反应,并未及时就诊。19:00左右,其余3人相继出现类似症状。随后,4人于22:00到乡卫生院就诊,未见好转,6月12日凌晨1:00转入县人民医院,给予输液、洗胃、催吐、导泻等对症支持治疗。女主人及其女儿两人出现大小便失禁。

6月13日,4名病例由于肝、心及肾功能受损转至州人民医院进行血液透析治疗,其中年仅4岁的孙子因食用量较大,症状较重,在转院途中死亡。

省、州两级临床专家对其余3人积极抢救,给予口服活性炭吸附肠道毒物,口服水飞蓟宾葡甲胺片解毒,输血纠正凝血功能,保肝、保肾等综合保护器官功能,并给予血液灌流清除体内毒物、护胃、补液、抗感染等综合治疗,但3名病例病情未见改善,并有进一步恶化趋势,出现多器官功能衰竭、血小板进行性下降、消化道出血,最终相继死亡。

现场采集了病例未炒食的剩余野生蘑菇,并到病例口述的同一地点采集了新鲜的同种野生蘑菇,进行实验室检测。两种野生蘑菇样品中均检出：α-鹅膏毒肽、β-鹅膏毒肽、羧基二羟鬼笔毒肽,分子鉴定结果也证实为致命鹅膏。

根据现场调查,中毒的一家4口均进食自行采摘并加工的野生蘑菇；中毒病例的发病潜伏期(6~12小时)与食用致命鹅膏引起的中毒发病潜伏期、中毒症状相符；实验室的毒素检测和分子鉴定结果,可判定该起事件为误食致命鹅膏引起的野生蘑菇中毒。

（三）致命鹅膏简介

致命鹅膏,俗名"白毒伞""白罗伞",该种被科学界所认识是因为这个"剧毒杀手"于2000年3月初在广州导致9名务工人员中毒,全部死亡。为了警示后人,中国科学院昆明植物研究所的杨祝良教授和广东省科学院微生物研究所的李泰辉教授共同将该种定名为"致命鹅膏"。致命鹅膏可以造成急性肝损害,2000—2014年间,广东至少发生22起致命鹅膏中毒事件,造成89人中毒,45人死亡,致命鹅膏成为我国名副其实的"蘑界"毒王。

在外观上,致命鹅膏周身雪白,菌盖白色,幼时半球形,成熟后平展,边缘平滑无沟纹。菌褶白色,稠密。菌柄白色,光滑或被有白色纤毛状鳞片,内部实心至松软,基底部近球形。

菌环(裙)靠近菌盖,白色,薄膜状。菌托浅杯状,白色。致命鹅膏最大的特征就是"头上戴帽(菌盖),腰间系裙(菌环),脚上穿靴(菌托)"。

致命鹅膏主要生长在以壳斗科为主的阔叶林中的地上,多地均有分布。目前发现于我国的华南和西南地区,广泛分布于广东省和云南省,贵州省的黔西南州也有发现。

在广东,伴随"回南天"的到来,致命鹅膏每年2月下旬至5月中旬出现,并因"回南天"的时间差异而有所变化;在云南,每年6月初至8月初从南到北、从热带到亚热带出现。

致命鹅膏所含毒素为鹅膏肽类毒素,包括鹅膏毒肽和鬼笔毒肽,其中起主要毒性作用的是鹅膏毒肽。

鹅膏毒肽,分子量为973~990Da,水溶性,热稳定,耐酸碱。小鼠经口LD_{50}为0.2~0.5mg/kg(体重)。可经胃肠道快速吸收,2小时血中浓度即可达峰,48小时内经有机阴离子转运多肽1B3或牛磺胆酸钠协同转运多肽转运快速分布到肝脏,毒素不能经过胎盘。毒素经过肾脏排泄。肝、肾为主要靶器官。鹅膏毒肽主要通过抑制RNA聚合酶Ⅱ活性,阻止mRNA转录和蛋白质合成,造成细胞损伤;也可通过氧化应激产生内源性因子,造成细胞凋亡,对人的致死剂量为0.1mg/kg(体重),也就是说,一个中等大小的子实体,足以毒死一个成年人。鬼笔毒肽,为速效毒素,小鼠经口LD_{50}为1.5~2.0mg/kg(体重),主要机制为干扰纤丝状肌动蛋白与球状肌动蛋白转化平衡,阻止细胞骨架形成。

致命鹅膏中毒主要造成急性肝损害,可分为四个阶段:潜伏期、胃肠炎期、假愈期和脏器损害期。多数病例在误食后9~15小时出现严重的胃肠道症状(呕吐、腹泻等),食用量越大,潜伏期越短,病例越危险;胃肠炎期过后,胃肠道症状缓解或消失,看似康复且无明显中毒症状,容易造成康复的假象,因此称为假愈期(误食后48~72小时),但这个阶段肝脏损害已经开始,肾功能也开始恶化,如不及时救治极有可能发展为肝衰竭;假愈期过后,病例出现进行性肝功能不全,严重中毒的病例会发生肝功能衰竭,且常并发急性肾衰竭,即为脏器损害期(误食后72~96小时)。随后数日,肝功能不全会导致低血糖、高乳酸血症、代谢性酸中毒、凝血功能障碍、代谢性脑病,并引发多器官衰竭,最终导致病例死亡。

早发现、早就医、早诊断、早治疗是致命鹅膏中毒救治的关键。发现或怀疑误食致命鹅膏后,应在中毒病例神志清楚的情况下自行催吐,可采用手指抠咽部或用器具压迫舌根部的方法催吐,直至把胃内食物呕吐干净,以减少毒素的吸收。随后应立即到各地正规医院就诊,以免延误治疗的最佳时机。需要强调的是,就医时最好携带剩余的蘑菇样品或照片,以备相关专家能够对蘑菇物种进行及时和准确鉴定,进而及时确定有效的针对性治疗方案。

毒蘑菇中毒缺乏特异性效应标志物,实验室一般检查可反映毒素损害的靶器官和受累程度。轻度中毒病例实验室检查可正常,重度中毒常逐渐出现多器官功能损害,需要严密监测。如致命鹅膏导致的肝功能损害,包括胆红素、ALT、AST升高,凝血功能异常,甚至胆酶分离等。临床诊断和治疗可参考《中国蘑菇中毒诊治临床专家共识》《中国含鹅膏毒肽蘑菇中毒临床诊断治疗专家共识》。强化首诊医师责任,推荐静脉用水飞蓟宾、N-乙酰半胱氨酸联合治疗方案。

（四）科学劝诫

1. 有毒野生蘑菇不仅限于网传的"红伞伞、白杆杆……",很多剧毒野生蘑菇反而是"白伞伞、灰伞伞、黄伞伞……"。头上戴帽、腰间系裙、脚上穿靴是剧毒鹅膏的特征,这类蘑菇不要食用!

2. 不要随意采摘、出售、购买、食用自己不熟悉的野生蘑菇，尤其是霉变或幼小难辨识的野生蘑菇。

3. 冷冻、干制、煎炒、炖煮等加工方式都不能消除致命鹅膏的毒性。

（五）事件启示

1. 基层医务人员对剧毒野生蘑菇中毒病例的识别、病情评估非常重要，要熟悉野生蘑菇的当地俗名，特别是要正确认识"假愈期"，不能以病人症状轻重来判断中毒风险大小，要树立"只要确定进食了剧毒蘑菇，无论目前症状轻重，必须及早进行治疗"的观念。

2. 对蘑菇种类不明确尤其是潜伏期超过 6 小时的中毒病例，应警惕致死性蘑菇中毒可能；对误食剧毒蘑菇（包括致命鹅膏、亚稀褶红菇）的中毒病例及危重病人，要合理调配医疗资源和尽早应用解毒药物，及时转至有救治能力的医院，争取救治黄金时间。

3. 依据摄入史、临床表现及其靶器官损害证据，可作出毒蘑菇中毒的临床诊断。时间窗内的血、尿、呕吐物、体液等标本中检测到相应的毒素可确立诊断。

4. 形态学分类鉴定是毒蘑菇最常用的鉴别方法，中毒现场可通过对照片的识别作出初步判断。

（李娟娟）

第十七节 难分难辨的火炭菌三兄弟

（一）事件回放

2020 年 6 月 28 日 12 时 31 分，云南省某县 CDC 接到县人民医院报告，该院急诊科接诊了 1 例以恶心、呕吐、腰酸背痛为主要表现的病例周某，初步诊断为"毒蘑菇中毒"。接报后，县 CDC 立即派出流调人员赴现场调查处置。由于病情危重，周某于 13 时 22 分转到省级综合医院治疗。遗憾的是，尽管医生全力抢救，仍回天无力。

（二）事件调查

经调查，6 月 27 日早上 8 时左右，周某的一对双胞胎弟弟和同村的居民一起到附近的山上捡拾野生蘑菇，一共捡到了三种蘑菇，分别是青头菌、火炭菌、羊肝菌，15 时左右返回家中，17 时开始炒制野生菌。制作方法是先放香油炒制后加入大量清水煮至汤干，烹制时间共 30 分钟左右。其中，火炭菌和青头菌一起炒制，羊肝菌单独炒制。烹饪完毕后，周某的母亲和两个双胞胎弟弟于 18 时一起进餐，母亲未食用野生菌，两名双胞胎弟弟的具体进食量为：羊肝菌各食用 10g 左右，火炭菌和青头菌各食用 30g 左右。之后两人分别于 18 时 30 分和 18 时 40 分相继出现恶心、呕吐、腹泻症状，急忙自行催吐，反复催吐数次后症状有所缓解。

周某于 19 时左右也食用了混炒的青头菌和火炭菌，进食量 200g 左右。19 时 30 分也出现恶心、呕吐症状，但催吐未成功，未服药、未进行其他处置。6 月 28 日早晨，周某出现腰背酸痛的症状，于 11 时 30 分到县人民医院急诊科就诊。血常规显示白细胞 14.31×10^9/L、中性粒细胞百分比 76.8%、中性粒细胞绝对值 10.98×10^9/L、心肌坏死标志物肌红蛋白 1 053ng/ml、肌酸激酶同工酶 30.2ng/ml。诊断为"毒蘑菇中毒"，给予心电监护、补液等对症治疗措施后，肌肉酸痛症状不但没有缓解，反而有加重趋势，还出现了尿少、酱油色尿等其他横纹肌溶解表现,13 时 22 分转省级综合医院治疗。6 月 29 日随访症状未见好转,考虑到家中并不宽裕的经济条件,7 月 1 日凌晨 2 时 56 分家属决定放弃治疗出院,由 120 救护车送回家,凌晨 3 时左右在途中死亡。

7 月 1 日上午,在当地村委会的动员下,其中一名双胞胎弟弟到乡镇卫生院抽血化验,结果无异常。另一名双胞胎弟弟未就诊,未诉不适。

周某家庭日常水源是自来水,饮用水源是桶装矿泉水。因食用剩余的炒蘑菇均被倒掉,市、县两级 CDC 在双胞胎弟弟带领下到原捡拾蘑菇的地点采集了与之前所捡拾的火炭菌相同的样品,经野生蘑菇专家进行形态学鉴定,为亚稀褶红菇。

(三) 亚稀褶红菇简介

亚稀褶红菇,又称作亚黑红菇、亚稀褶黑菇等,隶属于真菌界、担子菌门、伞菌纲、红菇目、红菇科、红菇属。生于亚热带和热带壳斗科植物林下地上。菌盖 5~10cm,成熟后中部常下凹,呈漏斗状,表面浅灰色至煤灰黑色,有时带黄褐色色调,成熟后常向上反卷,湿时稍黏,具细小裂纹,边缘无条纹;表皮不易剥离。菌肉厚 3~7mm,污白色或灰色。菌褶宽 5~8mm,不等长,较稀至稀,污白色或奶油色,脆而易碎,直生。菌柄长 3~5cm,直径 1.5~2cm,灰褐色,内部松软。菌肉、菌柄等部位伤后缓慢变红褐色,不变黑色。

在红菇属中,亚稀褶红菇属于剧毒蘑菇。亚稀褶红菇与同类别的蘑菇如稀褶红菇、密褶红菇等在外形上极易混淆,二者菌盖也呈灰白色、浅灰色至煤灰黑色。但是,密褶红菇菌褶极为致密,稀褶红菇菌褶厚而稀,两者的菌褶受伤后均先变红,最终变黑色,而亚稀褶红菇的菌褶受伤后先变红,最终不变为黑色。它们都在同一生长环境下生存,老百姓都称为火炭菌,故很容易将有毒的亚稀褶红菇误采、误食,而引发中毒。

有研究称,导致亚稀褶红菇中毒的主要毒素可能是环丙 -2- 烯羧酸,该化合物可引起横纹肌溶解症状,造成急性肾损伤、心肌损伤等。

(四) 中毒临床特征与诊断

亚稀褶红菇造成的中毒表现根据食用量大小,可以表现为胃肠道症状、横纹肌溶解综合征、多器官功能衰竭等甚至死亡。一些食用量小的病例仅表现为恶心、呕吐、腹泻等胃肠道症状;一些病例仅表现出横纹肌溶解而不伴随肾功能衰竭和其他严重临床表现;重症病例可出现横纹肌溶解、严重的电解质紊乱(高钾、低钙)、呼吸衰竭、急性肾功能衰竭、肺水肿、室性心动过速和休克等。

进展过程如下:①早期有胃肠道症状,潜伏期 10 分钟 ~6 小时,以恶心、呕吐、腹痛、腹泻为主,有的病例胃肠道症状轻微甚至不出现;②继之出现横纹肌溶解表现,5~25 小时较为明显,表现为全身肌痛、肌肉乏力、尿色深、尿少等症状,实验室检查显示肌酸激酶、肌红蛋白、乳酸脱氢酶明显升高,部分病例可出现急性肾损伤,肌酐、尿素氮升高;③病情严重者横纹肌溶解表现持续加重,同时出现呼吸困难、胸闷、心悸,血气分析提示为 II 型呼吸衰竭,实验室检查出现肌酐、尿素氮持续升高,高钾、低钙,代谢性酸中毒,肌酸激酶、肌红蛋白急剧升高;④危重病例可出现心肌损伤,肌酸激酶同工酶、心肌肌钙蛋白 I 升高,病例多死于室性心律失常、心源性休克,死亡时间一般为中毒后 20~72 小时。

依据"火炭菌"摄入史、特异性临床表现及其靶器官损害证据,可作出亚稀褶红菇中毒的临床诊断。结合宏观和微观的形态学鉴定、利用内在转录间隔区片段构建的系统发育树,可对"火炭菌"样品做出鉴定。

（五）事件启示

1. 亚稀褶红菇中毒的潜伏期较短，发病急且病情进展迅速，诊断及救治往往面临更大挑战。接诊有胃肠道症状合并横纹肌溶解表现的病例，要详细询问饮食史，如有野生蘑菇进食史，要考虑亚稀褶红菇中毒的可能。

2. 鉴于亚稀褶红菇与同类别的蘑菇如稀褶红菇、密褶红菇等在外形上极易混淆，建议所有的"火炭菌"都不要食用，以避免误食亚稀褶红菇。

（李娟娟）

第十八节　致幻"见手青"

（一）事件回放

2023年7月26日，一名云南籍男子李某因身体不适请假回家休息途中，在广州某地铁站晕倒，好心的地铁站工作人员急忙拨打了120，将其送入医院急救。入院后，病例意识模糊，自诉眼前小人飞舞，疑似毒蘑菇中毒，医院报告疾控后，由市、区两级CDC联合开展调查。

（二）事件调查

经调查，7月4日，李某在云南老家附近的山林中采集多种野生蘑菇，晒干后带至工作地广州，其家人数次将干制的蘑菇泡发、切片、烹饪后食用，均无不适。

7月26日凌晨，李某将最后仅剩的干制见手青全部泡发、切片，下锅清炒1~2分钟即食用。这是李某第一次独自烹制见手青。早晨8时许，李某起床后出现腹痛、腹泻、恶心、呕吐，无发热。中午11时在工作期间也出现腹痛、腹泻，只好回家休息，谁知居然在途中晕倒了。

被送医后，医生给予李某补液、镇静、护肝、血液灌流等治疗，检验结果显示血常规、肝肾功能、心肌酶等指标均无明显异常。

区CDC采集了病例当日的2份标本，包括一份血样和一份尿样，送往广州市CDC开展α-鹅膏毒肽、β-鹅膏毒肽、γ-鹅膏毒肽、二羟鬼笔毒肽、羧基二羟鬼笔毒肽、羧基三羟鬼笔毒肽6种鹅膏肽类毒素的检测，结果均为阴性。现场未能采集到食剩蘑菇样本。

询问李某发病前进食情况得知，7月25日中午在工作的餐馆进食了员工餐，其他同餐人员无不适；25日下午在住所附近的沙县小吃进餐，经搜索也无其他类似病例就诊。

病例自述曾食用过家中父母烹制的见手青，口感相似，亦出现类似症状，但未有此次严重。

综合以上结果，判断为一起因进食自采有毒蘑菇中毒事件，中毒原因可能为食用了未炒熟煮透的见手青。

（三）见手青简介

见手青，是云南人眼中野生蘑菇之鲜的"金字塔尖"。"见手"之名的来源，就是这种野生蘑菇被切或采摘后的断面氧化，会呈现青绿色。见手青以鲜美著称的同时，也以中毒高风险而闻名。在云南，每年导致野生蘑菇中毒人数最多的品种就是见手青。

见手青，隶属于牛肝菌科，大部分归到牛肝菌属，也有其他一些属。通常云南人所说的见手青种类较广泛,根据其本来的颜色不同,可分为红见手、黄见手、粉见手、黑见手、紫见手等。

多数牛肝菌中毒病例只出现呕吐、腹痛、腹泻等胃肠道症状,而部分食用见手青中毒的病例除胃肠道症状外,还会出现幻觉和其他神经精神症状,个别中毒者的神经精神症状可长达一个多月。见手青所含的致幻毒素较为复杂,至今未能成功提取,致幻机理也不甚明确。这些致幻物质作用于神经系统,能让人的感官极度敏感,眼中的一切变得像万花筒一样鲜艳,无生命的物体突然有了生命……可能会见到诡异的小人在跳舞,被称作"小人国幻视症",因此这一类有致幻作用的见手青也被称为"小人菌"。

兰茂牛肝菌,俗称红葱,是云南野生菌市场上最常见的见手青种类。菌盖直径 5~11cm,半球形至宽凸镜形;表面粉色、红色至暗红色;菌肉有洋葱味,淡黄色,受伤后缓慢变为淡蓝色至浅蓝色。子实层体弯生,较薄,厚度仅为菌盖中央菌肉厚度的 1/4~1/3;菌管及菌孔浅黄色,受伤后迅速变为浅蓝色至蓝色。菌柄 8~11cm,直径 1~3cm,近圆柱形或倒棒状,顶端浅黄色至黄色,其余部分灰红色、褐红色至灰红宝石色,有时上半部具网纹。生于亚热带云南松林下或针阔混交林中地上。

(四)科学劝诫

1. 中国科学院昆明植物研究所最新发布的《云南常见毒菌(毒蘑菇)2022 版》已经将红葱列入毒蘑菇的范畴,建议对其不采集、不收购、不加工、不食用!

2. 很多判断野生蘑菇是否有毒的"民间经验"并不可靠。见手青变色属于氧化反应,其中物质不具备毒性,因此是否变色与是否有毒无直接关系。不要随意采摘、出售、购买、食用野生蘑菇。

3. 进食野生蘑菇后,如出现恶心、呕吐、腹痛、腹泻、幻视、幻听等疑似食物中毒反应,应立即前往医疗机构就诊。

(五)事件启示

1. 随着网购和物流的发展,野生蘑菇开始被运输或销售到更广泛的地区,引发更多地区发生人群中毒的风险增加。

2. 见手青中毒后临床表现多样,容易导致误诊。部分病例以站立不稳、头晕、头痛为主诉就诊,误诊为急性脑血管病;偶有以胸闷、心悸为主诉就诊,误诊为心血管疾病。此外,以胃肠道症状为主的中毒病例,易误诊为急性胃肠炎。因此接诊相关病例时,切记询问饮食史,避免误诊、漏诊。

3. 见手青中毒一般预后良好,但严重的致幻作用可产生自伤、伤他及意外事故等不良后果,应注意防范。

(李娟娟)

第十九节　暴"雷"的旅游团餐

(一)事件回放

2012 年 7 月 9 日 9:00,某市 B 医院向市 CDC 报告,从当日凌晨 2:00 开始,该院陆续收治了十多名急性胃肠炎的病人,均为同一旅游团的团友。接报后,市 CDC 派人员组成专业调查组,分别赶赴该医院和病人的就餐场所展开调查和处理。

到达现场后,调查组了解到以下信息:该旅游团共有 70 名团友、2 名导游、2 名司机,其中男性 25 名,女性 49 名。7 月 8 日早上 8:30,团友自行进食早餐后,乘坐两辆大巴前往该市某海岛。中午 13:30 到达海岛"M 渔村"餐馆集体进食午餐。"M 渔村"生意非常火爆,旅游团作为最后一批抵达的用餐者,已经是该餐馆午餐时段接待的第 4 个旅游团了。下午游览后,20:30,有 37 名团友和导游、司机各 2 名共同在"F 渔村"餐馆(与"M 渔村"为同一老板)进食团餐,另有 33 名团友分别在其他四处不同地点进食晚餐。在旅行期间,旅游团仅提供既往一直饮用的瓶装矿泉水,并未提供任何零食给团友。

7 月 8 日 19:30 首例病例发病,出现脐周阵发性绞痛,继而出现黄色水样便腹泻、恶心、头晕、心悸,当晚自购药品服用,该病例 7 月 8 日中餐和晚餐均食用旅游团团餐。首例病例发病后,陆续有团友出现腹痛(以阵发性脐周腹痛为主)、腹泻、呕吐等急性胃肠道症状,部分病例发热,而部分病例晚餐并未食用团餐。B 医院对就诊病例给予抗炎、补液对症治疗后,症状缓解,病情好转。截至 7 月 10 日 9:00,所有病例经治疗后出院,返回旅游团出发地 G 市。

(二)事件调查

确定病例定义后,调查组通过查阅该医院门诊日志、访谈旅游团团友、电话调查等方式开展病例搜索和个案调查。海岛只有两家医疗机构,分别为 B 医院和镇卫生院。7 月 8 日晚上至 9 日早上,镇卫生院无急性胃肠炎病人就诊登记。

首例病例的发病时间为 7 月 8 日 19:30,末例病例的发病时间是 7 月 9 日 7:30。首末例发病时间间隔在 12 小时左右,发病时间比较集中,有共同饮食暴露史(7 月 8 日午餐)。

对 7 月 8 日午餐的所有菜品开展病例对照研究,结果显示可疑食物为姜葱炒花蟹。访谈后得知,花蟹是由固定供货商 7 月 7 日分装后分别送至"M 渔村"和"F 渔村"两个餐馆的。

调查组采集了病例粪便和肛拭子 14 份,其中 12 份副溶血性弧菌阳性;采集了环境样本 25 份,其中砧板、冰柜、胶篓处的 6 份涂抹样副溶血性弧菌阳性。

血清分型结果显示,11 例病人菌株和"F 渔村"餐馆胶篓拭子分离株的血清型同为 O3:K6 型,提示为同源暴露。考虑该餐馆与肇事单位"M 渔村"餐馆属同一老板,进货渠道相同,胶篓可能装过可疑食物原材料。由于在"M 渔村"餐馆(7 月 8 日中午旅行团集体进餐餐馆)未能采集到留样食品,因此缺少食品中致病因子的证据。

这是一起由 O3:K6 型副溶血性弧菌污染 7 月 8 日午餐食物引起的食源性疾病暴发。

(三)临床特征与诊断治疗

病例的临床特征主要表现为:腹痛 96.15%(25/26),以腹部阵发性绞痛为主;腹泻 96.15%(25/26),粪便主要为黄色水样便;呕吐 61.54%(16/26),恶心 50.0%(13/26);头晕 42.31%(11/26),发热 26.92%(7/26),头痛 11.54%(3/26),腹胀和心悸各占 3.85%(1/26)。其中 18 例开展血常规检测,88.89%(16/18)中性粒细胞升高,83.33%(15/18)淋巴细胞百分比降低,83.33%(15/18)白细胞计数增高,血常规检查提示细菌感染。

所有病例发病急,病情均以轻症为主,经抗炎、补液治疗后均好转,无重症及死亡。

（四）科学劝诫

1. 副溶血性弧菌常污染的食品是海产品,如鱼、虾、蟹、贝类和海藻等。另外,由于交叉污染,烧肉、卤肉、凉拌菜等食物也可能携带副溶血性弧菌。消费者可能因为生食海产品、食物加热不充分或食物被交叉污染而感染。

2. 通过正规、可靠的渠道购买海产品,并保留好相关凭证。

3. 防止生熟食物在操作过程中交叉污染:避免即食食品与未处理的水产品交叉污染,盛装生熟食品的容器、加工的砧板、刀具应该分开。

4. 保持厨房和用具的卫生清洁:处理水产品前和处理结束后都要洗手;处理水产品后的容器、砧板和刀具要及时清洗,清洗过程要防止外溅。

5. 加工水产品一定要烧熟煮透,尽量不生食或半生食水产品。

6. 食物熟制后在室温下存放不要超过 2 小时;剩饭剩菜应尽早放置冰箱,再次食用前要彻底加热。

7. 进食水产品后一旦出现腹泻、腹痛、呕吐等症状,及时到正规医疗机构就诊。

（五）事件启示

1. 旅行团为流动群体,涉及就餐场所较多,当地用餐、异地发病普遍,因此建立食源性疾病暴发跨辖区应急响应和协作机制尤为重要。

2. 尽早开展采样、实验室检测和针对可疑餐次和可疑食品的病例对照研究对事件溯源有重要意义。

3. 分子生物学手段在食源性疾病暴发的同源性调查中作用重要,可以帮助快速识别、追踪致病菌污染来源。

（李娟娟　梁骏华）

第二十节　致命"毒"粉

（一）事件回放

2018 年 10 月 25 日,某市 CDC 接到市卫健局通知,市人民医院收治了一对夫妻,主诉为"剧烈头晕、呕吐和腹泻 2 天",病情危重,初步怀疑为中毒事件,要求市 CDC 派员调查。经调查,病例一家 7 口均来自外省,包括爷爷奶奶、夫妻俩、3 个儿女,于 9 月 28 日到当地从事竹子砍伐工作。

最早发病的为夫妻俩,二人均于 10 月 23 日 7:30 左右开始出现腹泻,为黄色水样便,5~6 次 / 天,24 日开始出现呕吐,呕吐物为非咖啡样胃内容物。女儿于 10 月 23 日 13:00 左右呕吐一次水样物,15:30 左右再次呕吐,20:00 左右家人发现其精神欠佳、抽搐、有口水流出、眼直视,遂就诊,24 日 00:32 剧烈呕吐后昏迷,25 日 2:00 抢救无效死亡。妻子于 10 月 28 日 18:47 不治身亡。丈夫重症抢救成功,于 11 月 9 日康复出院。

（二）流行病学调查

病例主要临床表现为呕吐 75.0%(3/4)、腹泻 50.0%(2/4)、抽搐 25.0%(1/4)。辅助检查发现肝功能受损、凝血功能异常,具体如下表 3-1:

表 3-1 中毒病例临床辅助检查结果

检查结果	凝血酶原时间 / 秒	凝血酶时间 / 秒	凝血酶原时间活动度 /%	天冬氨酸转氨酶 / (U·L⁻¹)	丙氨酸转氨酶 / (U·L⁻¹)	白细胞 / (×10⁹/L)
丈夫	75.6	21.4	9	14 059	—	12.22
妻子	>120	24.2	<10	1 017	—	11.79
女儿	—	—	—	—		20.81
大儿子				114	184	
爷爷				35	37	
正常参考值范围	11~16	11~21	80~120	男 15~40、女 13~35	男 9~50、女 7~40	3.5~9.5

注:"—"为未采集到样本。

通过调查进食史得知,病例一家 7 口同吃同住,近期家中河粉为丈夫 10 月 19 日自镇上市场某档口购买,从 20 日早餐开始食用,至 23 日晚餐。早餐均为猪肉炒河粉,4 名成人进食量分别约为 300g;3 名儿童进食量约为 50~150g 不等;午餐、晚餐均为白菜猪肉汤、豆角炒猪肉、米饭。

病例一家所购河粉约 3.3kg,室温敞开放置于桌面胶盆中,未加盖,未冷藏,一直无明显感官性状改变。每天早餐加工过程如下:先抓取河粉用清水冲洗,然后在锅里将水煮沸后,放入河粉焯水氽烫,待水再次沸腾后捞起,之后加油、大蒜、姜、猪肉炒熟,先盛 1/3 碗给小儿子,再加辣椒酱翻炒后给其余 6 人食用。直至 10 月 23 日,进食早餐后,家人开始陆续发病,爷爷遂将剩余河粉喂了家狗,后续调查发现狗死于厨房,但具体死亡时间不明。

对河粉进行溯源调查时发现,该档口所有河粉均由外市某食品厂供货。该食品厂日产超过 50 000kg 湿米面制品,成品包装袋的保质期标注为 24 小时,并往周围四个城市跨市配送销售。河粉生产原料包括大米、小麦淀粉、玉米淀粉等。具体生产过程为:冷水洗米并浸泡(约 45 分钟)、上机磨浆、米浆掺和淀粉、高压喷蒸、冷却、切条成型、成品包装,全程约 3 小时。在大米浸泡的过程中加入防腐剂脱氢乙酸钠,约 450kg 大米加入 100g 脱氢乙酸钠。由于工厂无冷库,成品包装后置于室温存放,配送及销售也在常温下进行。

对该厂的湿河粉样品抽检发现,河粉在出厂之前已被唐菖蒲伯克霍尔德氏菌(椰毒假单胞菌酵米面亚种)污染,在一定条件可下产生米酵菌酸(在 26~28℃、相对湿度 50%~90% 的实验条件下存放 48 小时后,检出米酵菌酸含量为 150μg/kg 和 160μg/kg),该工厂河粉配送车内 2 份河粉样品检出米酵菌酸 440μg/kg 和 2 700μg/kg。该事件中病例家庭 4 名成员的血、尿、呕吐物、死狗胃内容物均检出米酵菌酸,浓度在 2.15~343μg/L。

结合临床表现、卫生学调查和实验室检测结果,本事件确认为米酵菌酸中毒,中毒原因为进食唐菖蒲伯克霍尔德氏菌(椰毒假单胞菌酵米面亚种)污染而产生米酵菌酸的过期湿河粉。

（三）米酵菌酸简介

米酵菌酸（bongkrekic acid，BA）是唐菖蒲伯克霍尔德氏菌（椰毒假单胞菌酵米面亚种）在特定条件下产生的一种线粒体毒素，26~28℃是该菌的最适产毒温度，在马铃薯葡萄糖琼脂培养基中，26℃培养5天，可使BA产量达最高。BA毒性强、耐热，不能被一般的烹调方法所破坏，其引起的中毒是我国病死率最高的一种细菌性食源性疾病。临床表现为恶心呕吐、腹痛腹胀等，重者出现黄疸、腹水、皮下出血、惊厥、抽搐、血尿、血便等肝、脑、肾实质性多脏器损害症状，甚至死亡。BA中毒与性别、年龄无关，病情轻重与进食量有一定关系。目前尚无特效解毒药，临床以对症治疗为主。既往调查研究显示，我国多个省（自治区、直辖市）的酵米面、银耳、木耳、玉米等食品均存在唐菖蒲伯克霍尔德氏菌（椰毒假单胞菌酵米面亚种）污染，以及米酵菌酸导致食源性疾病的情况，且在非高发病区也分离到产毒菌及毒素，提示其在自然环境中有较广泛的分布。

（四）科学劝诫

1. 误食贮存不当或超过保质期的湿粉类食品可能导致米酵菌酸中毒。

2. 米酵菌酸耐热，一般的烹饪方法难以破坏，一旦中毒，后果极其严重。

3. 广大消费者选购湿粉类食品时要选择正规渠道的产品，仔细查看产品标签标注，留意产品感官性状、生产日期、保质期和贮存条件。不采购散装湿粉类食品。

4. 湿粉类食品须在低温条件下储存、运输和销售，并在保质期内尽快烹饪食用。家庭制作也要注意冷藏贮存和及时食用。

5. 食用湿粉类食品后，出现上腹部不适、恶心、呕吐、轻微腹泻、头晕、全身无力等可疑症状，应立即就医。

（五）事件启示

1. 对于有胃肠道刺激症状，且有湿粉类食品进食史的食源性疾病病例，要警惕米酵菌酸中毒的可能。

2. 除既往报道较多的酵米面、银耳、玉米、木耳等食品外，非发酵的湿粉类食品也有引起米酵菌酸中毒的风险。

3. 使用脱氢乙酸钠可抑制霉菌和其他微生物，减少食品腐败变质过程中的颜色、气味、味道变化，但不能阻止唐菖蒲伯克霍尔德氏菌（椰毒假单胞菌酵米面亚种）产毒株的生长繁殖和米酵菌酸的产生，以感官性状是否变化来判断食用的安全性并不可靠。

（李娟娟　梁骏华）

第二十一节　"令人作呕"的西红柿鸡蛋面

（一）事件回放

2019年5月16日8时59分，某市CDC接到某小学校医的电话报告，称自16日8时30分起，该校有部分学生在进食早餐后出现呕吐、恶心等不适症状，截至电话报告时，已发现近20名学生出现胃肠道症状，怀疑为食源性疾病暴发。接报后，市CDC立即赶赴该小学进行调查。

(二) 事件调查

首例病例发病时间为 5 月 16 日 8 时 30 分,末例病例发病时间为 5 月 16 日 10 时 42 分,发病高峰为 5 月 16 日 8 时 40 分至 9 时。病例主要症状为呕吐、恶心,均为轻症,未发现住院和重症病例,经对症治疗后均康复。

病例发病流行曲线提示点源暴露,所有病例均为学生,学校教职工未发病,低年级学生发病相对危险度是高年级学生的 81 倍。由于低年级(一至三年级)与高年级(四至六年级)16 日早餐供餐不同,回顾性队列研究结果显示低年级学生在学校食堂吃早餐的发病风险是不在学校食堂吃早餐的 3.24 倍。

对食堂的经营者某餐饮管理有限公司开展卫生学调查,发现该公司经营的 5 所学校食堂中,近期(5 月 15 日)也有另一所学校发生了一起类似的食源性疾病暴发,两所学校学生发病症状一致,均为进食早餐后发病,两所学校早餐均只提供了西红柿鸡蛋面,西红柿鸡蛋面原材料均由该餐饮管理有限公司统一采购。经核实,该餐饮管理有限公司只为这两所学校提供了西红柿鸡蛋面的原料(原料为某食品有限公司生产的定型包装大碗面)。

市 CDC 随即采集 21 份食物样品(5 份剩余食物、10 份食物留样、5 份剩余调料和 1 份食品原料)和 25 份肛拭子标本(19 份病例肛拭子和 6 份厨工肛拭子)开展检测。结果 1 份原材料、1 份留样食品及 3 份剩余食物检出脱氧雪腐镰刀菌烯醇,其中 1 份原材料及 2 份留样食品脱氧雪腐镰刀菌烯醇剂量超过标准限量(1 000μg/kg)。

本次暴发考虑是由某餐饮管理有限公司向小学食堂供餐的西红柿鸡蛋面原料,即某食品有限公司生产的定型包装大碗面受脱氧雪腐镰刀菌烯醇污染所致。

(三) 脱氧雪腐镰刀菌烯醇简介

脱氧雪腐镰刀菌烯醇(deoxynivalenol,DON)是由产毒真菌镰刀菌属产生的一种次级代谢产物,又称呕吐毒素(vomitoxin),是一种小分子极性化合物,耐高温,在 170~350℃ 范围内具有良好的热稳定性,可溶于水和有机溶剂,传统的蒸煮、挤压等食品加工工艺不能破坏其毒性。

产生 DON 的主要真菌为禾谷镰刀菌和黄色镰刀菌等,主要污染小麦、大麦、燕麦、玉米等谷物。世界范围内谷物受脱氧雪腐镰刀菌烯醇污染较为严重,主要原因为谷物在田间易受到产毒真菌禾谷镰刀菌(导致小麦赤霉病和玉米穗腐病的主要真菌之一)等真菌的侵染,若谷物在储藏期因未经充分干燥或储存不当,禾谷镰刀菌等真菌在适宜的温度和湿度条件下繁殖并产毒,会严重污染小麦、玉米等粮食及其制品。

DON 对血液系统、中枢神经系统、消化系统具有毒性作用。GB 2761—2017《食品安全国家标准　食品中真菌毒素限量》对小麦及其制品中 DON 的限量规定为 1 000μg/kg。

(四) 事件启示

1. 临床医生需要有高度责任心,详细询问病人饮食史。

2. 集体供餐单位规范留样,对于追溯病因食品有重要意义。

3. 在追查病因时,食用小麦、玉米等粮食及其制品导致呕吐、腹泻时,应考虑原材料受到 DON 污染的可能。

4. 谷物及其制品受环境影响较大,在发生洪涝等自然灾害时,应从源头上加强相关监管。

(张　娴　梁骏华)

第二十二节 基 因 缉 凶

（一）事件回放

2019年6月11日,某市CDC接到市人民医院报告称,该院急诊科接诊了多名旅行归来出现呕吐、腹泻症状的病例,初步怀疑是食源性疾病暴发。接报后,市CDC立即派出专业技术人员赶赴该医院进行调查。

（二）事件调查

该旅行团共有17人,1名导游,其余16位游客均来自某市某公司。6月,该公司组织员工分批前往泰国旅行,本次出团的为第一批员工,于6月6日晚由澳门飞往泰国曼谷,于曼谷游玩一天,8日由曼谷乘大巴前往芭提雅,10号返回曼谷,11日由曼谷飞回国。行程每日三餐基本由旅行团供餐,多为自助餐。出团前三天,该公司未举办大型集体活动,参团游客无共同就餐史。

2019年6月9日凌晨起,游客陆续出现腹泻、呕吐等胃肠道症状,末例病例发病时间为6月10日凌晨2点。6月10日早上,病例前往帕塔亚某医院门诊接受药物治疗。6月11日返回某市后,10名病例由120救护车接诊至市人民医院就诊。6月13日部分住院病例病情加重,部分门诊病例因疗效不佳进行复诊。截至6月14日16:00,根据病例定义,搜索到可能病例和确诊病例共11例,罹患率为64.71%(11/17),主要临床表现为腹泻、腹痛、呕吐,部分伴发热(最高达39℃)、头痛、头晕等。腹泻以黄绿色水样便为主,多达20次/天,个别病例出现大便失禁,4例住院病例出现不同程度的肾功能损害。病程2~15天,经抗炎补液治疗后均逐渐好转,无死亡病例。

首例病例出现在6月9日4:00,末例病例为6月10日2:30;首末病例间隔约23小时,中位时间为2019年6月9日14:00。发病高峰为6月9日9:00—15:00,发病数为6例,占55%(6/11),详见图3-3。流行曲线提示发病呈点源暴露,首末例间隔23小时,不考虑人传人,提示可能暴露时间为6月8日0时至24时。其间旅行团17人饮用水均不一致。对6月8日早中午三餐进行回顾性队列研究,分析可疑餐次,结果显示排除6月8日早餐,不排除6月8日中餐和晚餐。

6月11日,调查人员采集了7份肛拭子、1份呕吐物标本送市CDC检测,结果显示:4份病例肛拭子肠炎沙门氏菌阳性,菌株的脉冲场凝胶电泳(pulsed field gel electrophoresis,PFGE)图谱完全一致,其他检测项目结果均为阴性。综合病例临床表现、流行病学调查和实验室结果,判断该起事件为该旅行团在泰国暴露于6月8日受肠炎沙门氏菌污染的中餐或晚餐,引起的急性胃肠炎暴发,可疑餐次为6月8日午餐或晚餐,可疑食物未能明确。本起沙门氏菌引起的胃肠炎暴发中,重症病例比例较高(55%),其中4例出现肾功能损害。

市CDC迅速将该事件上报食源性疾病暴发监测系统后,国家食品安全风险评估中心通过食源性疾病病例监测系统发现同期广东省、河南省、浙江省、重庆市共6家医院报告了28例泰国芭提雅旅游相关腹泻病例。考虑PFGE对肠炎沙门氏菌分型能力较弱,国家食品安全风险评估中心采用核心基因组多位点序列分型(core genome multilocus sequence typing,cgMLST)进行分子溯源分析,结果显示,广东4例和河南2例腹泻病例粪便中检出的肠炎沙门氏菌高度同源。

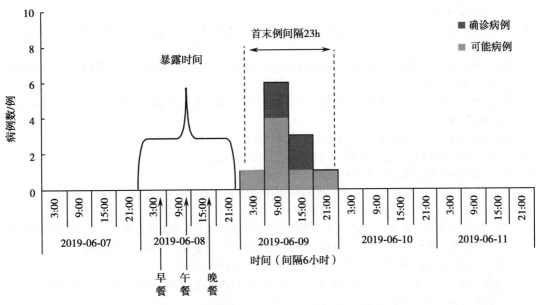

图 3-3　某旅行团肠胃炎病例发病时间分布图

（三）WGS 技术简介

全基因组测序（whole genome sequencing，WGS）是利用计算机科学和生物技术结合的方法，对某种生物的基因组中的全部基因进行测序，分析其遗传信息的基因检测技术。基于 WGS 的分型与溯源，可在测定全基因组碱基序列的基础上全面分析致病菌的分子流行特征、遗传与变异特征。目前，WGS 已广泛应用于菌种鉴定，以及菌株进化和溯源分析，并逐步替代 PFGE，在食源性疾病聚集性病例识别、暴发事件流行病学调查和原因食品溯源中发挥越来越重要的作用。

在国家重点研发计划"食品安全关键技术研发"重点专项的支持下，国家食品安全风险评估中心与中国农业大学和北京中科助腾科技有限公司合作，以国家食源性疾病分子溯源网络为基础，首次建成了基于 WGS 分型技术的新型食源性疾病分子溯源网络并投入使用，是我国首个实现国家、省、市三级实际应用的分子溯源网络。该网络的建成和运行，为我国食源性疾病暴发的快速调查和精准溯源提供了技术支撑。

（四）事件启示

1. 基于实验室分子分型技术的主动监测是及早识别和确认暴发的有效途径之一。
2. WGS 技术不仅可以应用于常规食源性疾病监测，在临床医学领域也具有广阔的应用前景。
3. 出国旅游须注意饮食卫生，出现腹泻等消化道症状应及时就医，避免出现并发症。

（张　娴　李薇薇）

参｜考｜文｜献

[1] 李洁, 黄芳, 高志勇, 等. 北京市 2006 年市售福寿螺中广州管圆线虫感染状况调查 [J]. 中国预防医学杂

志, 2008, 9 (4): 3.

［2］ 何战英, 贾蕾, 黄芳, 等. 北京市一起广州管圆线虫病暴发疫情调查 [J]. 中国公共卫生, 2007, 23 (10): 1241-1242.

［3］ 高星. 北京首次发生群体广州管圆线虫病面临的法律挑战及依法履职对策 [J]. 中国急救复苏与灾害医学杂志, 2007, 2 (9): 3.

［4］ 高星. 北京应对首次发生群体广州管圆线虫病的科学决策和果断处置 [J]. 中国急救复苏与灾害医学杂志, 2007, 2 (6): 3.

［5］ 小丁. 福寿螺事件透视食品安全危机 [J]. 中国保健营养, 2006 (11): 34-35.

［6］ 李淑媛. 福寿螺事件引起餐桌恐慌 [J]. 药物与人, 2007 (1): 23.

［7］ 佚名. 福寿螺隐藏健康隐患 [J]. 糖尿病新世界, 2006 (11): 2

［8］ 王兰. 美食不应忘用料原则: 有感福寿螺事件 [J]. 四川烹饪高等专科学校学报, 2006 (6): 6-7.

［9］ 刘士敬, 黄显斌. 明天还能吃什么？ [J]. 药物与人, 2008, 19 (11): 15-17.

［10］ 中华人民共和国卫生部. 卫生部关于对浙江省卫生厅查处劣质食用油案件及北京市卫生局调查处理福寿螺引发食源性疾病案件予以表扬的通报 [J]. 中国食品卫生杂志, 2007, 19 (1): 66.

［11］ 刘文芳. 我是 "福寿螺事件" 的受害者 [J]. 法律与生活, 2008 (6): 45.

［12］ 王莉, 侯启春, 王岩, 等. 一起群发食源性广州管圆线虫病流行病学调查与分析 [J]. 中国预防医学杂志, 2007, 8 (4): 430-432.

［13］ LAI R S, CHIANG A A, WU M T, et al. Outbreak of bronchiolitis obliterans associated with consumption of *Sauropus androgynus* in Taiwan [J]. The Lancet, 1996, 348 (9020): 83-85.

［14］ LUH S P, LEE Y C, CHANG Y L, et al. Lung transplantation for patients with end-stage *Sauropus androgynus*-induced bronchiolitis obliterans (SABO) syndrome [J]. Clinical Transplantation, 1999, 13 (6): 496-503.

［15］ YU S F, CHEN T M, CHEN Y H. Apoptosis and Necrosis are involved in the toxicity of *Sauropus androgynus* in an in vitro study [J]. Journal of the Formosan Medical Association, 2007, 106 (7): 537-547.

［16］ RAHMAT A, KUMAR V, FONG L M, et al. Determination of total antioxidant activity in three types of local vegetables shoots and the cytotoxic effect of their ethanolic extracts against different cancer cell lines [J]. Asia Pacific Journal of Clinical Nutrition, 2004, 14 (3): 308-311.

［17］ KANCHANAPOOM T T K A, CHUMSRI P, KASAI R, et al. Lignan and megastigmane glycosides from *Sauropus androgynus* [J]. Phytochemistry (Amsterdam), 2003, 63 (8): 985-988.

［18］ PADMAVATHI P, RAO M P. Nutritive value of *Sauropus androgynus* leaves [J]. Plant Foods Hum Nutr, 1990, 40 (2): 107-113.

［19］ WANG J S, TSENG H H, LAI R S, et al. *Sauropus androgynus*-constrictive obliterative bronchitis/bronchiolitis: histopathological study of pneumonectomy and biopsy specimens with emphasis on the inflammatory process and disease progression [J]. Histopathology (Oxford), 2000, 37 (5): 402-410.

［20］ CHANG Y, YAO Y, WANG N, et al. Segmental necrosis of small bronchi after prolonged intakes of *Sauropus androgynus* in Taiwan [J]. American Journal of Respiratory and Critical Care Medicine, 1998, 157 (2): 594-598.

［21］ KAO C H, HO Y J, WU C L, et al. Using 99mTc-dTPA radioaerosol inhalation lung scintigraphies to detect the lung injury induced by consuming *Sauropus androgynus* vegetable and comparison with conventional pulmonary function tests [J]. Respiration, 1999, 66 (1): 46-51.

［22］ 苏银苓. "三鹿奶粉事件" 全接触 [J]. 河北画报, 2008 (10): 3-7.

［23］ 佚名. 从三鹿奶粉事件认识三聚氰胺 [J]. 资源与人居环境, 2008 (18): 77-79.

［24］ 本刊综合. 关注三鹿奶粉事件 [J]. 农家参谋, 2008 (10): 4.

［25］ 杨波. 聚焦 "三鹿"[J]. 兵团建设, 2008 (10): 44-45.

［26］ 李长江. 遭遇 "三聚氰胺"[J]. 法律与生活, 2008 (19): 4.

［27］ 迟玉聚, 许美艳. 三聚氰胺奶粉事件评析 [J]. 食品与药品, 2008, 10 (6): 4.

［28］ 佚名. 三鹿奶粉的疑惑 [J]. 法律与生活, 2008 (10): 19.

［29］ 张田勘. 三鹿奶粉与三聚氰胺 [J]. 知识就是力量, 2008 (10): 12-13.

［30］ 李嘉曾. 问题奶粉折射的社会问题: 关于三鹿奶粉事件的观察与思考 [J]. 群言, 2008 (11): 31-35.

［31］ 冀处理三鹿事件负责人石家庄原市长等 24 人受处 [EB/OL].(2009-03-26)[2024-04-01]. http://news. xinhuanet. com/politics/2009-03/26/content_11074870. htm.

［32］ 中央纪委监察部对三鹿事件重要责任人员作出处理 [EB/OL].(2009-03-20)[2024-04-01]. http://news. xinhuanet. com/politics/2009-03/20/content_11042194. htm.

［33］ 国家质量监督检验检疫总局. 质检总局紧急派出工作组赴四省区督促检查三鹿奶粉重大安全事故应急处置工作 [EB/OL].(2008-09-14)[2024-04-01]. http://www. aqsiq. gov. cn/zjxw/zjxw/zjftpxw/200809/t20080914_89703. htm.

［34］ 国家质量监督检验检疫总局. 全国婴幼儿配方奶粉三聚氰胺专项检查结果公布 22 家企业 69 批次产品检出三聚氰胺三鹿产品三聚氰胺含量很高 [EB/OL].(2008-09-17)[2024-04-01]. http://www. aqsiq. gov. cn/gdxw/200809/t20080917_90086. htm.

［35］ 国家质量监督检验检疫总局. 关于停止实行食品类生产企业国家免检的公告 (国家质量监督检验检疫总局公告 2008 年第 99 号)[EB/OL].(2008-09-17)[2024-04-01]. http://www. cpzljds. aqsiq. gov. cn/gjmj/tzgg/200809/t20080917_90108. htm.

［36］ 新华网. 农业部派出 6 个督导组开展奶业生产调研督导工作 [EB/OL].(2008-09-15)[2024-04-01]. http://news. xinhuanet. com/fortune/2008-09/15/content_10008531. htm.

［37］ 国家工商行政管理总局. 关于进一步加强奶粉市场监管的紧急通知 [EB/OL].(2008-09-12)[2024-04-01]. http://www. saic. gov. cn/zwgk/zyfb/zjwj/200903/t20090318_27348. html.

［38］ 中华人民共和国卫生部. 2008 年 9 月 13 日国新办 "三鹿牌婴幼儿配方奶粉" 重大安全事故处置工作情况新闻发布会实录 [EB/OL].(2008-09-13)[2024-04-01]. http://www. moh. gov. cn/publicfiles/business/htmlfiles/mohbgt/s3582/200809/37786. htm.

［39］ 新华网. 调查组公布: 不法分子添加三聚氰胺致多名儿童患结石病 [EB/OL].(2008-09-14)[2024-04-01]. http://news. xinhuanet. com/society/2008-09/14/content_9981607. htm.

［40］ 中华人民共和国国务院新闻办公室. 中国政府全力处置 "三鹿奶粉事件": 综合新闻发布会即时报道 [EB/OL].[2024-04-01]. http://www. scio. gov. cn/zt2008/slnfsj/04/index. htm.

［41］ Robert Koch Institute. Technical report: EHEC/HUS O104: H4 outbreak, Germany, May/June 2011 [R]. Berlin: Robert Koch Institute, 2011.

［42］ FRANK C, WERBER D, CRAMER J P, et al. Epidemic profile of shiga-toxin-producing *Escherichia coli* O104: H4 outbreak in Germany-Preliminary Report [J/OL].(2011-06-22)[2024-04-01]. http://www. nejm. org/doi/full/10. 1056/NEJMoa1106483.

［43］ FRANK C, FABER M S, ASKAR M, et al. Large and ongoing outbreak of haemolytic uraemic syndrome, Germany, May 2011 [EB/OL].(2011-05-06)[2024-04-01]. http://www. eurosurveillance. org/ViewArti-cle. aspx？ Articled=19878.

［44］ European Centre For Disease prevention and Control. ECDC rapid risk assessment: Outbreak of Shiga toxin-producing *E. coli* (STEC) in Germany, updated 14 June 2011: ECDC rapid risk assessment [R]. Stockholm: ECDC, 2011.

［45］ European Food Safety Aurthority. Tracing seeds, in particular fenugreek (Trigonella foenum-graecum) seeds, in relation to the Shiga toxin-producing *E. coli* (STEC) O104: H4 2011 Outbreaks in Germany and France: technical report of EFSA [R]. Parma: EFSA, 2011.

［46］ European Food Safety Authority, European Centre for disease Prevention and Control. Cluster of haemo-lytic uremic syndrome (HUS) in Bordeaux, France, 29 June 2011 (updated from 24 June): EFSA/ECDC joint rapid risk assessment [R]. Stockholm: European Food Safety Authority and European Centre for

Disease Prevention and Control, 2011.

［47］ BIELASZEWSKA M, MELLMANN A, ZHANG W L, et al. Characterisation of the *Escherichia coli* strain assciated with an outbreak of haemolytic uraemic syndrome in Germany, 2011: a microbiological study [J]. The Lancet Infectious Diseases, 2011, 11 (9): 671-676.

［48］ European Centre For Disease Prevention and Control. Outbreak of Shiga toxin-producing *E. coli* (STEC) in Germany, 27 May 2011: ECDC rapid risk assessment [R]. Stockholm: European Centre For Disease Prevention and Control, 2011.

［49］ 黄熙, 邓小玲, 梁骏华, 等. 2011 年德国肠出血性大肠杆菌 O104: H4 感染暴发疫情溯源调查 [J]. 中国食品卫生杂志, 2011, 23 (6): 555-559.

［50］ 黄熙, 卢玲玲, 邓小玲, 等. 2011 年德国肠出血性大肠杆菌 O104: H4 疫情流行病学调查及启示 [J]. 中华流行病学杂志, 2012, 33 (1): 111-114.

［51］ 黄熙, 邓小玲, 黄琼, 等. 2011 年德国 0104: H4 肠出血性大肠杆菌感染暴发疫情报告 [J]. 中华预防医学杂志, 2011, 45 (12): 1133-1136.

［52］ STRUELENS M J, PALM D, TAKKINEN J. Enteroaggregative, Shiga toxin-producing Escherichia coli O104: H4 outbreak: new microbiological findings boost coordinated investigations by European public health laboratories [J]. Euro Surveill, 2011, 16 (24): 19890.

［53］ FRANK C, WERBER D, CRAMER J P, et al. Epidemic profile of Shiga-toxin-producing Escherichia coli O104: H4 outbreak in Germany [J]. N Engl J Med, 2011, 365 (19): 1771-1780.

［54］ European Centre for Disease Prevention and Control. EU case definition for diarrhoea and haemolytic uremic syndrome (HUS) caused by the epidemic strain Shiga toxin 2-producing Escherichia Coli (STEC) O104: H4 [EB/OL].(2024-09-02)[2024-09-12]. https://www. ecdc. europa. eu/en/all-topics-z/escherichia-coli-ecoli/threats-and-outbreaks/outbreak-stec-0104h4-2011/eu-case.

［55］ TARR P I, GORDON C A, CHANDLER W L. Shiga-toxin-producing Escherichia coli and haemolytic uraemic syndrome [J]. Lancet, 2005, 365 (9464): 1073-1086.

［56］ BIELASZEWSKA M, MELLMANN A, ZHANG W, et al. Characterisation of the Escherichia coli strain associated with an outbreak of haemolytic uraemic syndrome in Germany, 2011: a microbiological study [J]. Lancet Infect Dis, 2011, 11 (9): 671-676.

［57］ 唐家琪, 万康林. 自然疫源性疾病 [M]. 北京: 科学出版社, 2005: 899-911.

［58］ 陈炳卿, 刘志诚, 王茂起. 现代食品卫生学 [M]. 2 版. 北京: 人民卫生出版社, 2018: 762-763.

［59］ 李凡, 徐志凯. 医学微生物学 [M]. 9 版. 北京: 人民卫生出版社, 2018: 182-183.

［60］ KAWAI T, SEKIZUKA T, YAHATA Y, et al. Identification of Kudoa septempunctata as the causative agent of novel food poisoning outbreaks in Japan by consumption of Paralichthys olivaceus in raw fish [J]. Clin Infect Dis, 2012, 54 (8): 1046-1052.

［61］ 张进顺, 王勇. 检验与临床诊断: 寄生虫病分册 [M]. 北京: 人民军医出版社, 2007: 449-454.

［62］ 陈炳卿, 刘志诚, 王茂起. 现代食品卫生学 [M]. 北京: 人民卫生出版社, 2001: 841-843.

［63］ 江朝强, 吴一行, 刘薇薇, 等. 急性甲醇中毒的临床救治 [J]. 中华劳动卫生职业病杂志, 2005,(3): 206-209.

［64］ 雷时奋. 假酒中毒事故与伪科学 [J]. 广西轻工业, 2004 (5): 6-9.

［65］ 王莹, 顾祖维, 张胜年. 甲醇现代职业医学 [M]. 北京: 人民卫生出版社, 1996: 412-414.

［66］ HATCHETTE T F, FARINA D. Infectious diarrhea: when to test and when to treat [J]. CMAJ, 2011, 183 (3): 339-344.

［67］ 陈作红, 杨祝良, 图力古尔. 毒蘑菇识别与中毒防治 [M]. 北京: 科学出版社, 2016.

［68］ 中国医师协会急诊医师分会, 中国急诊专科医联体, 中国医师协会急救复苏和灾难医学专业委员会, 北京急诊医学学会. 中国蘑菇中毒诊治临床专家共识 [J]. 中华急诊医学杂志, 2019, 28 (8): 935-943.

［69］ 杨祝良, 吴刚, 李艳春, 等. 中国西南地区常见食用菌和毒菌 [M]. 北京: 科学出版社, 2021.

［70］余成敏, 李海蛟. 中国含鹅膏毒肽蘑菇中毒临床诊断治疗专家共识 [J]. 中华危重症医学杂志 (电子版), 2020, 13 (1): 20-28.

［71］赵群远, 段宇珠, 陈安宝, 等. 亚稀褶黑菇中毒的临床表现研究 [J]. 临床急诊杂志, 2017, 18 (10): 792-794.

［72］李海蛟, 余成敏, 姚群梅, 等. 亚稀褶红菇中毒的物种鉴定、地理分布、中毒特征及救治 [J]. 中华急诊医学杂志, 2016, 25 (6): 733-738.

［73］李娅, 李海蛟, 符阳山, 等. 急性兰茂牛肝菌中毒的流行病学及临床特点分析 [J]. 临床急诊杂志, 2023, 24 (5): 258-261, 265.

［74］LI W, CUI Q, BAI L, et al. Application of whole-genome sequencing in the national molecular tracing network for foodborne disease surveillance in China [J]. Foodborne Pathog Dis, 2021, 18 (8): 538-546.

［75］我国首个基于全基因组测序技术的食源性疾病分子溯源网络建成并投入使用 [J]. 中国食品学报, 2019, 19 (9): 278.

［76］HUANG X, LI Y, HUANG Q, et al. A past Haff disease outbreak associated with eating freshwater pomfret in South China [J]. BMC Public Health, 2013, 13: 447.

［77］黄琼, 赵敏, 王凤岩, 等. 小龙虾相关横纹肌溶解综合征的人群流行病学调查和小鼠体内触发试验研究 [J]. 中国食品卫生杂志, 2017, 29 (3): 269-276.

第四章

医务人员食源性疾病
工作要点

医生和医疗机构在食源性疾病暴发预防和控制中起着关键作用。本章主要梳理了目前我国临床医务人员开展食源性疾病判定、处置、监测、报告的工作要点，以期为医务人员在日常诊疗食源性疾病时提供参考。

第一节 食源性疾病的监测报告

医院和医生是识别食源性疾病聚集和暴发的哨所和哨兵。新时代需要构建医防协同的新型预防控制体系，发挥疾病预防控制机构和医疗机构的专业合力，开展医防交叉技术培训，加强疾病预防控制机构和医疗机构人才队伍知识结构拓展和专业能力提升，探索建立一套医防融合工作模式和一支医防复合型技术队伍，系统性提高食源性疾病监测能力并发挥其在食品安全隐患早期识别和预警中的"哨兵"作用。

根据《国家卫生健康委关于印发食源性疾病监测报告工作规范（试行）的通知》（国卫食品发〔2019〕59号）要求，医疗机构应当建立食源性疾病监测报告工作制度，指定具体部门和人员负责食源性疾病监测报告工作，组织本单位相关医务人员接受食源性疾病监测报告培训，做好食源性疾病信息的登记、审核检查、网络报告等管理工作，协助疾病预防控制机构核实食源性疾病监测报告信息。承担食源性疾病主动监测任务的哨点医院应当按照国家食源性疾病监测计划的要求，对特定食源性疾病开展主动监测。

医疗机构在诊疗过程中发现《食源性疾病报告名录》（表4-1）规定的食源性疾病病例，应当在诊断后2个工作日内通过食源性疾病监测报告系统报送信息。医疗机构发现食源性聚集性病例时，应当在1个工作日内向县级卫生健康行政部门报告。对可疑构成食品安全事故的，应当按照当地食品安全事故应急预案的要求报告。

表 4-1 食源性疾病报告名录

序号	食源性疾病名称
细菌性	
1	非伤寒沙门氏菌病
2	致泻性大肠埃希氏菌病
3	肉毒毒素中毒
4	葡萄球菌肠毒素中毒
5	副溶血性弧菌病
6	米酵菌酸中毒
7	蜡样芽孢杆菌病
8	弯曲菌病
9	单核细胞增生李斯特氏菌病
10	克罗诺杆菌病

续表

序号	食源性疾病名称
11	志贺氏菌病
12	产气荚膜梭菌病
病毒性	
13	诺如病毒病
寄生虫性	
14	广州管圆线虫病
15	旋毛虫病
16	华支睾吸虫病(肝吸虫病)
17	并殖吸虫病(肺吸虫病)
18	绦虫病
化学性	
19	农药中毒(有机磷、氨基甲酸酯)
20	亚硝酸盐中毒
21	瘦肉精中毒
22	甲醇中毒
23	杀鼠剂中毒(抗凝血性、致惊厥性)
有毒动植物性	
24	菜豆中毒
25	桐油中毒
26	发芽马铃薯中毒
27	河鲀毒素中毒
28	贝类毒素中毒
29	组胺中毒
30	乌头碱中毒
真菌性	
31	毒蘑菇中毒
32	霉变甘蔗中毒
33	脱氧雪腐镰刀菌烯醇中毒
其他	
34	医疗机构认为需要报告的其他食源性疾病
35	食源性聚集性病例(包括但不限于以上病种)

第二节　食源性疾病的判定及处置

根据《国家卫生健康委食品司关于进一步规范食源性疾病判定与处置工作的通知》(国卫食品监便函〔2023〕123号)要求,医疗机构对食源性疾病病例和暴发的判定和处置要依据《食源性疾病判定及处置技术指南(试行)》开展,指南规定了食源性疾病判定和处置原则,明确了五大类常见食源性疾病的判定标准。

(一) 食源性疾病确诊病例和疑似病例

根据《食源性疾病判定及处置技术指南(试行)》要求,食源性疾病确诊病例是指符合某种食源性疾病临床表现和流行病学特点,实验室检验或形态学鉴定结果可以明确致病因子的病例,可判定为某种食源性疾病的确诊病例。食源性疾病疑似病例是指无法明确致病因子的病例,可依据病例的临床表现、饮食暴露史,综合分析判定为食源性疾病疑似病例。食源性疾病病例主要依据流行病学特点、潜伏期和临床表现、实验室检验结果来综合判定。

(二) 食源性疾病聚集和暴发的判定

1. 食源性疾病聚集的判定　食源性疾病聚集病例是指出现2例及以上具有类似临床表现和可疑共同食品暴露史,多数情况下在时间或地点分布上具有关联的病例。对于细菌性食源性疾病聚集,也包括生物标本中分离菌株经实验室分析确认具有相同或密切相关分子特征的2例及以上病例。符合食源性疾病聚集病例的定义,尚未确定由共同进餐或食用同类食品和/或同种致病因子引起的事件可判定为一起食源性疾病聚集。

2. 食源性疾病暴发的判定　食源性疾病暴发是指出现2例及以上具有类似临床表现的病例,经流行病学调查确认有共同食品暴露史,且发病与食品有关的食源性疾病事件(包括死亡1例的事件)。符合食源性疾病暴发定义,且未共同进餐或未食用同类食品者不发病或发病显著降低,停止食用该类食品或采取食品卫生相关控制措施后无新的病例出现或发病显著降低,可判定为一起食源性疾病暴发。

第三节　食源性疾病监测中的
常见问题及改进建议

(一) 常见问题

一是疑似食源性疾病病例的漏报。部分临床医生对食源性疾病重要性缺乏认识导致报告意识薄弱,认为腹泻是常见病,未详尽询问病史,导致疑似食源性疾病的漏报;部分医生认为报告食源性疾病需要填写诸多信息,额外增加工作负担。

二是疑似食源性疾病病例暴露信息填写不完整。食物暴露信息采集不完整或不规范,如有的病例暴露信息有多个的,但只写了其中一个;有的病例食品名称填写不规范或食品品牌填写不清楚;有的购买地点和进食场所填写不详细。这些缺项、漏项均导致食源性疾病监测信息表初次审核无法通过,降低了工作效率。

三是大部分疑似食源性疾病病例缺少病原学诊断信息。部分病例认为病情不严重,只需要开药服用,拒绝粪便检查,即使医生开了检验单,也未能采集到标本,很多需要或可以通过病原学检验确诊的食源性疾病信息缺失,病原学诊断率低。

（二）改进建议

一是建立报告督查、监督、考评机制,杜绝漏报。

二是提高医务人员的责任心与能力,及时报告食源性疾病,防止漏报。定期组织医务人员学习食源性疾病监测报告相关的法律法规,组织临床医生学习更新食源性疾病的诊断知识,提高医务人员的责任心与能力,减少食源性疾病漏报。

广东省疾病预防控制中心曾经对部分监测医院的临床医务人员进行食源性疾病知识的培训,在培训前后对同样的人群使用附录1问卷进行调查,部分知识通过培训后得到明显的提升,比如对食物中毒特征的理解、基于 PFGE 的监测系统的理解等;部分态度得到明显改善,比如临床医生对轻症的食源性疾病在培训后也觉得有必要报告等。

附录2附上儿童急性感染性腹泻病诊疗可以参考的急性感染性腹泻病常见病原体表(附表2-1)及儿童急性感染性腹泻病诊治流程图(附图2-1)、粪便(致病菌)检验流程(附图2-2),旨在让临床医师进一步熟悉和规范儿童急性感染性腹泻病诊疗。

本书附录3附上了美国疾控中心为了增强医务人员的食源性疾病诊断和处理编写的指引,可供临床医生学习借鉴。附录3为广东省疾病预防控制中心曾经对临床医生开展食源性疾病知识 - 态度 - 行为的调查问卷,可供各级疾控中心或医院防保科对临床医生的知识掌握水平等情况进行测试评价。

三是完善食源性疾病的监测报告网络,准确填写报告系统信息,防止错报、漏报。推进医院信息系统(hospital information system,HIS)系统改造,在电子信息报告流程的设计上,对临床医生的"诊断"进行自动识别,发现疑似或符合食源性疾病诊断时提醒医生,提高病例监测上报率。

四是推动医防协同一体化服务模式。持续推进"以治病为中心"向"以人民健康为中心"转变,提高医院信息系统与公共卫生信息系统、食源性疾病监测系统的互联互通,提高信息利用率和疾病监测能力,建立健全多点预警疾病监测与预警机制。

(李世聪)

附 录

附录1　医务人员食源性疾病知识 - 态度 - 行为调查问卷

问卷编号：

您好！本次调查旨在了解您对食源性疾病监测知识、态度和行为等的相关情况，更好地开展监测工作。本次调查所涉及的内容不会用于任何形式的考核，为保证调查结果能反映真实情况，请您务必独立完成问卷。请在您认为适合的选项下划"√"或填写文字。衷心感谢您的合作！

一、基本情况

1. 医院名称：_____医院
2. 姓名：_____（**请用正楷字体填写**）
3. 性别：　①男　②女
4. 您现在工作的科室
①急诊科　②外科　③检验科　④内科　⑤儿科　⑥预防保健科
⑦护士　⑧其他_____（请填写）
5. 您在**目前岗位**工作的年限
①≤1 年　②1~3 年　③3~5 年　④5~10 年　⑤>10 年
6. 您**参加工作**的年限
①≤1 年　②1~5 年　③5~10 年　④10~20 年　⑤20~30 年　⑥>30 年
7. 文化程度
①大专及以下　②大学本科　③硕士研究生　④博士及以上

二、食源性疾病及监测知识

1. 什么是食源性疾病？
①仅指食物中毒
②排除食物中毒后由于食品生产、运输等过程中意外或人为污染引起的疾病
③通过摄食方式进入人体内的各种致病因子引起的通常具有感染性质或中毒性质的一类疾病
④不知道
2. 食源性疾病与食物中毒的关系：
①食源性疾病包括食物中毒　②食物中毒包括食源性疾病
③两者是不同的两种疾病　④不知道
3. 食源性疾病的致病因子包括（可多选）：
①细菌　②病毒　③寄生虫　④化学毒物　⑤真菌
⑥有毒动物　⑦有毒植物　⑧不知道
4. 食源性疾病的危害是否局限于消化系统？
①是　②否　③不知道

5. 在我国,最常见的食源性疾病致病因素是下列哪一类?

①微生物性病原体　②寄生虫　③动物性毒素　④植物性毒素　⑤不知道

6. 典型点源性食物中毒事件的特点? (可多选)

①发病呈暴发性　②潜伏期短　③共同进食史明确

④临床表现类似　⑤非传染性疾病　⑥不知道

7. 散在分布的食源性疾病暴发(不包括食物中毒),如三聚氰胺事件的特点是? (可多选)

①病例就诊地点分散　②病例就诊时间分散　③致病因子持续存在

④潜伏期长　⑤病例间无关联　⑥不知道

8. 您所在的医院是否属于食源性疾病监测医院之一?

①是　②否　③不知道

9. 引起感染性腹泻的沙门氏菌主要有哪些? (选择其中两项)

①肠炎沙门氏菌　②鼠伤寒沙门氏菌　③婴儿沙门氏菌

④斯坦利沙门氏菌　⑤德尔卑沙门氏菌　⑥不知道

10. 鱼类引起组胺中毒是因为?

①鱼类保鲜时加入了防腐剂　②鱼类贮存不当引起腐败

③进食了含有生物毒素的鱼类　④不知道

11. 下列哪些是引起肉毒毒素中毒的高风险食品? (可多选)

①发酵、盐腌食品　②加工制作的罐头

③鲜炒蔬菜　④鲜炒肉类　⑤不知道

12. 2011 年美国历史上较严重的食源性单增李斯特氏菌感染暴发,是由于以下哪一种食品被污染引起的?

①热狗　②墨西哥式软奶酪　③豆芽　④香瓜　⑤不知道

13. 2010 年我国部分地区发生的食源性横纹肌溶解综合征(哈夫病)事件与进食以下哪一种食品有关?

①毛蚶　②鳕鱼　③小龙虾　④河虾　⑤不知道

14. 美国 2010 年食源性肠炎沙门氏菌暴发、2011 年食源性李斯特氏菌暴发都是通过哪种技术识别暴发并追溯出污染食品的?

①聚合酶链反应(PCR)　②多位点可变数目串联重复序列分型(MLVA)

③脉冲场凝胶电泳(PFGE)　④不知道

三、食源性疾病及监测态度

1. 您认为是否有必要进行食源性疾病监测?
①是　②否　③不知道
2. 您觉得开展食源性疾病监测工作的重要性?
①重要　②一般　③没必要　④不知道
3. 您认为食源性疾病是否仅属于胃肠(内科)门诊接诊管理的疾病?
①是　②否　③不知道
4. 对有可疑食物进食史、临床症状较轻的病例,您觉得是否有必要向 CDC 或卫生行政

部门报告?

①是　②否　③不知道

5. 您认为是否有必要定期开展食源性疾病及监测的培训?

①是　②否　③不知道

6. 您认为每月向医务人员提供食源性疾病最新资讯及案例的重要性?

①重要　②一般　③没必要　④不知道

7. 您认为坚持每月学习一期食源性疾病最新资讯及案例的可行性是?

①可行　②不可行　③不知道

8. 经过为期一年的每月食源性疾病最新资讯及案例学习,您对食源性疾病知识的了解是?

①明显提高　②略有提高　③没有变化　④降低　⑤不知道

四、食源性疾病诊疗行为

1. 您目前所在的科室岗位,遇到食源性疾病病例的可能性是:

①经常遇到　②较少遇到　③几乎不太可能遇到

2. 您接诊病例时是否会询问饮食史?

①是(直接跳至第3题)　②否(回答2.1)　③看情况(回答2.1)　④不知道

2.1　如不询问饮食史,请选择原因:

①没有明显的胃肠道症状　②没有明显的中毒症状

③已排除可能与食物有关的疾病　④病例不配合

⑤其他＿＿＿＿＿＿＿＿＿＿＿＿

3. 出现发热或头痛、头晕等疑似中毒症状,您是否会考虑食物方面因素?

①是　②否　③看情况　④不知道

4. 出现神经系统症状(包括视觉障碍、眩晕、皮肤麻刺感和瘫痪等),您是否会考虑食物方面因素?

①是　②否　③看情况　④不知道

5. 出现运动系统症状(如肌肉麻痹、横纹肌溶解等),您是否会考虑食物方面因素?

①是　②否　③看情况　④不知道

6. 如果您发现疑似食源性疾病的病例,您是否会采集并送检生物学样品?

①是(直接跳至第7题)　②否(回答6.1)　③看情况(回答6.1)　④不知道

6.1　如不采集样品,请选择原因:

①诊断明确,不必要做　②症状轻,常规对症治疗可以治愈　③病例不愿意

④等待结果太麻烦　⑤其他＿＿＿＿＿＿＿

7. 如果您接诊了疑似食源性疾病的病例,您是否愿意填写"食源性疾病个案信息调查表"并上报相关部门?

①是(请直接跳至第8题)　②否(回答7.1)　③看情况(回答7.1)　④不知道

7.1　如不愿意填写调查表,请选择理由:

①门诊量大,忙不过来　②非接诊职能　③调查表项目太多

④其他＿＿＿＿＿＿＿＿＿＿＿＿

8. 您认为在**未获得**实验室检验结果时,是否应当向有关部门报告疑似食源性疾病的病例?

①是　②否　③不知道

9. 如果怀疑病例为食源性疾病,但医院实验室无法检测,您是否会申请将样品送往CDC检测?

①是　②几乎不会　③不知道

10. 您所在的医院是否会定期发放食源性疾病相关知识材料?

①是　②否　③不知道

11. 您所在的医院是否在内网上提供食源性疾病相关知识电子版材料学习?

①是　②否　③不知道

12. 您是否参加过医院内部组织的食源性疾病及监测的相关培训?

①是　②否　③不知道

五、食源性疾病监测意见

1. 您最想了解哪方面的食源性疾病防治知识?

_____

_____

_____

2. 请谈谈您对有关食源性疾病诊疗及监测的意见和建议?

_____

_____

问卷到此结束! 再次衷心感谢您的合作!

　　"二、食源性疾病及监测知识"部分答案

　　1. ③; 2. ①; 3. ①②③④⑤⑥⑦; 4. ②; 5. ①; 6. ①②③④⑤; 7. ①②③④;
8. 如实回答; 9. ①②; 10. ②; 11. ①②; 12. ④; 13. ③; 14. ③。

(卢玲玲)

附录 2　儿童急性感染性腹泻病诊疗参考

附表 2-1　急性感染性腹泻病常见病原体

细菌	病毒	寄生虫	真菌
致泻性大肠埃希菌	轮状病毒	隐孢子虫	念珠菌
产毒性大肠埃希菌	诺如病毒	蓝氏贾第鞭毛虫	毛霉菌

续表

细菌	病毒	寄生虫	真菌
致病性大肠埃希菌	腺病毒 40、41 与 42 型	溶组织内阿米巴	曲霉菌
侵袭性大肠埃希菌	星状病毒	人芽囊原虫	
出血性大肠埃希菌	肠道病毒		
黏附性大肠埃希菌	冠状病毒		
空肠弯曲菌	札如病毒		
非伤寒沙门菌			
霍乱弧菌（血清群 O_1 和 O_{139}）			
志贺氏菌			
小肠结肠炎耶尔森菌			
艰难梭菌			
金黄色葡萄球菌			
副溶血性弧菌			

资料来源：《儿童急性感染性腹泻病诊疗规范（2020 年版）》。

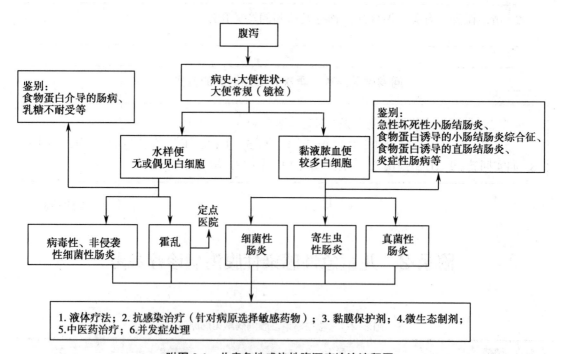

附图 2-1　儿童急性感染性腹泻病诊治流程图
资料来源：《儿童急性感染性腹泻病诊疗规范（2020 年版）》。

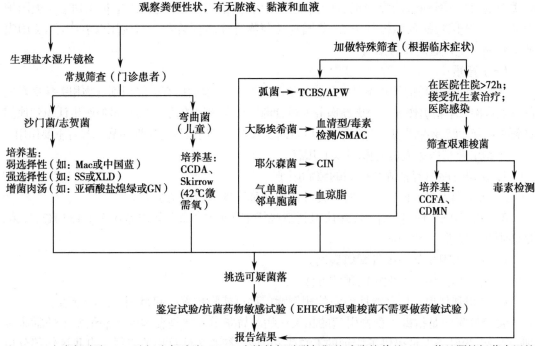

注：Mac,麦康凯琼脂；SS,沙门志贺琼脂；XLD,木糖赖氨酸脱氧胆盐琼脂培养基；GN,革兰阴性杆菌肉汤培养基；CCDA,添加炭墨、去氧胆酸和头孢哌酮的无血琼脂；Skirrow,Skirrow选择性培养基；TCBS,硫代硫酸盐-柠檬酸盐-胆盐-蔗糖琼脂；APW,碱性蛋白胨水；CIN,头孢磺啶-氯苯酚-新生霉素琼脂；CCFA,环丝氨酸-头孢西丁-蛋黄琼脂；CDMN,艰难梭菌拉氧头孢诺氟沙星琼脂；EHEC,肠出血性大肠埃希氏菌。

附图 2-2　粪便（致病菌）检验流程
资料来源：WS/T 498—2017《细菌性腹泻临床实验室诊断操作指南》。

附录3　美国CDC适用医务人员的食源性疾病的诊断和处理指引

美国医学会,美国护士协会-美国护士基金会,美国疾病预防控制中心,
美国食品药品管理局食品安全与应用营养中心,美国农业部食品安全检验局

前　言

食源性疾病是一个严重的公共卫生问题。美国疾病预防控制中心估计,每年有7 600万人患病,超过30万人住院,5 000人死于食源性疾病。婴幼儿、老年人和免疫功能低下者是主要高危人群。人口结构、饮食喜好、食品生产和销售、微生物适应性的变化,以及公共卫生资源和基础设施的缺乏,导致新的食源性疾病涌现,老的食源性疾病再流行。随着人们旅行和贸易往来的不断增加,感染食源性疾病的风险和食源性疾病在本地区乃至全球范围内传播的风险增加,也就不足为奇了。

医生和其他医务人员在预防和控制食源性疾病暴发中起着关键作用。本指引旨在提供

有关食源性疾病诊断、治疗和报告的简明实用信息,由美国医学会、美国护士协会 - 美国护士基金会、美国疾病预防控制中心、美国食品药物管理局食品安全与应用营养中心、美国农业部食品安全检验局联合编写。

(一) 背景

本指引的作用是指导初级卫生保健和急诊医生,因为他们最有可能识别食物相关疾病暴发的首发病例。本指引作为一个更新医务人员食源性疾病知识的教学工具,可使医生认识到他们在甄别可疑症状、疾病聚集性、致病因子以及向公共卫生部门报告食源性疾病中起着重要作用。

本指引要求医务人员要做到以下几点。

1. 认识可能引起食源性疾病的致病因子。

2. 认识到大多数但并不是所有食源性疾病都表现为胃肠道症状。

3. 采集病例粪便进行培养,并认识到某些特定病原体(如大肠埃希氏菌 O157:H7、弧菌)是必须开展实验室检测的。

4. 向公共卫生部门报告疑似病例。

5. 向病例宣传食源性疾病预防方法。

6. 认识到任何一位食源性疾病的病例背后都可能隐藏着一起范围更广的暴发。

食源性疾病是指摄入食物引起的相关疾病。胃肠道症状是食源性疾病最常见的临床表现,本指引为医务人员提供了详细的汇总表和图表,参考文献及相关资料。自我评估部分包括病例场景和临床小场景。

(二) 临床注意事项

引起食物相关疾病的危险因素多种多样,包括生物性和非生物性致病因子。食源性疾病可以由微生物及其毒素、海洋生物及其毒素、真菌及其毒素和化学污染物引起。在过去的20 年,一些确认和食源性疾病暴发相关的食物包括牛奶(弯曲菌属)、贝类(诺如病毒)、未灭菌的苹果酒(大肠埃希氏菌 O157:H7)、生的或未煮熟的鸡蛋(沙门氏菌)、鱼(雪卡毒素)、覆盆子(环孢子虫)、草莓(甲型肝炎病毒)和即食肉制品(李斯特氏菌)。

虽然医生和其他医务人员在监测和预防潜在的疾病暴发中起着关键作用,但只有小部分食源性疾病病例因胃肠道症状就医。在就医并检测粪便标本的病例中,细菌比其他病原体更有可能被确定为致病因子。在美国,引起食源性疾病的细菌主要有弯曲菌属、沙门氏菌和志贺氏菌,这些细菌致病具有明显的区域性和季节性。临床上医生很少对腹泻病例开展病毒检测,但病毒被普遍认为是引起食源性疾病最常见的病原体之一。

本节和下面的食源性疾病表格总结了包括细菌、病毒、寄生虫和非感染性因素引起的食源性疾病的临床症状和相关的实验室检测内容。对于更多专业性的指导,可咨询相关的临床专家、专业医学协会或参考本指引中列出的各种资源。当阅读到本指引中不同病例背景与临床场景的时候,可以查阅本节及下面的食源性疾病表格。

2.1 食源性疾病的识别

食源性疾病病例的典型症状为胃肠道症状(如呕吐、腹泻、腹痛),有时也表现为非特异性症状及神经症状。每起暴发的首发病例的临床症状不一定很严重,而医生或医务人员是唯一有机会及时做出早期诊断的人。因此,医生或医务人员必须有高度的警惕性,并通过询问饮食史来发现可能与食物相关疾病的病因。

确定食源性疾病病因的重要线索包括:①潜伏期;②发病时间;③主要临床症状;④暴

发涉及的人群。

可以通过详细询问病例获得更多的线索。例如,询问病例是否曾摄入生的或未煮熟的食品(如生的或未煮熟的鸡蛋、肉类、贝类、鱼类)、未消毒的牛奶或果汁、自制罐头食品、新鲜农产品,或用未消毒的牛奶制成的软奶酪。另外,病例的家庭成员或密切接触者是否出现类似的症状,病例是否居住在或曾参观过农场、儿童入托史、宠物接触史、职业接触史、出境和海滨旅游史、到山区或不洁用水区野营远足史、野餐或其他户外活动史都可能为寻找病因提供线索。

如果怀疑是食源性疾病,医生应采集生物标本进行实验室检测并报告当地卫生部门,以获得更多流行病学调查的建议。对医生或医务人员来说,很难从某一位病例身上发现疾病传播的源头,而公共卫生部门更能专业地从暴发中找到源头。

因为感染性腹泻具有传染性且容易传播,迅速查明病原体有助于控制疾病暴发。早期发现食源性疾病病例可减少更多人群的暴露。医生采集标本做检测可为确认暴发的源头提供重要线索。

最后,医务人员应认识到虽然蓄意的食物污染事件比较罕见,但过去确有记录。发现食物被蓄意污染的线索有:一种常见的食物中出现不寻常的致病因子或病原体,或者一种常见的致病因子或病原体不寻常地造成一大群人患病,或者常见的致病因子或病原体在临床上不寻常地出现,如农药中毒。

2.2　食源性疾病的诊断

2.2.1　鉴别诊断

如附表 3-1 和食源性疾病表格(附表 3-3)所示,各种各样的感染性或非感染性致病因子都可能引起食源性疾病,故要明确食源性疾病的诊断是有一定困难的,尤其是对于那些持续性或慢性腹泻、严重的腹痛、有基础性疾病的病例而言,就更难。临床医生必须根据临床表现、鉴别诊断来诊断。

食源性疾病病例与病毒综合征病例的临床表现差别很小。病毒综合征很常见,被诊断为病毒综合征的病例中有一部分实际上是感染了食源性疾病。因此,当怀疑是食源性疾病和采取某些公共卫生行动前,应排除病毒综合征。这两种疾病的病例都可出现发热、腹泻、腹痛,所以这些症状对于鉴别诊断不是很有帮助。如无肌痛或关节痛的症状(不是主要作用于神经系统),则食源性疾病的可能性更大。食源性疾病引起神经系统症状多表现为感觉异常、无力和瘫痪,这些症状可与肌痛或关节痛区分开(见下文)。病程早期如出现痢疾样症状(血便)多提示食源性疾病的可能。

如果病例出现任何以下的症状和体征,无论是单独还是联合出现,实验室检测可为确诊提供重要的线索(应特别注意儿童、老年人以及免疫功能低下的病例等易感人群):①血便;②体重下降;③腹泻导致脱水;④发热;⑤迁延性腹泻(每日 3 次或以上的不成形粪便,持续数日);⑥神经系统损害,如感觉异常、脊髓性运动水平减弱、颅神经麻痹;⑦突然恶心,呕吐,腹泻发作;⑧严重腹痛。

此外,除考虑食源性因素外,胃肠道疾病的鉴别诊断还应该考虑以下可能的情况:肠易激综合征;炎症性肠道疾病,如克罗恩病或溃疡性结肠炎;恶性肿瘤;药物使用(包括抗生素相关的梭状芽孢杆菌毒素结肠炎);胃肠道手术或辐射、代谢综合征、免疫缺陷和众多其他的器质性、功能性和代谢性的病因;也应考虑到外在因素,如旅行、职业、情绪紧张、性习惯、与其他病患接触史、住院史、儿童入托史、养老院居住史等。

对表现有神经症状的食源性疾病的鉴别诊断也很复杂。与食品有关的原因应考虑:近期是否进食海鲜、毒蘑菇中毒和化学性中毒。由于某些毒素(如肉毒毒素、河鲀毒素)或化学品(如有机磷)的摄入可能严重危及生命,因此必须快速做出鉴别诊断并给予积极治疗和生命支持措施(例如,呼吸支持、使用抗毒素或阿托品),并尽快入院。

附表 3-1   可考虑与各种食源性疾病临床表现相关的致病因子列表

临床表现	可考虑与食物相关的可能致病因子
胃肠炎(呕吐是主要症状,也可能合并发热和/或腹泻)	病毒性胃肠炎;婴儿中主要是轮状病毒,较大的儿童或成人中主要是诺如病毒和其他的杯状病毒;或者是引起食物中毒的毒素(例如呕吐毒素、金黄色葡萄球菌肠毒素、蜡样芽孢杆菌毒素)和重金属
非炎性腹泻(急性水样泻,无发热/痢疾,有些病例也可能出现发热)*	几乎所有的肠道病原体(细菌、病毒、寄生虫),引起典型症状的通常是以下病原体:肠产毒性大肠埃希氏菌、蓝氏贾第鞭毛虫、霍乱弧菌、肠道病毒(星状病毒、诺如病毒和其他的杯状病毒、肠道腺病毒、轮状病毒)、隐孢子虫和环孢子虫
炎性腹泻(侵袭性胃肠炎;可能出现严重的便血和发热)**	志贺氏菌属、弯曲菌属、沙门氏菌、肠侵袭性大肠埃希氏菌、肠出血性大肠埃希(大肠埃希氏菌 O157:H7)、副溶血性弧菌、小肠结肠炎耶尔森菌和溶组织内阿米巴
持续性腹泻(持续 ≥ 14 天)	病情迁延时应及时检测寄生虫,特别是去过山区旅行或饮用过未处理的水。考虑环孢子虫、隐孢子虫、溶组织内阿米巴和蓝氏贾第鞭毛虫
神经系统表现(例如感觉异常、呼吸抑制、支气管痉挛、颅神经麻痹)	肉毒梭菌(肉毒毒素)、有机磷农药、铊中毒、组胺中毒、雪卡毒素中毒(雪卡毒素)、河鲀毒素中毒(河鲀毒素)、神经性贝类毒素中毒(短毒素)、麻痹性贝类毒素中毒(石房蛤毒素)、失忆性贝类中毒(软骨藻酸)、毒蘑菇中毒、吉兰-巴雷综合征(与弯曲菌引起感染性腹泻有关)
全身性疾病(例如发热、乏力、关节炎、黄疸)	李斯特氏菌、布鲁氏菌属、旋毛虫、弓形虫、创伤弧菌、甲型和戊型肝炎病毒、伤寒和副伤寒沙门氏菌、阿米巴肝脓肿

* 非炎性腹泻是由于黏膜分泌过多或在无黏膜破坏的情况下吸收减少导致的,一般累及小肠。一些病例可因严重水样泻导致脱水和出现严重病情,在年幼者和老年人中更常见。大多数病例只出现轻度脱水和其他轻微症状。疾病常突然发生,持续很短的时间,通常不会出现发热及全身症状(与肠液损失直接相关的症状除外)。

** 炎性腹泻的特点是因病原微生物入侵黏膜导致炎症,腹泻通常累及大肠,可能会引起发热、腹痛和轻度头痛、恶心、呕吐、萎靡不振、肌痛,还可能出现血便和在粪便中检出白细胞的情况。

2.2.2   临床微生物学检验

在送检标本做微生物检测时,要意识到每个临床实验室开展病原体检测的项目是不同的。为提高致病因子检出率,医务人员应了解常规的标本采集、检测程序和一些特殊检测项目的条件及程序要求。一些复杂的检测(例如毒素检测、血清分型、分子技术)只能在大型商业性实验室或公共卫生实验室开展。与实验室保持联系可以获得更多的信息。

当病例免疫功能低下,出现发热、血便、剧烈腹痛或者病情严重/病程较长时,粪便培养具有一定的指示性。当粪便中检出大量白细胞时,同样建议开展粪便培养,因为这提示可能是弥漫性结肠炎和细菌感染,例如志贺氏菌、沙门氏菌、弯曲菌属和肠侵袭性大肠埃希氏菌。在大多数实验室,常规粪便培养一般仅限于筛查沙门氏菌、志贺氏菌、弯曲菌、大肠埃希氏菌。弧菌、耶尔森菌、大肠埃希氏菌 $O_{157}:H_7$、弯曲菌属的培养需要特殊的培养基和培养条件，因此需要事先告知实验室或与传染性疾病部门的人员联系。

有旅行史、免疫功能低下、患有慢性或迁延性腹泻或抗生素治疗无效的腹泻病例一般要开展粪便寄生虫检测。有较长潜伏期的胃肠道疾病也可开展粪便寄生虫检查。通过粪便标本找到虫卵和寄生虫往往可以鉴定蓝氏贾第鞭毛虫和阿米巴，但是隐孢子虫和卡耶塔环孢子虫则需要特殊的检测。每个实验室检测寄生虫程序不同，所以需要事先联系您所在部门的实验室。

当怀疑细菌性或多重感染时应该进行血培养。

抗原直接检测试验和分子生物学技术可快速识别临床标本中某些细菌、病毒和寄生虫。有些时候呕吐物或可疑食物的微生物和化学检测也是必要的。欲了解更多关于食源性疾病病原体的实验室检测程序，可以咨询有关的临床专家、临床微生物学家或州公共卫生实验室。

2.3　食源性疾病的治疗

能否选择适当的治疗取决于病原体的诊断是否明确（如可能的话）、是否有特异性的治疗手段。许多急性胃肠炎是自限性的，需要补液或支持治疗。病例出现轻度至中度脱水可口服补液，严重脱水则需要静脉补液治疗。不建议常规使用止泻药，因为止泻药对婴幼儿、儿童可能产生严重的副作用。

抗菌药物的选择应根据：①临床症状和体征；②临床标本检出的病原体；③药敏试验；④合适的抗生素治疗（一些肠道细菌感染禁用抗生素治疗）。

临床医生可以根据致病因子及其药敏谱的信息进行优先选择、更改或停止抗生素治疗。这些信息还可以用于公共卫生感染性疾病和细菌耐药性趋势的监测。一些肠道病原体的耐药性越来越严重时，会影响治疗手段的正确性。

治疗疑似肉毒毒素中毒的病例可以用肉毒梭菌抗毒素。如果在疾病的早期，使用马血清肉毒抗毒素 A、B 和 E 型可以阻断神经功能损伤的进展，医生和其他医务人员应向地方和国家卫生部门报告疑似肉毒毒素中毒病例。CDC 应提供 24 小时的咨询服务，以协助医务人员对罕见疾病的诊断和管理。

2.4　食源性疾病的监测与报告

50 多年前，由于伤寒和婴儿腹泻病的高发病率和高死亡率，基于对伤寒病例进行调查和报告的建议，美国卫生官员启动了食源性疾病的报告机制。调查和报告的目的是了解食品、牛奶和水在胃肠道疾病暴发中的作用，以此来指导公共卫生行动。早期的报告推动了一些重要公共卫生措施的实施（如《巴氏灭菌乳条例》），从而大大降低了食源性疾病的发病率。

通常，医务人员诊断食源性疾病，或是因为检测出相关的病原体，或是因为病例都进食了相同的食物。医务人员通过向当地或州公共卫生部门提供这些信息充当了卫生部门眼线和耳目的角色。食源性疾病的报告不仅对疾病预防和控制起到重要作用，而且能更准确地评估食源性疾病负担。此外，由医务人员向当地卫生部门报告食源性疾病病例，可以帮助当地卫生官员发现食源性疾病暴发，这样有利于早期识别和下架受污染食品。如果一个餐厅或其他食品服务场所被确定为暴发源头，必要时卫生官员应纠正食物加工处理过程中的不当行为。如果家庭是可能的污染源头，卫生官员应宣传正确处理食物的方法。通过报告，时常能够发现前所未知的食源性疾病病原体，也可发现已知食源性疾病病原体的携带者和加强管理，尤其是食品从业人员这种传播食源性疾病的高危职业人群。

附表 3-2 列出了目前美国食源性疾病的报告要求及条件。联邦级别的报告要求是由州和领地流行病学家委员会和 CDC 共同提出。州和地方的法律法规可能还规定了另外一些报告要求。各州的详细报告规定可从州卫生部门、州和领地流行病学家委员会和 CDC 获得。

通常情况下,当医务人员发现一例法定报告食源性疾病时,应马上报告当地或州的卫生部门。然而,在尚未明确实验室检测结果前,即使不能确定病例的诊断是否是食源性疾病,例如出现 2 个或更多的病例进食相同的食物后出现相似的症状时,医务人员也应报告可疑的食源性疾病。

附表 3-2　美国联邦层面法定报告的食源性疾病(2003)

法定报告的细菌性食源性疾病
炭疽
肉毒梭菌中毒
布鲁氏菌病
霍乱
肠出血性大肠埃希氏菌
溶血性尿毒综合征,腹泻
李斯特氏菌病
沙门氏菌病(伤寒除外)
细菌性痢疾
伤寒(伤寒沙门氏菌、副伤寒沙门氏菌感染)
法定报告的病毒性食源性疾病
甲型肝炎
法定报告的寄生虫性食源性疾病
隐孢子虫病
环孢子虫病
蓝氏贾第鞭毛虫病
旋毛虫病

当地卫生部门向州卫生部门报告事件,并确定是否需要开展进一步的调查。

各州卫生部门向美国 CDC 报告食源性疾病。美国 CDC 汇集全国的数据并通过《发病率和死亡率周报》和年度总结报告发布信息。美国 CDC 协助州和当地公共卫生机构进行流行病学调查并制定食物相关性疾病暴发的防控措施。美国 CDC 还通过与分析细菌 "DNA 指纹"(脉冲场凝胶电泳)的国家公共卫生实验室网络 PulseNet 的合作,为流行病学调查研究提供有力的支持。

因此,除报告可疑食源性病例外,医生也应该意识到向卫生部门报告那些发病率明显升高的不常见疾病、综合征和疾病谱(即使没有明确的诊断)的重要性。例如,及时报告不典型的腹泻 / 胃肠道疾病可以让公共卫生官员在病因诊断未明确前尽早启动流行病学调查。

最后,关于食品安全的信息是不断更新的。当有关预防食源性疾病的信息更新时,对高危人群的建议和预防措施就要及时更新。医生和其他医务人员须留意食品安全方面最新的信息。

（三）食源性疾病列表

附表 3-3　美国联邦层面法定报告的食源性疾病（2003）

病因	潜伏期	症状和体征	持续时间	关联食物	实验室检测	治疗
细菌性食源性疾病						
炭疽杆菌	2 天到数周	恶心，呕吐，全身乏力，血性腹泻，急性腹痛	数周	被污染且未煮熟的肉	血样	对于自然感染的胃肠型炭疽，青霉素是首选，环丙沙星是第二选择
蜡样芽孢杆菌（呕吐毒素）	1~6 小时	突然出现严重恶心和呕吐，可能出现腹泻	24 小时	不正确地冷藏已煮熟或炒熟的米饭、肉类	常规临床诊断。临床上常规不开展此菌的检测。如果有指征，可将粪便、食品标本送到参比实验室进行培养和毒素鉴定	支持治疗
蜡样芽孢杆菌（腹泻毒素）	10~16 小时	腹部绞痛，水样泻，恶心	24~48 小时	肉，炖肉，肉汁，香草汁	不一定要进行检测，自限性（暴发时可进行食物和粪便中毒素的检测）	支持治疗
牛种、羊种和猪种布鲁氏菌	7~21 天	发热，畏寒，出汗，无力，头痛，肌肉和关节痛，腹泻，急性期出现血便	数周	生奶，用未消毒的奶加工的奶酪，被污染的肉	血培养，血清学指标阳性	急性：每日用利福平和多西环素，持续 6 周以上。如感染并发症，需要联合利福平，四环素和氨基糖苷类治疗
空肠弯曲杆菌	2~5 天	腹泻，痉挛，发热，呕吐，可能出现血性腹泻	2~10 天	生的和未煮熟的家禽，未消毒的奶，被污染的水	常规粪便培养，弯曲菌要求特殊的培养基，并要求在 42~45℃进行培养	支持治疗。重症病例腹泻初期可使用红霉素和喹诺酮类。吉兰 - 巴雷综合征是可能的后遗症

156 呕剥

续表

病因	潜伏期	症状和体征	持续时间	关联食物	实验室检测	治疗
肉毒梭菌-儿童和成人(含肉毒毒素)	12~72小时	呕吐,腹泻,视物模糊,复视,吞咽困难,肌无力	变异较大(数日到数月)	家庭自制低酸度罐头食品,加工不当的商品化罐头食品,家庭自制罐头或者腐败的鱼肉,浸泡草药的油,用铝膜烤的马铃薯,奶酪酱,大蒜罐头,食物持续高温放置(如温热的烤箱)	粪便,血清和食品可以进行毒素测试。粪便和食物也可进行细菌培养。一些州卫生部门实验室和美国疾病预防控制中心可开展这些检测	支持治疗。疾病早期如果给予肉毒毒素抗毒素对疾病很有帮助。联系州卫生部门
肉毒梭菌-婴儿	3~30天	12个月以下婴儿,嗜睡,厌食,虚弱,便秘,肌张力低下,头部无法控制和吸吮反射差	变异较大	蜂蜜,家庭自制的水果蔬菜罐头,玉米汁	粪便,血清和食品可以进行毒素测试。粪便和食物也可进行细菌培养。一些州卫生部门实验室和美国疾病预防控制中心可开展这些检测	支持治疗。肉毒毒素中毒的免疫球蛋白可从婴儿肉毒毒素中毒预防项目获得。肉毒毒素抗毒素一般不推荐用于婴儿
产气荚膜梭菌(毒素)	8~16小时	水样泻,恶心,腹部绞痛,发热少见	24~48小时	肉类,家禽,肉汁,干的或预加工食品,加工时间和/或温度不当的食物	粪便培养和肠毒素检测,产气荚膜梭菌在粪便中常可检出,需要做定量检测	支持治疗。不推荐使用抗生素

续表

病因	潜伏期	症状和体征	持续时间	关联食物	实验室检测	治疗
肠出血性大肠埃希氏菌 包括大肠埃希氏菌 O157:H7,和其他产志贺毒素大肠埃希氏菌	1~8天	严重的腹泻经常伴血便,腹痛和呕吐。通常情况下,不会或很少出现发热。4岁以下的儿童更多见	5~10天	未煮熟的牛肉尤其是汉堡肉饼,未经高温消毒的牛奶和果汁,新鲜水果和蔬菜(如豆芽),香肠(很少)和被污染的水	粪便培养,大肠埃希氏菌 O157:H7 生长需要特殊培养基。如果怀疑是大肠埃希氏菌 O157:H7,必须进行特异性检测。用商品化试剂盒检测志贺毒素,阳性菌株应送公共卫生实验室进行鉴定和血清学分型	支持治疗,密切监测肾功能,血红蛋白和血小板。大肠埃希氏菌 O157:H7 感染也可伴有 HUS,这可引发终身并发症。研究表明,抗生素可促进 HUS 的发展
产肠毒素性大肠埃希氏菌	1~3天	水样泻,腹部绞痛,部分有呕吐	常见 3~7天	被粪便污染的水或食物	粪便培养,肠产毒性大肠埃希氏菌(ETEC)需要特殊的实验室鉴定技术,如有怀疑,须进行特异性检测	支持治疗。除一些重症个案外,很少使用抗生素。推荐使用的抗生素包括复方磺胺甲噁唑和喹诺酮类
单核细胞增生性李斯特氏菌	9~48小时(胃肠道症状),2~6周(侵袭性疾病)	发热,肌肉疼痛,恶心或腹泻。孕妇可能有轻微的流感样症状,感染早产或致死胎。老年人或免疫功能低下者可发生菌血症或脑膜炎	变异较大	新鲜软奶酪,未消毒奶即食熟肉制品,热狗	血液和脑脊液培养。因为有无症状携带者,所以粪便培养阳性并不代表正在罹患疾病。李斯特氏菌 O 抗体有助于回顾性确认暴发	支持和抗生素治疗;侵袭性疾病推荐静脉注射氨苄西林,青霉素或复方磺胺甲噁唑
	出生时婴儿期	经母亲传播感染的婴儿有发展为菌血症和脑膜炎的风险				

续表

病因	潜伏期	症状和体征	持续时间	关联食物	实验室检测	治疗
沙门氏菌属	1~3 天	腹泻,发热,腹部绞痛,呕吐。由伤寒沙门氏菌和副伤寒沙门氏菌引起的伤寒特点是起病缓慢隐匿,有发热、头痛、便秘、全身乏力,畏寒和肌痛等症状,少见腹泻,呕吐通常不严重	4~7 天	被污染的鸡蛋、家禽,未消毒的奶或水果汁,奶酪,被污染的水果蔬菜(苜蓿,豆芽,瓜类)。伤寒流行通常与供水或街头食品被粪便污染有关	常规粪便培养	支持治疗。除伤寒沙门氏菌和副伤寒沙门氏菌外,除非出现肠外传播的风险,否则没有必要使用抗生素。如有适应证,可以考虑氨苄西林、庆大霉素、复方磺胺甲噁唑或喹诺酮类。现有伤寒的疫苗
志贺氏菌属	24~48 小时	腹部绞痛,发热,腹泻,黏液脓血便	4~7 天	被人类粪便污染的食物或水,通常通过粪口途径在人与人之间传播,被感染的工人接触过的即食食品,如生的蔬菜,沙拉和三明治	常规粪便培养	支持治疗。在美国,如果是易感个体,建议使用复方磺胺甲噁唑。如果病例已有抵抗力,特别是在发展中国家,建议使用萘啶酸或其他喹诺酮类药物
金黄色葡萄球菌(肠毒素)	1~6 小时	突然出现严重的恶心和呕吐。腹部绞痛,也可能出现腹泻和发热	24~48 小时	未冷藏或冷藏不当的肉类、土豆、鸡蛋、沙拉、奶油糕点	常规临床诊断。如可疑,可对粪便、呕吐物和食物进行毒素检测和细菌培养	支持治疗

续表

病因	潜伏期	症状和体征	持续时间	关联食物	实验室检测	治疗
霍乱弧菌（毒素）	24~72小时	大量水样泻和呕吐，可导致重度脱水，严重者可在数小时内死亡	3~7天 可能引起威胁生命的脱水	通常与来自拉丁美洲或亚洲的被污染的水，鱼类、贝类和街头食品有关	粪便培养，霍乱弧菌生长需要特殊的培养基。如怀疑是霍乱弧菌，应进行特异性检测	口服和静脉补液支持治疗。霍乱病例，成人建议用四环素或多西环素，儿童（<8岁）建议用复方磺胺甲噁唑
副溶血性弧菌	2~48小时	水样泻，腹部绞痛，恶心，呕吐	2~5天	未煮熟或生的海鲜，例如鱼类和贝类	粪便培养，副溶血性弧菌生长需要特殊的培养基。如怀疑是副溶血性弧菌，应进行特异性检测	支持治疗。重症病例建议使用四环素，多西环素，庆大霉素和头孢菌素等抗生素
嗜盐菌	1~7天	呕吐，腹泻腹痛，菌血症及伤口感染。更常见于免疫功能低下或慢性肝病（皮肤出现大疱）的病例，这两类人感染此类菌可能是致命的	2~8天	未煮熟或者生的贝类，特别是牡蛎，其他被污染的海鲜和伤口暴露在海水中	粪便、伤口或血液的细菌培养。嗜盐菌生长需要特殊的培养基，如怀疑是特异嗜盐菌，须进行特异性检测	支持治疗。建议使用四环素、多西环素和头孢噻啶
小肠结肠炎耶尔森菌、假结核耶尔森菌	24~48小时	阑尾炎样症状（腹泻，呕吐，发热，腹痛）主要发生在大年龄儿童和青壮年，可能有皮疹和假性结核	1~3周 通常有自限性	未煮熟的猪肉，未消毒的奶或豆腐，被污染的水；有案例显示保姆处理生猪肠后接触婴儿导致婴儿感染的情况	粪便、吸吐物或血液的细菌培养，耶尔森菌生长需要特殊的培养基。如怀疑是耶尔森菌，须进行特异性检测，可在开展专门研究和参比实验室进行血清学检验	支持治疗。如果发生败血症或其他侵袭性疾病，可以用庆大霉素或头孢菌素或多西环素（多环素）进行治疗，多西环素、庆大霉素和复方磺胺噻唑和环丙沙星同样有效

病因	潜伏期	持续时间	关联食物	实验室检测	治疗
病毒性食源性疾病					
甲型肝炎	平均28天 (15~50天)	2周到3个月不等	受污染水域捕获的贝类,生的产品,受污染的饮用水,未煮熟的食物,或煮熟的食物被感染病毒的从业人员污染未充分再加热	ALT,胆红素升高,IgM和甲肝抗体阳性	支持治疗,免疫接种预防
			腹泻,尿颜色变深,黄疸 流感症状:发热,头痛,恶心和腹部疼痛		
诺如病毒 (和其他杯状病毒)	12~48小时	12~60小时	贝类,被粪便污染的食物,被感染病毒的从业人员污染的熟食(沙拉,三明治,冰沙,曲奇,水果)	对新鲜粪便标本进行常规的RT-PCR和电镜检测(EM),临床诊断,粪便细菌培养和白细胞检测阴性	支持治疗,例如补液。保持良好的卫生习惯
			恶心,呕吐,腹部绞痛,腹泻,发热,肌痛,可有头痛。腹泻多见于成人,呕吐多见于儿童		
轮状病毒	1~3天	4~8天	被粪便污染的食物和被感染病毒的从业人员污染的即食食品(沙拉,水果)	通过免疫检测定法对粪便中的病原体进行检测	支持治疗。对于重度腹泻病例,关键是维持水电解质平衡
			呕吐,水样泻,低热,短暂性的乳糖不耐受,婴幼儿、老年人和免疫功能低下者容易受感染		
其他病毒(星状病毒,腺病毒和细小病毒)	10~70小时	2~9天	被粪便污染的食物和被感染病毒的从业人员污染的即食食品,某些贝类	感染早期,依靠粪便标本确认星状病毒、腺病毒和星状病毒现可用商品化ELISA试剂盒检测	支持治疗,症状通常较轻,有自限性。注意卫生
			恶心,呕吐,腹泻,全身乏力,腹痛,头痛,发热		

续表

病因	潜伏期	症状和体征	持续时间	关联食物	实验室检测	治疗
			寄生虫性食源性疾病			
广州管圆线虫	1 周到 1 个月以上	严重的头痛，恶心，呕吐，颈部僵硬，感觉异常或过敏，瘫痪发作和其他神经系统异常	数周到数月	生的或未煮熟的中间宿主（如螺或蛞蝓），转运宿主（如蟹、新鲜的虾），被中间宿主或转运宿主污染的新鲜农产品	脑脊液压力，蛋白质，白细胞和嗜酸性粒细胞的检测；用 ELISA 测定抗体的血清学检查	支持治疗。重复腰椎穿刺治疗。重复使用皮质类固醇治疗可能对重症病例有效
隐孢子虫	2~10 天	腹泻（通常为水样泻），胃部痉挛，胃部不适，低热	可能会反复发作持续数星期到数月	任何未煮熟的食物或被患病的从业人员污染的熟食，饮用水	对粪便中隐孢子虫进行特异性检查，可能需要检测水或食物	支持治疗，自限性。如果情况严重，可以考虑使用 7 天巴龙霉素。对于 1~11 岁的儿童，可考虑使用 3 天硝唑尼特*
环孢子虫	1~14 天	腹泻（通常为水样泻），食欲缺乏，恶心，胃痉挛，呕吐，疲劳	可能是迁延性的（数星期到数月）	各种新鲜农产品（进口浆果，生菜）	对粪便中的环孢子虫进行特异性检查，可能需要检测水和食物	使用 7 天复方磺胺甲噁唑
阿米巴	2~3 天到 1~4 周	腹泻（通常为血性腹泻），排便次数增多，下腹疼痛	可能需要适用于长期感染	任何未煮熟的食物或被患病的从业人员污染的熟食，饮用水	检查粪便中的寄生虫和虫卵，可能需要 3 份标本，血清学检查适用于长期感染	甲硝唑和苯巴比妥类（双碘喹啉或巴龙霉素）
蓝氏贾第鞭毛虫	1~2 周	腹泻，胃痉挛，胃胀气	数天到数周	任何未煮熟的食物或被患病的从业人员污染的熟食，饮用水	粪便检查寄生虫和虫卵，可能需要至少 3 份标本	甲硝唑

病因	潜伏期	症状和体征	持续时间	关联食物	实验室检测	治疗
弓形虫	5~23天	通常无症状,20%的人可以发展为宫颈和腋窝样疾病。免疫功能低下的病例常见中枢神经系统病变、心肌炎或肺炎	数月	被污染的食品(例如,被猫粪污染的水果和蔬菜,生的和未煮熟的肉类(特别是猪肉,羊肉和鹿肉)	从血液和体液中分离寄生虫,采样显微镜或组织学检查,检测病原体是否罕见,血清学是一种有效的辅助手段(参比实验室必须开展)。IgM可持续	无症状感染者不需要进行治疗,孕妇可使用螺旋霉素或乙胺嘧啶加磺胺嘧啶。一些特征情况下,磺胺嘧啶可用于免疫功能低下的病例。眼弓形虫病例可以用乙胺嘧啶加磺胺嘧啶(有或没有类固醇)。给孕乙胺嘧啶和磺胺嘧啶时加亚叶酸治疗可避免骨髓抑制
弓形虫(先天性感染)	新生儿	给予母亲治疗能够减少婴儿先天性感染机会。大部分被感染的婴儿出生时都无症状。除非能控制感染,否则通常会发展成为典型的先天弓形虫病(神经发育迟缓、严重的视力受损、脑麻痹、癫痫发作)	数月	从母亲(在妊娠期受到急性感染)传播给婴儿	6~18个月,因此不能提示虫体液PCR,判断是否是先近期感染。天性感染:从胎盘、脐带、婴儿血中分离出弓形虫、白细胞、脑脊液或羊水中PCR以及IgM和IgA的血清学检测由参比实验室完成	
旋毛虫	初始症状持续1~2天,其余症状出现在感染后2~8周	急性期症状:恶心,腹泻,呕吐,疲劳,发热,腹部不适。随后是肌肉疼痛,乏力和暂时性的心脏和神经系统并发症	数月	生的和未煮熟的,被污染的肉类,通常是猪肉或者野味(特别是熊肉和野鼠)**	血清学检查结果阳性,肌肉活检检发现幼虫,嗜酸性粒细胞升高	支持治疗加苯咪唑或阿苯达唑

续表

病因	潜伏期	症状和体征	持续时间	关联食物	实验室检测	治疗
			非感染性疾病			
锑	5 分钟~8 小时,通常少于 1 小时	呕吐,金属气味	通常呈自限性	金属容器	饮料或食物中锑含量的测定	支持治疗
砷	数小时	呕吐,腹绞痛,腹泻	数天	被污染的食物	尿液。可导致嗜酸性粒细胞增多症	洗胃,二巯基丙醇
镉	5 分钟~8 小时,通常少于 1 小时	恶心,呕吐,肌痛,唾液分泌增加,胃痛	通常呈自限性	海鲜,牡蛎,蛤蜊,龙虾,谷物,花生	食物中金属含量的测定	支持治疗
雪卡毒素中毒	2~6 小时	胃肠道症状:腹痛,恶心,腹泻,呕吐	数天~数周到数月	各种大型珊瑚礁鱼类:石斑鱼,红笛鲷,五条鰤和梭鱼(最常见)	鱼体中毒素的检测或暴露史	支持治疗,肌内注射甘露醇
	3 小时	神经症状:感觉异常,冷热感觉逆转,疼痛乏力				
	2~5 天	心血管症状:心动过缓,低血压,T 波异常增加				
铜	5 分钟~8 小时,通常少于 1 小时	恶心,呕吐,蓝色或绿色的呕吐物	通常呈自限性	金属容器	饮料或食物中铜含量的测定	支持治疗
汞	1 周或更长	麻木,双腿无力,痉挛性瘫痪,视觉障碍,失明,昏迷,孕妇和发育中的胎儿特别易受损害	可能是迁延性的	被有机汞污染的鱼,使用汞杀菌剂的谷物	头发和血液的检测	支持治疗

续表

病因	潜伏期	症状和体征	持续时间	关联食物	实验室检测	治疗
蘑菇中毒，速发（毒蝇母，毒蝇碱，裸盖菇素，鬼伞菌素，鹅膏蕈氨酸）	少于 2 小时	呕吐，腹泻，意识模糊，视觉障碍，流涎，出汗，幻觉，双硫仑样反应	自限性	野生蘑菇（烹饪未必能破坏这些毒素）	典型症状，蘑菇的形态学鉴定，毒素检测	支持治疗
蘑菇中毒，迟发（鹅膏蕈碱）	腹泻：4~8 小时 肝功能衰竭：24~48 小时	腹泻，腹痛，导致肝和肾功能衰竭	通常是致命性的	毒蘑菇	典型症状，蘑菇的形态学鉴定，毒素检测	支持治疗，如果生命受到威胁可能需要生命支持治疗
亚硝酸盐中毒	1~2 小时	呕吐，腹泻，视觉障碍，头痛，头晕，乏力，意识丧失，巧克力样血	通常呈自限性	腌制肉类，任何被污染的食物，硝酸盐残留过高的波菜	血液，食物的检测	支持治疗，亚甲蓝
农药（有机磷或氨基甲酸酯类）	数分钟到数小时	恶心，呕吐，腹部绞痛，腹泻，头痛，紧张，视物模糊，流泪流涎	通常呈自限性	任何被污染的食物	血液，食物的检测	阿托品；当阿托品不能够控制症状时可使用解磷定，如果是氨基甲酸酯类中毒则没必要使用
河鲀（河鲀毒素）	少于 30 分钟	感觉异常，呕吐，腹泻，腹痛，上行性麻痹，呼吸衰竭	通常 4~6 小时内死亡	河鲀	河鲀毒素的检测	可危及生命，需要呼吸支持治疗
鲭鱼（组胺）	1 分钟~3 小时	潮红，皮疹，皮肤灼热，口咽发麻，头晕，风疹，感觉异常	3~6 小时	金枪鱼，鲔鱼，鲣鱼，鲭鱼，马林鱼，鲯鳅鱼	食物中组胺检测或临床诊断	支持治疗，抗组胺治疗

续表

病因	潜伏期	症状和体征	持续时间	关联食物	实验室检测	治疗
贝类毒素(腹泻性、神经性、失忆性贝类毒素中毒)	腹泻性贝毒(diarrhetic shellfish poison, DSP): 30 分钟到 2 小时	恶心,呕吐,腹泻和腹痛伴寒战,头痛和发热	数小时到 3 天	各种贝类,主要是贻贝,牡蛎,扇贝,以及从佛罗里达州海岸到墨西哥湾的贝类	检测贝类中的毒素,高效液相色谱法	支持治疗,一般自限,老人对 ASP 特别敏感
	神经性贝毒(neurotoxic shellfish poison, NSP): 数分钟到数小时	唇舌喉咙麻痛和麻木感,肌肉酸痛,头晕,冷热感觉逆转,腹泻和呕吐				
	记忆丧失性贝毒(amnesic shellfish poison, ASP): 24~48 小时	呕吐,腹泻,腹痛和神经症状,如意识模糊,失忆,定向障碍,癫痫发作,昏迷				
贝类毒素(麻痹性贝类毒素中毒)	30 分钟~3 小时	腹泻,恶心,呕吐,口唇感觉异常,乏力,吞咽困难,发音困难,呼吸麻痹	数天	扇贝,贻贝,蛤,蚶	鱼类生存的水或食物中毒素的检测,高效液相色谱法	危及生命,可能需要呼吸支持
氟化钠	数分钟到数小时	有盐或肥皂水味,口麻,呕吐,腹泻,瞳孔扩大,肌肉痉挛,苍白,休克,虚脱	通常呈自限性	被含氟化钠的杀虫剂和杀鼠剂污染的干燥食品(如奶粉,面粉,泡打粉,蛋糕粉)	呕吐物和洗胃液的测定,食物的检测	支持治疗
铊	数小时	恶心,呕吐,腹泻,感觉异常,多发性神经病,脱发	数天	被污染的食物	尿液,头发	支持治疗
锡	5 分钟~8 小时,通常少于 1 小时	恶心,呕吐,腹泻	通常呈自限性	金属容器	食物的检测	支持治疗

病因	潜伏期	症状和体征	持续时间	关联食物	实验室检测	治疗
呕吐毒素	数分钟到3小时	恶心,头痛,腹痛,呕吐	通常呈自限性	谷物,如小麦,玉米,大麦	食物的检测	支持治疗
锌	数小时	胃痉挛,恶心,呕吐,腹泻,肌痛	通常呈自限性	金属容器	食物的分析,血液,粪便,唾液和尿液的检测	支持治疗

* 此药物未在中国上市。

** 根据《中华人民共和国野生动物保护法》,食用熊是违法行为。

(四) 病例场景

通过本部分的场景学习,可加强对本指引前一节介绍的食源性疾病诊疗知识的理解。这些案例研究提供了在遇到一位可能患食源性疾病的病例时需要考虑的问题。为提高学习效率,答案附在问题后。

类似的学习场景对于其他的食源性疾病病原体也是适用的。

4.1 先天性弓形虫病

Susan,一个 6 个月大的婴儿,因明显的失明来到你的诊室就诊。母亲在怀孕和分娩时都很正常,婴儿也一直都很健康,直到 4 个月的时候,父母开始注意到她的视觉出现了问题。

体格检查除发现双眼黄斑瘢痕、小眼球症以及对视觉刺激反应迟钝外,未见其他神经系统异常症状,生长发育与年龄相适应,还进行了头部 CT 检查。

4.1.1 弓形虫感染应开展哪些鉴别诊断

(1)病毒:巨细胞病毒;风疹病毒;单纯疱疹病毒;人类免疫缺陷病毒。

(2)细菌:梅毒螺旋体;单核细胞增生李斯特氏菌。

(3)寄生虫:刚地弓形虫。

4.1.2 哪些信息有助于诊断

(1)更详细的个人史,包括出境旅游史。

(2)怀孕期间的疫苗接种史。

(3)猫接触史和食生肉史。

(4)性伴侣史和性病史。

(5)疱疹史。

(6)CT 扫描结果。

孩子的头部 CT 扫描显示侧脑室室周钙化和不对称侧脑室膨胀。母亲 35 岁,强调在怀孕期间没有生病,不过,她也表示可能不一定能回忆起所有的轻度不适,否认有性史。她小时候接种过麻疹、腮腺炎和风疹联合疫苗,但在妊娠期没有接种史。她回忆,在怀孕的前 3 个月到法国旅行时,曾吃过未充分煮熟的肉,家里没有养猫,且不记得在妊娠期是否有猫接触史。

4.1.3 需要进行哪些诊断性检验　根据母亲怀孕前 3 个月在外国旅游时曾经进食生肉和孩子的临床表现(失明、脑钙化、脑积水),应进行母亲和孩子的血清学检查(TORCH 筛查),重点关注是否有可能的先天性感染。

血清学检测结果表明:孩子和母亲的血清中刚地弓形虫 IgG 和 IgM 抗体均为阳性。母亲的 IgM 滴度和 IgG 滴度均为 1:6 400,而孩子的 IgM 滴度为 1:160,IgG 滴度为 1:6 400。

4.1.4 如何依据这个信息进行诊断　弓形虫病通常依据血清学检测来明确诊断。病原体偶尔可从组织、体液中中发现,或从培养液或接种动物后分离发现。一些实验室可通过 PCR 检测方法诊断胎儿和免疫功能低下的宿主是否被感染。对于免疫功能正常的人,出现血清转化或特异性 IgG 抗体上升 4 倍或特异性 IgM 抗体可以提示近期感染。出现高滴度的 IgG 抗体但缺乏 IgM 抗体,提示既往慢性隐性感染。IgM 酶联免疫吸附试验比 IgM 间接荧光法更敏感。然而,IgM 抗体检测可能出现假阳性。近期感染时,IgM 检测的阳性结果可以持续一年或以上。因此,确定妊娠期是否发生感染需要进行另外的检测,如弓形虫抗体亲和力诊断试验,但这可能在参比实验室才能开展。

免疫功能缺陷的病例即便在疾病活动期,通常也检测不到 IgM 抗体。因此,对这些病例的弓形虫病诊断需要基于临床表现、经典的 CT 或磁共振成像(显示多个环状加强低密度结节),以及 IgG 检测结果来确定是否存在中枢神经系统病变。当抗弓形虫药物的经验性治疗无效时,有必要对病例进行脑组织活检。

婴儿被诊断为先天性弓形虫病。

4.1.5　弓形虫病的最佳治疗原则　对于免疫功能正常的人,弓形虫病很少需要治疗,而那些免疫功能缺陷的人和先天性感染的婴儿通常需要治疗。一般选择联合乙胺嘧啶和磺胺嘧啶的治疗,使用亚叶酸可防止骨髓抑制。以下两个时期必须坚持治疗:第一,免疫功能抑制期;第二,通过高效抗逆转录病毒治疗仍未能恢复免疫功能的艾滋病病例须终身接受治疗。

对于不能够耐受乙胺嘧啶和磺胺嘧啶联合治疗的病例,可以使用高剂量乙胺嘧啶(加亚叶酸)和克林霉素。

关于妊娠期弓形虫病的治疗是有争议的。新近怀孕的女性现在不会常规进行刚地弓形虫的检测,美国 CDC 和美国妇产科学会的看法也是如此。为预防胎儿先天性感染,一种方法是使用螺旋霉素(一种大环内酯类抗生素,聚集于胎盘,但不会对胎儿有害)。同时,可对羊水进行 PCR 检测来确认胎儿是否已经发生感染。如果胎儿确认被感染,可以在怀孕后 16 周给予乙胺嘧啶和磺胺嘧啶治疗(但乙胺嘧啶有潜在的致畸作用)或考虑终止妊娠。如果胎儿确认未被感染,在整个妊娠期应服用螺旋霉素。

关于先天性感染婴儿的治疗存在不同意见。最常见的治疗建议是出生后第一年进行乙胺嘧啶、磺胺嘧啶和亚叶酸联合治疗。本案例中的婴儿被给予乙胺嘧啶、磺胺嘧啶和亚叶酸治疗 6 个月。

全球各地都有人感染细胞内原生寄生虫(刚地弓形虫),通常表现为隐性感染或轻微症状,但免疫功能缺陷的病例和子宫内感染的胎儿除外。大多数患有先天性弓形虫病的婴儿在出生时看似健康,但在随后的 20 年间,有很大概率会发生严重的眼部和神经系统后遗症。重症先天性弓形虫病婴儿在出生时或出生后的 6 个月症状明显。本案例患儿所表现的视网膜炎、脑钙化、脑积水都是典型症状。

本案例患儿接受了 6 个月的乙胺嘧啶、磺胺嘧啶和亚叶酸治疗,但患儿仍然失明并发展为中度精神运动性抑制。

4.1.6　该患儿的弓形虫病应如何预防　如果母亲在怀孕期间感染了此病,弓形虫就会经胎盘传播给胎儿。如母亲在孕前感染,则几乎没有经胎盘传播给胎儿的风险。同理,如母亲在刚刚怀孕时发现弓形虫 IgG 抗体阳性,也不存在发展成急性弓形虫病的风险。弓形虫 IgG 抗体阴性的女性在妊娠期间,应避免食用未煮熟煮透或生的肉,并且应避免摄入可能被猫粪污染的水、食物或土壤。

传播途径包括:①进食生的或未充分煮熟的肉类,尤其是羊肉、猪肉和野味;②误食被猫粪(可能带有传染性的虫卵)污染的水、食物或土壤;③传染性的弓形虫速殖子经胎盘传播;④输入含感染者白细胞的血液或移植感染者的器官;⑤实验室意外。

对于未感染弓形虫的孕妇(例如血清反应阴性的孕妇)、HIV 感染者和其他免疫功能低下者而言,弓形虫病的预防尤其重要:①避免进食生的或未充分煮熟的肉类和家禽,肉类应至少在 160℉（71℃）煮熟或在 –4℉（–20℃）冷藏保存。②通过避免接触可能被猫粪污染的垃圾、土壤、水和蔬菜来避免环境中的卵囊暴露。

健康人被感染通常没有症状或出现无痛性淋巴结肿大、单核细胞增多症。母体感染通常是无意识的。

细胞免疫功能受抑制的病例（如艾滋病、接受移植、使用免疫抑制剂的病例）发病通常是潜伏性感染的激活，但也可以是急性感染。这些弓形虫病的病例可能会发生致命的脑膜脑炎、中枢神经系统的局部病变，有时会发生心肌炎或肺炎。临床症状可能包括头痛、癫痫、精神状态改变、局灶性神经系统症状和无菌性脑膜炎。除非服用预防性药物，30%~40% 弓形虫病 IgG 抗体阳性的艾滋病病例（慢性隐性感染者）都会发展成活动性弓形虫病。

未感染的母亲在怀孕期间受到感染，会导致胎儿先天性感染。如果在妊娠前被感染，表明体内存在特异性 IgG 抗体，几乎可以确保胎儿免受感染。然而，如果母亲服用过免疫抑制剂或者感染人类免疫缺陷病毒，其隐性感染就会被活化，经胎盘传播就会发生。先天性弓形虫病可能会导致流产、死胎、智力低下和视网膜损坏。胎儿如发生先天性感染，虽然出生时没有症状，但可能在儿童期或青春期发病。

4.2　急性甲型肝炎

你在急诊室接诊到一位 31 岁的亚裔美国女子，持续出现发热、恶心、疲劳等症状 1 天。她还说从昨天起出现黑尿，排了 3 次浅色粪便。病例既往体健，无黄疸史。体格检查显示低热 100.6℉（38.1℃）、轻度巩膜黄染、肝肿大。

病例血压和神经系统检查正常，未见皮疹。初步的实验室检查显示，丙氨酸转氨酶（ALT）877IU/L，天冬氨酸转氨酶（AST）650IU/L，碱性磷酸酶 58IU/L，总胆红素 3.4mg/dL。白细胞计数为 $4.6×10^9$/L（在正常值范围内），电解质正常，血中尿素氮含量是 18mg/dL，血肌酐水平是 0.6mg/dL。妊娠试验呈阴性。

4.2.1　急性肝炎的鉴别诊断

（1）病毒感染：甲、乙、丙、丁、戊型肝炎；水痘；巨细胞病毒感染；疱疹病毒感染；EB 病毒感染。

（2）细菌感染：伤寒；Q 热；落基山斑疹热；钩端螺旋体病；二期梅毒；败血症。

（3）寄生虫感染：蛔虫病；肝吸虫病。

（4）药物引起的急性肝炎：对乙酰氨基酚；异烟肼；利福平；口服避孕药；抗癫痫药；磺胺类药。

（5）中毒：酒精、四氯化碳。

（6）自身免疫病：自身免疫性肝炎；系统性红斑狼疮。

4.2.2　还有哪些信息可有助于诊断

（1）最近有无到美国以外的地方旅游？

（2）是否使用违禁药物？

（3）家中有其他人生病吗？

（4）过去 6 个月有多少性伴侣？

（5）是否经常接触动物？

（6）正服用什么药物？

（7）是否有输血史？

(8)是否喝酒？

(9)是否有小孩？

(10)是否曾接种乙肝疫苗？

(11)是否曾接种甲肝疫苗？

(12)过去3个月是否接种过免疫球蛋白？

(13)她的职业是什么？

她没有孩子，男朋友也没有生病。她和男朋友在一起两年，并且两人都没有其他的性伴侣。她出生在美国，父母于1950年从中国台湾地区移民到美国，现在一个餐饮企业里面从事食品配制工作。近期，她与男友在墨西哥(墨西哥城和附近地区)度假1周，在那里住过几间酒店，4周前回国。在墨西哥，她只喝瓶装水，但在很多餐厅吃过煮熟和未煮熟的食物。在墨西哥城郊区，她探访了一个朋友和她的3个小孩。

度假前，她没有接种过甲型肝炎疫苗或注射过免疫球蛋白。她不确定是否接种过乙型肝炎疫苗。她没有去露营或远足，近期没有蜱叮咬史。她没有使用过违禁药物，很少喝酒，也从未输过血，除服用口服避孕药外，未服用过其他的处方药。发病以来，她只服用了500mg的酚麻美敏。她有一只宠物猫，但没有其他动物接触史，在儿童时期有水痘病史和单核细胞增多症病史。

4.2.3　以上信息如何协助诊断　因为无动物和蜱暴露史，所以钩端螺旋体病和落基山斑疹热的可能性不大，而Q热的可能性就更小。因未曾到农村旅行，即便假定与到墨西哥旅游有关，潜伏期亦不符，故黄热病和伤寒的可能性不大。甲型肝炎病毒(hepatitis A virus，HAV)、乙型肝炎病毒(hepatitis B virus，HBV)、丙型肝炎病毒(hepatitis C virus，HCV)和戊型肝炎病毒(hepatitis E virus，HEV)都有可能。口服避孕药的药物不良反应包括肝炎。鉴于疫区旅行史，最可能的诊断是甲型肝炎。

4.2.4　需要进行哪些诊断检测　特异性血清学诊断对确定病毒性肝炎的型别是必要的。HAV总抗体(IgG+ IgM)的检测不能区别是既往感染还是正在感染，所以对于急性肝炎的诊断作用不大。HAV IgM抗体检测能够有助于甲型肝炎确诊。这项检测已被广泛应用，通常在24小时内出结果。本案例病例实验室检查结果如下。

(1)总HAV抗体：阳性。

(2)HAV IgM抗体：阳性。

(3)总乙型肝炎核心抗体(total anti-HBc)：阳性。

(4)乙型肝炎核心抗原IgM抗体：阴性。

(5)乙型肝炎表面抗原：阴性。

(6)乙型肝炎表面抗体(anti-HBs)：阳性。

(7)总HCV抗体：阴性。

4.2.5　诊断是什么　诊断甲型肝炎。乙型肝炎血清学结果表明，既往曾感染但痊愈，没有慢性感染。急性丙型肝炎也有可能，HCV抗体可能在暴露长达9个月之后才出现。由于确诊了甲型肝炎，因此此时没有必要做丙型肝炎病毒RNA的检测。最后，值得注意的是，很少有关于旅客感染戊型肝炎的报道，而且戊型肝炎血清学检测结果也难以解释，所以只有在排除其他更常见的肝炎类型后才做戊型肝炎的检测。

甲型肝炎的潜伏期为15~50天，平均28天。急性甲型肝炎最常见的症状和体征包括黄疸、发热、全身乏力、厌食、腹部不适。这些症状可能很严重,约 10%~20% 的报告病例需要住院治疗。HAV 感染者的症状与年龄相关。6 岁以下的儿童,大部分(70%)感染是无症状的;即使发病,通常也不伴黄疸。虽然有 1/3 感染 HAV 的成人不出现黄疸症状,但比较而言,较大年龄儿童和成年人感染更易发展为有症状病例。在亚洲、非洲、中美洲和南美洲的许多发展中国家,幼儿感染甲肝较为普遍且通常无症状。

4.2.6　如何治疗　甲型肝炎没有特异性的治疗措施,卧床休息不能加快康复速度。虽然 10%~15% 的有症状病例病程迁延或反复发作长达 6 个月,但甲型肝炎不会发展为慢性感染。年轻病例很少见死亡,此病的病死率接近 2%,都是 50 岁以上的病例。

4.2.7　甲型肝炎病毒如何传播,哪些是高危人群　HAV 是一种 RNA 病毒,且只感染灵长类动物。甲肝主要以粪口途径传播,并容易在人与人之间传播,也可通过被污染的食物或水传播。由于急性感染期 HAV 存在于血液中,因此也可通过输血传播,但较少见。HAV 在粪便中含量最高,峰值出现在发病前 2 周。

甲肝高危人群包括到发展中国家旅游者、男同性恋者和针筒注射或非针筒注射的吸毒者。在美国,4%~6% 的报告病例是国际旅行者,他们大部分人是因接触污染的食物和水而感染甲肝。约 50% 的甲肝病例没有报告任何已知的高危因素,其中一些病例可能通过一些未觉察的传播途径而被感染,如被 HAV 污染的食物。

4.2.8　怎样预防疾病的发生　前往甲肝流行地区的人员在出发前应接种甲型肝炎疫苗或免疫球蛋白。2 岁及以上人群可以接种甲肝疫苗,其好处是可以提供长期的保护(至少 20 年)。

对于那些在离境去往疫区前接种甲肝疫苗少于 30 天的人和 2 岁以下的儿童,注射免疫球蛋白(immunoglobulin,IG)是另一种预防甲型肝炎的方式,这种方式对于 2 岁以下的儿童是一种合适的免疫接种方式。IG 是由人体血浆的抗体制成的无菌制剂,通过被动输入抗体的方式提供免疫功能,根据使用的剂量,可维持 3~5 个月。疫苗和 IG 可以同时给予。

甲肝是旅行者最常见的疫苗可预防疾病。即使是那些已采取肠道感染预防措施或仅在城市逗留的旅行者,其感染的风险也会随到访地区和逗留时间长短而变化。在美国,旅游相关的甲肝报告病例中约 1/3 是儿童。

4.2.9　还需要做什么　发现甲肝病例应马上向当地的卫生部门报告。那些在 14 天内与病例接触过的人,如病例的男朋友、其他家属、性接触者,应该注射免疫球蛋白。在这种情况下,注射免疫球蛋白之前不需要进行抗体检测,因为费用更昂贵且拖延注射时间。那些不与病例一起居住的家属或朋友不需要接种免疫球蛋白。

及时报告甲肝病例有助于卫生部门迅速采取行动和必要时提供免疫预防措施。因为这位病例从事食品加工工作,当地卫生部门需要对其工作地点进行调查以评估其职责和卫生操作可能造成食品被污染的风险,同时应建议其同事接种免疫球蛋白。另外,在病例出现黄疸前 2 周到后 1 周的这段时期,任何进食过由病例准备的食物的顾客都应该去接种免疫球蛋白进行预防。是否需要接种免疫球蛋白须由经验丰富的卫生部门专业人员就具体个案分析决定。再次强调,及时报告甲肝病例有助于卫生部门迅速采取行动和必要时提供免疫预防措施。

4.3　诺如病毒感染

Nancy 是一位 25 岁的毕业生,因恶心、腹泻、腹痛和呕吐(约 6 次)、全身乏力、低热 12

小时被送入急诊室。据她描述,这些症状是突然出现的。

体格检查示 Nancy 没有发热,仰卧位血压 123/74mmHg,广泛性腹部触痛,呈脱水征,粪便潜血检查呈阴性。

4.3.1　根据主诉,可能的鉴别诊断

(1)感染性胃肠炎。

(2)食物中毒(非感染性胃肠炎)。

(3)炎性肠病。

(4)阑尾炎。

(5)盆腔炎。

4.3.2　哪些额外信息将有助于诊断

(1)发病前一周内家人是否出现类似的症状?

(2)除家人外,发病前一周内接触的人是否出现类似的症状?

(3)之前是否出现过类似的症状?

(4)她是否知道其他人也生病了?

(5)上个月有无到美国以外的地方旅行?

(6)既往是否有性病史或者有多个性伴侣?

Nancy 说她很少腹泻或呕吐,在过去一周内没有和任何生病的人接触过,过去一月内没有出国。她的男朋友没有和她住在一起,但几乎与她同时发病。两天前,他们两人一起参加了一个婚礼。婚礼上的食物是由当地的酒店提供的,在过去的几天里,他们只在一起吃过这一顿饭。Nancy 不清楚参加婚礼的其他人有无发病。Nancy 说她没有性病史,她和男朋友都只有对方一个性伴侣。

4.3.3　以上信息如何协助诊断　基于 Nancy 发病较急、既往体健、男朋友几乎同时发病,因此不太可能是炎性肠病、阑尾炎和盆腔炎。

食物中毒的可能性也较小。假定婚礼上提供的食物是毒素的源头,也是他们最近一次共同进餐,但是暴露和发病的时间间隔太长,而毒素一般在进食后数分钟到数小时内即致病。

感染性胃肠炎是最有可能的诊断。Nancy 和她男朋友的发病可能与胃肠炎的暴发有关。

4.3.4　还有什么信息有助于确定病原体

(1)婚礼上提供了什么食品?

(2)参加婚礼之前,他们最后一次共同进餐的时间?

(3)与这次婚礼有关的胃肠炎暴发是否已经报告给当地卫生部门? 如果当地卫生部门正在调查这起暴发,也许有助于病原体确定。

婚礼提供的是自助餐,Nancy 吃了龙虾和菲力牛排,她的男朋友吃了鸡块。餐前他们都吃了酿蘑菇、沙拉和冷盘。餐后甜点都吃了婚礼蛋糕和新鲜水果,并且都喝了红酒或啤酒。

一个星期前,他们参加了户外烧烤。这次户外活动是由 Nancy 老板赞助的。Nancy 说她的同事里没有一个人出现呕吐和腹泻。

在咨询当地卫生部门是否有疫情暴发的时候,卫生部门告知他们正在调查一起事件。在同一间酒店,Nancy 参加婚礼前一天的一个婚礼上,有 75% 的出席者报告发病。沙拉是两个婚礼提供的唯一共同食物,目前卫生部门怀疑参与了两次婚礼工作且这期间出现过腹泻症状的一位食品加工者。大部分病例都出现恶心、呕吐(约 90%)和腹泻(70%),部分有发热、全身乏力、头痛、寒战、腹痛,平均潜伏期为 28.6 小时,平均病程为 31.8 小时。

卫生部门怀疑是诺如病毒引起的病毒性胃肠炎。之所以怀疑诺如病毒,是因为病例起病急,潜伏期小于 36 小时,病程较短,没有出现血便,大部分病例出现呕吐。对已采集的粪便标本进行肠道致病菌培养,目前结果均为阴性。

4.3.5　诺如病毒感染的并发症是什么　诺如病毒是引起自限性急性胃肠炎的常见病因,病程通常不会超过 60 小时。暴发较常发生在聚餐的餐馆、游轮、学校和养老院。病毒通过粪口途径在人与人之间传播,也可通过受污染的食物、水或生的、未煮熟的贝类传播。

4.3.6　如何控制诺如病毒的感染　没有特效的抗病毒药用于治疗诺如病毒感染,可给予口服或静脉补液等支持治疗。为减少疾病传播,要对病例加强良好的洗手习惯的教育,尤其是在如厕后和准备食物前。

卫生部门要求采集粪便标本。标本应收集在无菌容器中,不带运输介质,并用冰袋在 4℃ 条件下运送到当地的卫生部门实验室进行检测。卫生部门也鼓励医生采集 Nancy 男朋友的粪便标本。

4.3.7　此次诺如病毒感染应如何预防　有腹泻症状的食品加工者在症状消失后的 24~48 小时内不应上岗。

良好的洗手习惯能够预防病毒在人与人之间的传播。应使用温水和肥皂洗手约 15 秒,以避免粪口传播。

4.4　抗生素耐药性沙门氏菌感染

Andrea 带着她 3 岁的儿子 Marcus 到你的诊室就诊。Marcus 已连续 2 天出现低热、恶心和水样便(6~8 次/天)症状,同时伴有腹痛、疲劳感和食欲下降。既往史中值得注意的是中耳炎反复发作史,此次就诊前已因此遵医嘱口服了 10 天抗生素。

体格检查发现,Marcus 虽看似疲乏但生长发育正常,有低热(37.5℃),但没有脱水表现,中耳炎已痊愈。腹部检查示肠鸣音亢进、轻度弥漫性压痛,粪便潜血试验阴性。

4.4.1　根据主诉,可能的诊断

(1)感染性胃肠炎。

(2)阑尾炎。

(3)腹腔疾病。

(4)炎性肠病。

(5)抗生素相关性结肠炎。

4.4.2　其他哪些信息可辅助诊断

(1)他之前是否有过类似症状?

(2)他是否去过幼儿园?如果去过,幼儿园的其他孩子是否有相似的症状?

(3)孩子最近是否有在外进食史,例如生日派对或餐馆聚餐?

(4)其他家庭成员或密切接触者是否有腹泻或血便?

(5)发病前一个月内有没有旅游?如有,去的是哪里?

(6)发病前一周内有没有与宠物或农场动物接触史或参观过动物园?

Marcus 既往未出现过类似的腹泻症状,幼儿园放学后在家里由奶奶照顾。他最后一次参观宠物农场是在发病前 3 个月。发病前 1 天,他们一家结束了为期 5 天的加勒比海游轮之旅。出发前 4 天,Marcus 被诊断患有中耳炎,医生开了 1 周的口服抗生素。2 天前,Marcus 的妈妈 Andrea 出现恶心和排稀便(3~4 次 / 天)的症状,没有发热、腹痛或呕吐。Marcus 的父亲和两个姐姐也参加了游轮旅行,但都未出现症状。他们家中没有人在游轮上因腹泻而使用抗生素治疗。

4.4.3   以上信息是如何帮助诊断的   上述信息提示 Andrea 和 Marcus 可能因为最近的旅游患上感染性胃肠炎。由于孩子在这次发病前因中耳炎服用了 8 天抗生素,因此必须考虑他可能患上由梭状芽胞杆菌感染而引起的抗生素性结肠炎。根据 Marcus 最近的一次发作、旅游史和妈妈 Andrea 的症状,Marcus 所患疾病的病因不太可能是阑尾炎、腹腔疾病或者炎性肠病。

最可能的诊断是感染性胃肠炎。

4.4.4   还有哪些信息有助于确定病原体

(1)1 周前 Marcus 和 Andrea 曾摄入哪些食物? 特别是他们俩进食了但其他家庭成员没有进食的食物或者饮料。

(2)Marcus 或 Andrea 是否曾经进食未煮熟的肉类 / 鸡蛋、未消毒的牛奶、生的贝类,或饮用未经处理的水?

(3)家里有没有饲养宠物?

(4)Marcus 在胃肠道炎发作之前因中耳炎而服用抗生素 1 周,那 Andrea 在她腹泻前的 1 个月有没有服用过抗生素?

(5)游船上的游客生活的社区或者 Marcus 所在的学校,有没有出现其他腹泻病例?

游船上提供的是自助餐,说明 Marcus 和 Andrea 进食过多种相同的食物。Andrea 否认曾摄入未消毒的牛奶、生的贝类和未煮熟的肉类。她说他们和其他家庭成员不一样,Marcus 和她习惯早起,因此能够吃到游船上提供的早餐。游船上提供的早餐包括法式吐司、水果薄烤饼、定制炒蛋或煎蛋、土豆、新鲜的水果;饮料包括牛奶、咖啡和茶。Andrea 抱怨说炒蛋太稀,几个同行的游客吃早餐时告诉 Andrea 他们曾经呕吐和腹泻。其他时候 Marcus 和 Andrea 和全家人一起进餐。他们没有饮用过任何未经处理的水,或进食停靠港街头小贩售卖的食物。Marcus 家没有养宠物。Andrea 已经一年多没有服用抗生素。他们住在城市,饮用市政府提供的水。

以上信息表明游船上的很多旅客都出现过呕吐和腹泻的症状,提示这次感染性胃肠炎的暴发可能与游船上的提供的某一种食物和水源有关。病原体可能是细菌、病毒、寄生虫。最有可能引起这次腹泻病的细菌包括空肠弯曲菌、大肠埃希氏菌、志贺氏菌属和沙门氏菌。空肠弯曲菌是美国引起腹泻病最常见的细菌。由空肠弯曲菌引起的暴发可能与生牛奶、禽畜肉、鸡蛋和水有关。肠产毒性大肠埃希氏菌是引起旅行者腹泻最常见的病因,可以通过水和食物进行传播。沙门氏菌是一种重要的引起食源性疾病的细菌,发病率仅次于空肠弯曲菌。沙门氏菌引起的食源性疾病暴发与牛肉、禽肉、鸡蛋、猪肉和奶制品有关。沙门氏菌引起大型水源性暴发比较罕见。

4.4.5   为什么确定这次腹泻的病因很重要   确定这两个腹泻病例的病因非常重要,因为这影响到治疗方案、发现相关病例和暴发,以及确认食物载体。临床医生应开展常见的细菌病原体如弯曲菌、沙门氏菌、志贺氏菌、大肠埃希氏菌 $O_{157}:H_7$ 的培养,如果检测到耐药菌,可以用药敏结果来指导抗生素的治疗。同时,也可开展其他非细菌类病原体的微生物检测。粪便中检测到寄生虫和虫卵,可以提示寄生虫引起食源性或水源性疾病,例如环孢子虫。轮状病毒感染是引起小儿腹泻最常见的病原体,可使用酶免疫分析(EIA)检测。

如果粪便中有白细胞,提示可能是细菌性感染,但也可能是其他感染或炎症。如果 Marcus 和 Andrea 有血便,那么可以通过检测志贺毒素来确定是否感染肠出血性大肠埃希氏菌。

4.4.6　如何治疗 Marcus 和 Andrea 的疾病? 他们需要使用抗生素吗? 对于腹泻疾病还有什么有效的治疗措施　由于 Andrea 症状较轻微,她不需要接受抗生素治疗。对于 Marcus,可以给予适量的复方磺胺甲噁唑,并且可以建议 Andrea 注意发热、腹泻、呕吐和脱水症状是否有加重。采集 Marcus 和 Andrea 的粪便标本进行细菌和寄生虫的检测以确认病原体。治疗的首要目标就是维持 Marcus 和 Andrea 水和电解质的平衡,可以使用口服补液盐(oral rehydration salt,ORS)以补充葡萄糖和盐,这对 Marcus 来说尤其需要。可以建议 Andrea 给予 Marcus ORS 以防脱水。虽然水杨酸铋和洛哌丁胺对于 Marcus 这个年龄段的儿童都不是非处方药,但它们可以减少稀便和缩短腹泻的时间。发热或痢疾的病例不应该使用洛哌丁胺。

最后,对于肠产毒性大肠埃希氏菌(ETEC),即肠产毒性大肠埃希氏菌引起的"旅行者腹泻",在粪便培养结果出来之前,可以经验性使用抗生素治疗。

初诊后 3 天,Andrea 已感觉每天粪便次数减少,但是 Marcus 的呕吐、腹泻症状持续加重。他数度高热,又未摄入足够的口服补液盐。Marcus 在诊室测得的体温高达 38.8℃,同时出现脱水症状,并伴随黏膜干燥、皮肤干缩。腹部检查未发现异常。可给予 Marcus 静脉补液、口服补液,并更换抗生素治疗。根据他病程的进展,此时需要进行血培养。

4.4.7　此时什么信息可有助于指导治疗　由于 Marcus 不能够通过口服补液治疗维持机体的水电解质平衡,所以要合理使用静脉补液维持有效循环血量。然而在住院期间,应尽早建议他使用口服补液盐。从口服补液盐调整为静脉注射抗生素治疗是基于 Marcus 呕吐症状的加剧和病情的恶化,应根据粪便培养和药敏试验结果选择抗生素。

Marcus 的粪便培养结果表明鼠伤寒沙门氏菌阳性。药敏试验结果显示多种抗生素耐药,包括氨苄西林及磺胺甲基异噁唑。在美国,自 20 世纪 90 年代初,多重耐药性鼠伤寒沙门氏菌的比例不断上升,目前已占到鼠伤寒沙门氏菌分离株的 25%。DT 104(definitive type 104,噬菌体型 DT104),是多重耐药性鼠伤寒沙门氏菌中最普遍的一种噬菌体型,比其他型别更易引起侵袭性疾病。耐药株往往比敏感菌株更容易引起暴发。Marcus 最近因中耳炎而使用抗生素有可能增加了对沙门氏菌的易感性,可能与正常肠道菌群对肠道的保护功能降低,从而导致细菌致病的感染剂量下降有关。此外,当服用抗生素又处于某种暴露的环境中时,他受到多重耐药性沙门氏菌株感染的风险将会增加。

用抗生素治疗沙门氏菌性胃肠炎是有争议的,因为可能会导致无症状感染的发生,无症状感染特别容易出现在 5 岁以下的儿童身上。然而,考虑到他病情的全身性特点,可选择对 Marcus 静脉注射几天的第三代头孢菌素。根据抗生素的耐药性和儿童不推荐使用氟喹诺酮类药物的原则,这是一个比较合理的疗法。

4.4.8　这两个病例需要上报给当地的卫生部门吗? 这两个沙门氏菌感染病例对公共卫生有什么意义　沙门氏菌是一种国家法定报告疾病,且美国大部分州都要求临床医生向当地或者州公共卫生机构报告病例。卫生部门及公共卫生机构可以通过调查确认这次在船上发生的沙门氏菌感染是否提示了一起暴发。如果确认是暴发,就必须开展进一步调查研究,锁定被污染的食物,或因感染沙门氏菌而患病的食品从业人员,以及是否存在不当的食品加工方法。一旦确定了引起暴发的食品,就必须采取追溯和召回措施,以防止食品的进一步流通和新病例的出现。考虑到鼠伤寒沙门氏菌耐药菌株流行的增加,公共卫生实验室可以进行细菌的噬菌体分型或 PFGE 来进一步对细菌的耐药模式进行分析。这些病例的报告有助于沙门氏菌、食源性疾病暴发与细菌耐药性的全国性监测。

4.4.9 建议 Marcus 和 Andrea 采取哪些预防措施? 有必要再做粪便培养吗 为防止沙门氏菌的感染,所有肉类和鸡蛋都应该彻底煮熟。Andrea 可以购买蛋壳经巴氏消毒的鸡蛋、辐射消毒的牛肉和畜禽,以减少受污染的风险。厨房中基本的食品安全措施也有助于防止感染,例如剩饭剩菜要马上放入冰箱,在接触生的肉类和畜禽类后要洗手和清洁餐具,生熟分开放置。Marcus 和 Andrea 在如厕后和餐前餐后应该用暖水和肥皂洗手以防止传播疾病给其他人。Marcus 肠道携带沙门氏菌时间可能相对较长,当他好转就可以马上回幼儿园,因为沙门氏菌在人与人之间的传播是很罕见的。临床医生应当根据当地卫生部门的相关指导考虑康复期学龄前儿童的复学时间。

在正确的治疗方案下(足够的补液和合适的抗生素),Marcus 可以完全恢复。

4.5   不明原因疾病

你是一位在纽约曼哈顿工作了数年的基层医生。Jack,一位 29 岁的健康人士,由去年开始就在你这里就诊,上午 8:00 打电话给你的分诊护士说他突然出现恶心、腹痛、咳嗽、出汗等症状。考虑到是突然发病,护士请问你该如何处理。

4.5.1   如病例随后症状未见改善,是否请他再次致电? 是否请他做一个紧急预约? 还是送他到急诊室 他的症状虽不严重,但你关心的是症状的突然发作,所以你决定请他马上来你的诊室。

30 分钟后(9:00),Jack 来到你的诊室。除了恶心、腹痛、咳嗽和流汗外,他开始不自主地流泪,还抱怨在来诊室的途中感到呼吸困难。一到你的诊室,他提出立即要上洗手间。

Jack 像平时一样去晨跑,早上 7:00 左右跑完步。回家途中,他喝了一瓶在熟食店购买的瓶装水,然后回家开始准备上班。在洗完澡、换好衣服后,他开始感觉到胃部不适,后来发展到腹部绞痛(他形容"是一种钻心的痛"),但没有腹泻。很快,他开始不自主地阵发性咳嗽,不清楚什么时候开始出现不自主流汗。随后,在来诊室的途中,他开始出现呼吸困难和流泪。无呕吐、咯血、血尿、血便、寒战、发热、头痛、肌痛、关节痛或腹泻,未曾使用过任何药物或酒精。

虽然刚刚去完小便,他又提出立即要去洗手间。然而,Jack 在去洗手间的途中出现尿失禁,当他回到房间时,你注意到他的左臂有轻微的震颤,他说这是刚刚才出现的。

4.5.2   可以做出哪些初步诊断

(1)焦虑发作。

(2)病毒综合征。

(3)疑似食源性疾病。

(4)抗胆碱能药物中毒。

4.5.3   现在下结论还为时过早,需要进行体格检查,结果如下。

(1)呼吸: 20 次 / 分。

(2)血压: 92/60mmHg。

(3)心率: 50 次 / 分。

(4)体温: 98.6°F(37℃)。

你注意到 Jack 有明显的焦虑表现,但他仍能辨认时间、地方和人。五官检查显示,他的双侧瞳孔缩小和反应性降低,未见创伤或流血,心率及心律正常,未闻及杂音,血流良好,肺部检查有散在的哮鸣音,腹部平软,无腹部紧张感,肠鸣音亢进,未闻及杂音,四肢未见异常。神经测试显示上臂轻微震颤,轻微口齿不清,唾液分泌过多,双上肢短暂肌束震颤,巴宾斯基征阴性,第 2 至 11 对脑神经未出现受损,而第 12 对脑神经出现轻微的异常。

4.5.4　其他有助于诊断的信息　Jack 的既往史,包括最近的活动和饮食习惯。

Jack 独居,最近未接触任何生病的人。他是一个律师,每天从第五大道跑到第三大道,然后就回家。他没有跑过中心公园,他也没有种植和打理花园的爱好。

他最近一次进食是昨天晚上,大约在这次症状发作前的 10 小时,吃了煮熟的面团、蒸椰菜、橄榄油。他是自己做饭的,他说他很小心地清洗椰菜,瓶装油是上周才打开的,面团来自他两天前食用过的包装。昨天晚餐喝过直饮水,今天早上喝过瓶装水。

4.5.5　Jack 的临床表现涉及哪些系统

(1)自主神经系统。

(2)淋巴系统。

(3)中枢神经系统。

Jack 陈述的主要症状和体征包括自主神经系统反应增加,进而发展到中枢神经系统受累。需要马上对症治疗,准备氧气、阿托品和解磷定,鉴于他没有皮肤暴露,最可能的中毒途径是经口,因此应静脉注射适量的生理盐水。

4.5.6　疾病的初步诊断是什么　病例的症状与细菌、病毒和寄生虫所导致的食物中毒症状不符。虽然症状和体征都提示是急性有机磷中毒,但并没有相关的暴露史提示,这一结论尚有争议。他也未曾到过可能会使用有机磷农药的地点,例如草地、庭院和公园。然而,Jack 的临床表现是典型的有机磷中毒。因此,必须考虑经口摄入的途径。既然 Jack 不是故意摄入,那么他应该是无意间摄入的。

有机磷中毒在 30 分钟至 2 小时内就会出现症状。实际上,很容易确认 Jack 中毒的大致来源:10 小时内他摄入的唯一食物就是水。Jack 在处理椰菜的时候可能没有彻底清除农药,但如果是这样,他应该在夜间就出现症状,考虑到喝瓶装水和他症状发作之间的时间关系,瓶装水是最有可能的病因来源。

4.5.7　鉴于此信息,你应该考虑哪些关键问题

(1)水是否真的被污染?

(2)如果是,是怎么被污染的?

(3)还有谁可能喝过?

(4)应该采取什么样的行动?

如果诊断和推测是正确的,那么就可能存在一个公共卫生危害。你必须做两件事,第一是联系卫生部门,第二是做一些检查来明确诊断。有机磷农药中毒通常采用临床诊断,也可以采用一些检测血浆、红细胞中胆碱酯酶活性的方法,也可以对尿液中的一些杀虫剂项目进行检测。为了保证和 Jack 住在同一栋楼的其他人、邻居,甚至他居住的城市的安全,两项实验检测须同时进行,以提供最可能的暴露信息。

4.5.8　与当地卫生部门联系的时候,你应该向谁报告有关情况

（1）流行病学家？

（2）医疗主管？

（3）感染性疾病管理官员？

当你向主管报告这个病例的时候,应讲述 Jack 的病史,详细描述发病进程以及你怀疑的可能原因。主管听取了你的报告,认同你的观点。她要求你咨询流行病学家,以启动此次流行病学调查。

很多大城市都有卫生部门,在小城市或城镇,通常也需要与当地或州的卫生部门联系。卫生部门可以尝试评估这次可能受影响的人群规模。对于那些需要得到救助的人,如果一时找不到卫生部门人员,那么流行病学专家和环境健康部门的人员,这些人也能最大限度地帮助你。

大部分卫生部门的人员具备识别蓄意污染事件的知识和能力。

卫生部门开始着手调查,内容包括水质检测、搜索其他有机磷中毒的病例、访谈病例和通知其他公共卫生部门,包括执法部门、CDC 和州的卫生部门,他们甚至有可能会发布一个公众警示。

另外,还有一个原因也可能引起类似的临床表现:沙林毒气。如果沙林毒气散播在空气中,Jack 就可能通过呼吸道吸入。

4.5.9　如果这是真的,你要做出什么应变　暴露于沙林毒气或其他一些神经毒剂的人,都会出现与有机磷中毒相类似的临床症状。因此,可以采取相似的治疗措施。

你应该对自己的工作感到自豪,因为你协助找到了一个可能引起危害甚至引起很多人死亡的污染源。

后来,那天在医院查房时,一位同事告知你,那天早上很多在中心公园参加 5 000 米赛跑的人和帝国大厦的旅行者都因为突然发作的恶心、腹痛和咳嗽被送入急诊室,所有人都喝过瓶装水……

（五）临床场景：你的选择

以下的临床场景可为你提供自我评估。它们都是临床工作中可能遇到的情况。本指引的"临床注意事项"和"致病因子列表"都可为以下临床场景的应对提供有用的信息。注意这些临床场景包括感染性和非感染性食源性疾病。

以下列出了多个临床场景,请从场景后所列选项中选择最佳答案：

A—可能诊断；在答案选择页的 A 选项里选择最可能的答案。

B—确诊最合适的选择(可能不止一个正确答案),在答案选择页的 B 选项里选出所有合适的答案。

最后,确定是否要向当地或者州的卫生部门上报该情况。

临床场景

1. 你接到一个病例的长途电话,他是一名户外运动爱好者,不到 2 小时前,他和队友摘食了一些野菌。几位队员出现了呕吐、腹泻和精神错乱症状。

A—可能诊断：

B—确定致病因子最适合的检测 / 进一步的行动：

是否向卫生部门报告？　____是____否

2. 一个新出生的婴儿有败血症的症状。脑脊液的检查结果符合脑膜炎的表现。母亲在分娩前曾出现过流感样症状。

A—可能诊断：

B—确定致病因子最适合的检测／进一步的行动：

是否向卫生部门报告？____是____否

3. 这位病例因出差去了拉丁美洲 2 天,今天才回来。他说他曾经吃过酒店附近街头小贩售卖的鱼。他因大量的水样便、呕吐而感到全身不适。

A—可能诊断：

B—确定致病因子最适合的检测／进一步的行动：

是否向卫生部门报告？____是____否

4. 一名 18 个月大的婴儿因发热、血性腹泻和呕吐到你的诊室就诊。他在既往 48 小时内曾饮用过未消毒的奶。没有其他家庭成员发病。

A—可能诊断：

B—确定致病因子最适合的检测／进一步的行动：

是否向卫生部门报告？____是____否

5. 一位病例陈述,他和家人都出现了严重的呕吐。他们 4 小时之前吃过教堂提供的餐食。

A—可能诊断：

B—确定致病因子最适合的检测／进一步的行动：

是否向卫生部门报告？____是____否

6. 一位病例说他和家人大约在野餐后 1 小时都出现严重的呕吐,他们吃过烤肉、薯片、土豆沙拉和自制的生啤。有几位主诉有金属味。

A—可能诊断：

B—确定致病因子最适合的检测／进一步的行动：

是否向卫生部门报告？____是____否

7. 一位病例持续反复腹泻约 3 周。不伴发热、呕吐或血便。2 周前,曾到拉丁美洲和东欧旅行。

A—可能诊断：

B—确定致病因子最适合的检测／进一步的行动：

是否向卫生部门报告？____是____否

8. 一名 6 个月婴儿的父母非常担心他们的孩子,因为其虚弱无力、营养不良、头部控制能力差、便秘,不伴发热和呕吐。

A—可能诊断：

B—确定致病因子最适合的检测／进一步的行动：

是否向卫生部门报告？____是____否

9. 一位经常旅行的商人出现疲劳、黄疸、腹痛和腹泻。大约一个月前,在外国旅行期间吃过生的牡蛎。

A—可能诊断：

B—确定致病因子最适合的检测／进一步的行动：

是否向卫生部门报告？____是____否

10. 一个家庭里面的数位成员均出现腹部绞痛和水样泻。他们刚从美国东部的沿海地区探访朋友回来,48 小时前曾在那里吃过生的牡蛎。

　　A—可能诊断:

　　B—确定致病因子最适合的检测 / 进一步的行动:

　　是否向卫生部门报告? ＿＿＿是＿＿＿否

　　11. 当地一个教堂的教父电话报告有多位信徒在早上年度火鸡筹款宴会后出现水样泻,一些人还出现恶心和腹部绞痛,但没有人出现发热或血便。

　　A—可能诊断:

　　B—确定致病因子最适合的检测 / 进一步的行动:

　　是否向卫生部门报告? ＿＿＿是＿＿＿否

　　12. 你接到一个长途电话,是一位在伯利兹海岸进行钓鱼之旅的病例。他家一直都在食用他们捕获的各种当地的鱼类和贝类。他说早上吃过海鲜后,几个家庭成员都出现了腹痛、严重的腹泻和乏力,其中一位吃过海鲜后的当天晚上就开始出现言语困难。

　　A—可能诊断:

　　B—确定致病因子最适合的检测 / 进一步的行动:

　　是否向卫生部门报告? ＿＿＿是＿＿＿否

　　13. 一个农村家庭怀疑他们的父亲可能出现了卒中,他主诉复视和吞咽困难。他们家里有一个大花园,且食用家庭自制的蔬菜罐头。

　　A—可能诊断:

　　B—确定致病因子最适合的检测 / 进一步的行动:

　　是否向卫生部门报告? ＿＿＿是＿＿＿否

　　14. 一个 2 岁儿童出现腹部绞痛和严重血性腹泻,已经持续 2 天,没有发热。

　　A—可能诊断:

　　B—确定致病因子最适合的检测 / 进一步的行动:

　　是否向卫生部门报告? ＿＿＿是＿＿＿否

　　15. Susan 告诉你她出现腹泻、恶心和腹部绞痛症状快 12 小时了,伴乏力和低热,这些症状出现得非常突然。粪便潜血检查阴性。Susan 说她的一位好友也发病了,2 天前她们都参加了公司的野餐活动。

　　A—可能诊断:

　　B—确定致病因子最适合的检测 / 进一步的行动:

　　是否向卫生部门报告? ＿＿＿是＿＿＿否

　　16. Sally 因急性胃肠道疾病来到你的诊室,主要症状为腹泻、腹部绞痛、寒战、发热和全身疼痛。她告诉你,她大约 3 天前开始发病,曾吃过拌洋葱和混合香草汁的生牛肉。

　　A—可能诊断:

　　B—确定致病因子最适合的检测 / 进一步的行动:

　　是否向卫生部门报告? ＿＿＿是＿＿＿否

　　17. James 来到急诊室,他在过去 24 小时出现恶心,乏力和低热。他还说小便颜色变深,在过去的 24 小时内排了 4 次粪便,粪便颜色都较浅。进一步询问,James 说他没有出现黄疸,一个月前从菲律宾出差回来。

　　A—可能诊断:

B—确定致病因子最适合的检测／进一步的行动：

是否向卫生部门报告？____是____否

18. 当你在急诊室上班时，来了4位病例，2个成人和2个小孩。他们5天前开始出现恶心、呕吐、腹痛和大量的水样泻(孩子尤其明显)，无发热，1天后有所减轻，已3天没有症状，但现在症状又出现了，还出现了黄疸和血性腹泻的新症状。实验室检查提示肝功能异常。病例之间互不认识，但是都说他们在出现症状前的数小时前吃过汉堡。

A—可能诊断：

B—确定致病因子最适合的检测／进一步的行动：

是否向卫生部门报告？____是____否

19. 一位母亲带了她5个月大的有明显视力问题的婴儿来就诊，婴儿一直都健康，直到上个月出现视力问题。她说在怀孕期间体健，但通过进一步的询问了解到，母亲曾饲养过两只猫，但是因为担心猫会造成婴儿窒息，所以在婴儿出生前就将猫转送他人了。

A—可能诊断：

B—确定致病因子最适合的检测／进一步的行动：

是否向卫生部门报告？____是____否

选择答案

A：选择以下可能的致病因子

1. 金黄色葡萄球菌或蜡样芽胞杆菌肠毒素中毒

2. 产气荚膜梭菌肠毒素中毒

3. 可能是沙门氏菌或弯曲菌。

4. O157:H7大肠埃希氏菌

5. 诺如病毒、副溶血性弧菌和其他弧菌感染

6. 霍乱弧菌感染

7. 肉毒梭菌中毒必须被排除

8. 单增李斯特氏菌引起的败血症

9. 小隐孢子虫

10. 环孢子虫

11. 金属中毒

12. 毒蘑菇中毒

13. 可能是鱼类／贝类中毒

14. 蓝氏贾第鞭毛虫

15. 旋毛虫

16. 甲型肝炎病毒

17. 先天性弓形虫病

18. 鹅膏蕈碱中毒

B：选择下面的检测／手段

1. 临床诊断，没有必要进行实验室检查

2. 通常进行常规粪便培养检测

3. 通常需要在参比实验室开展食物、粪便或呕吐物中毒素的检测

4. 明确导致公共卫生问题的病原体

5. 将标本上送给卫生部门（检测霍乱弧菌、其他弧菌、O_{157}:H_7 大肠埃希氏菌、特殊毒素、产气荚膜梭菌和肉毒梭菌）

6. 不能通过常规粪便培养检出（O_{157}:H_7 大肠埃希氏菌、霍乱弧菌和其他弧菌）

7. 考虑病毒检测

8. 包囊、虫卵和寄生虫的检测，至少收集 3 份粪便标本。病原体有时仍然会被漏检

9. 合适的金属元素检测

10. 需要特殊的检测来确定鱼的毒素

11. 咨询真菌学家鉴定有毒菌类

12. 血培养结果是诊断的金标准

13. 验血有助于确定病原体

14. 可能需要急性期和康复期病例的血清学或病毒检测

15. 在参比实验室分离婴儿血液中弓形虫，进行白细胞或脑脊液 PCR 检测，或 IgM 和 IgA 血清学的检测

16. 及时有效的抗毒素治疗。没有特效的解毒药，但水飞蓟宾（联合青霉素）和 N- 乙酰半胱氨酸的有明确的疗效，但有可能导致肝肾功能衰竭

答案

题号	A 项选择	B 项选择	是否报告
1	12	11	是
2	8	12	是
3	6	5,6	是
4	3,4	2	是
5	1	1,3	是
6	11	9	是
7	14	8	是
8	7	5	是
9	16	13,7,14	是
10	5	5,6,7	是
11	2	1,5	是
12	13	10	是
13	7	3,5	是
14	4	5,6	是
15	3,5	5,6,7	是

续表

题号	A 项选择	B 项选择	是否报告
16	3,4	2	是
17	16	13,7,4	是
18	18	16	是*
19	17	15,13	是

* 此题的情形可以考虑为蓄意污染。

（翻译: 卢玲玲）

附录 4　常见食源性有毒动植物彩图

（图片引自：孙承业，谢立璟. 有毒生物［M］. 北京：人民卫生出版社，2013.）

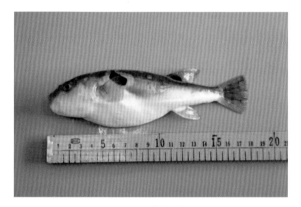

附图 4-1　弓斑东方鲀 - 侧面观

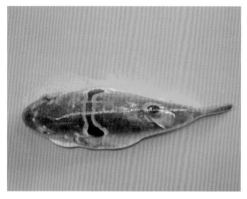

附图 4-2　弓斑东方鲀 - 背面观

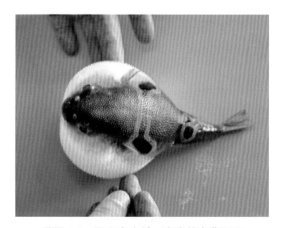

附图 4-3　弓斑东方鲀 - 膨胀状态背面观

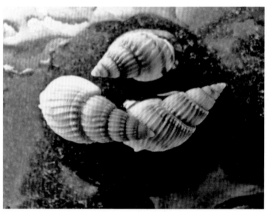

附图 4-4　织纹螺

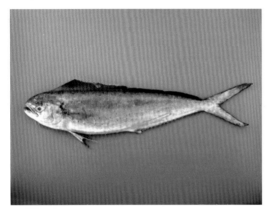

附图 4-5 鲯鳅鱼

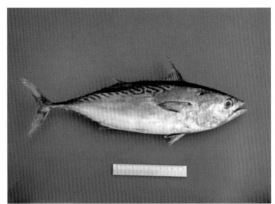

附图 4-6 扁舵鲣 - 侧面观

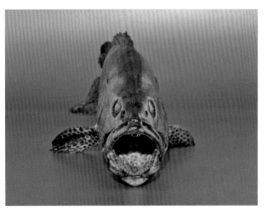

附图 4-7 棕点石斑鱼 - 头部正面观

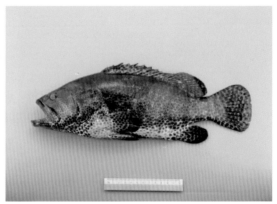

附图 4-8 棕点石斑鱼 - 侧面观

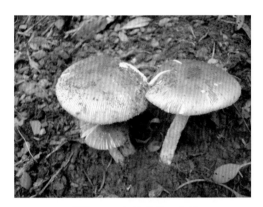

附图 4-9　灰鹅膏菌 - 菌体

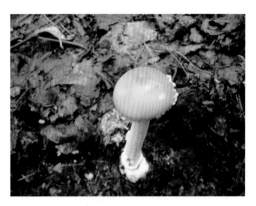

附图 4-10　毒蝇鹅膏菌 - 菌盖

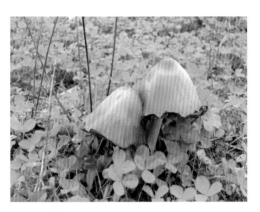

附图 4-11　墨汁鬼伞 - 菌体

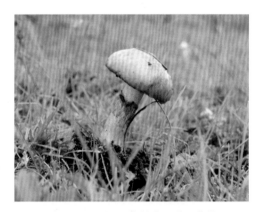

附图 4-12　褐环粘盖牛肝菌 - 菌体

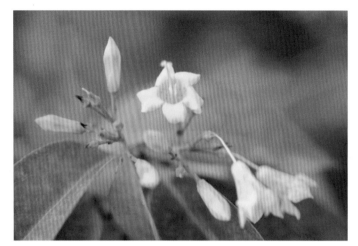

附图 4-13　钩吻 - 花

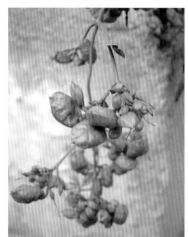

附图 4-14　钩吻 - 果实

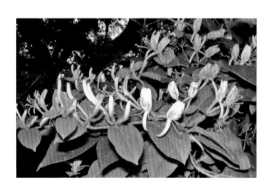

附图 4-15　金银花

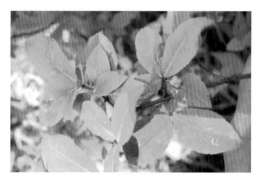

附图 4-16　金银花叶

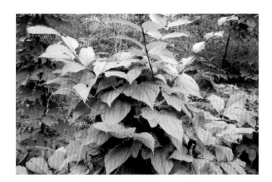

附图 4-17 穿山龙 -1

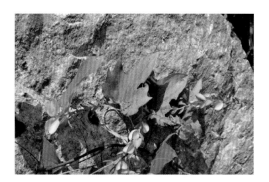

附图 4-18 穿山龙 -2

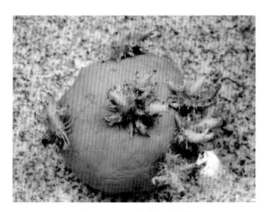

附图 4-19 发芽马铃薯

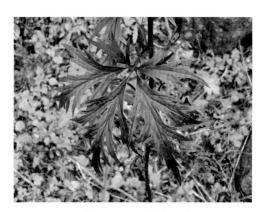

附图 4-20 北乌头 - 叶

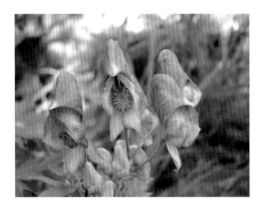

附图 4-21　北乌头 - 花

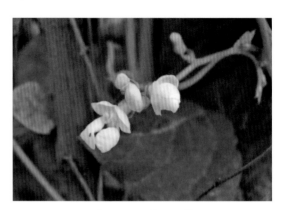

附图 4-22　菜豆 - 花

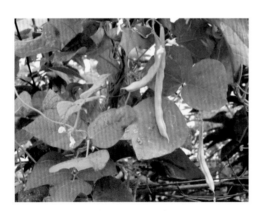

附图 4-23　菜豆 - 果实

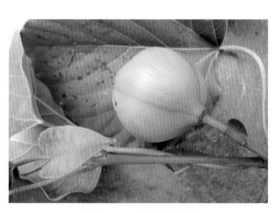

附图 4-24　油桐 - 果实

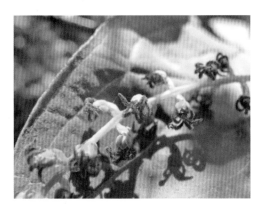

图 4-25　马桑 - 花

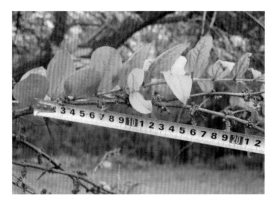

附图 4-26　马桑 - 果实

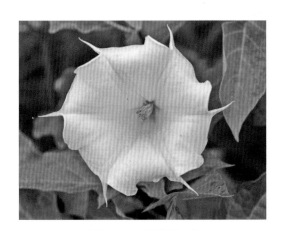

附图 4-27　曼陀罗 - 花

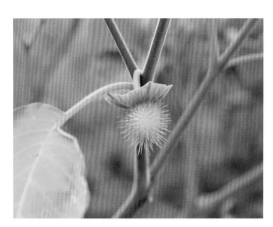

附图 4-28　曼陀罗 - 果实